ALLERGIE

Hilfeschrei der Seele

*Allen
Allergiekranken
gewidmet*

ALLERGIE

Hilfeschrei der Seele

Ursache - Sinn - Heilung - aus ganzheitlicher Sicht

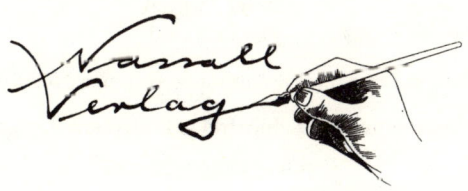

Die Deutsche Bibliothek-CIP-Einheitsaufnahme

Nassall, Klaus-Dieter:

Allergie – Hilfeschrei der Seele
Ursache – Sinn – Heilung – aus ganzheitlicher Sicht
1. Aufl. – Pürgen: Nassall, 1995
ISBN 3-928711-07-5

Textbearbeitung: Birgitt Jung
Lektorat: Jürgen Herrmann
Einbandgestaltung: Angelika Frase

Copyright by Nassall-Verlag
Ummendorf bei Landsberg am Lech
86932 Pürgen
Deutschland

Druck: Druckerei & Verlag Steinmeier, Nördlingen

Dieses Buch wurde auf chlorfrei gebleichtem Papier gedruckt.

ISBN 3-928711-07-5

4

Die Wälder gehen den Völkern voran,
die Wüsten folgen ihnen.

Chataubriand

Bäume = Leben
Luft – Wasser – Erde
Weltpark Tropenwald

Die Tropenwälder sind die „grüne Lunge der Erde." Sie bedecken eine Fläche von 17 500 000 Quadratkilometern. Das sind rund 12 Prozent der gesamten Landfläche der Erde.

Nach Schätzungen wird derzeit jährlich eine Fläche, die zweimal so groß ist wie die Bundesrepublik durch Rodung vernichtet. Wenn es so weiter geht, sind die tropischen Regenwälder bald völlig vernichtet.

Die katastrophalen Folgen für die Natur, das Weltklima und schließlich für alles Leben auf diesem kleinen, blauen Planeten sind heute noch gar nicht abzusehen.

Für die Bedrohung und die Zerstörung der Tropenwälder gibt es verschiedene Gründe. Eine Ursache sind die riesigen Kahlschläge für Holzplantagen aus schnellwachsenden Bäumen, die für die Zellstoff- und Papierherstellung verwendet werden.

Als Verleger bin ich darauf bedacht, für die Herstellung der Bücher kein Papier zu verwenden, das in Folge von Raubbau an tropischen Regenwäldern – wie z. B. vom Amazonas, aus Indonesien, Malaysia oder Thailand – gewonnen wird.

Ebenso vermeide ich die Verwendung von Papier, das mit Chlor gebleicht worden ist.

Klaus-Dieter Nassall

Die Bäume tragen den Himmel,
wenn sie weg sind,
fällt er auf uns.
Weisheit der Amazonas-Indianer

Einfach Mensch sein

Das möchte ich einmal:
alle Masken fallenlassen
ohne Keep-smilling
ohne Make-up
einfach Mensch sein,
so wie ich bin.

Das möchte ich einmal:
einem Menschen begegnen,
dem ich alles sagen kann,
der mir helfen kann,
der mich erkennt,
der mich anerkennt,
der mich liebt.

Das möchte ich einmal:
mich nicht mehr vor Gott verstecken müssen,
nicht mehr verstecken müssen,
einfach wissen,
wohin ich gehöre.

Anonym

Inhaltsverzeichnis

Der eigene Körper als Feind

Therapie

Kaleidoskop

Einleitung

Die forschende Medizin ist so aktiv wie noch nie in der Geschichte unseres kleinen Planeten. Mit immerzu sensibleren Technologien dringen die Forscher immer tiefer in das Geheimnis des irdischen Lebens ein. Nahezu täglich entdecken sie neue und kleinere „Materie"-Teilchen und erforschen deren chemische und physikalische Verbindungen und Reaktionen. Fortlaufend werden neue, zum Teil großartige Erkenntnisse über das Leben und über die Krankheiten auf unserem Planet Erde gewonnen. Der genetische Code ist „geknackt". Der wissenschaftliche Eingriff – die Manipulation der Informationen und der Bausteine des irdischen Lebens durch das menschliche Denkvermögen – hat begonnen.

Trotz dieser rasanten medizinischen Entwicklung sehen wir weltweit eine anscheinend unaufhaltsam wachsende Anzahl von Menschen, die an einer ebenfalls zunehmenden Vielfalt von Krankheiten leiden. Der Sammelbegriff Allergie gehört mittlerweile neben Krebs und AIDS zu den Geißeln unserer „modernen" Zivilisation. Die Allergien sind dabei, den ersten Platz unter den Erkrankungen dieser Welt zu erobern. In der BRD gibt es schätzungsweise 25 bis 30 Millionen Allergiker. Täglich kommen Hunderte neu hinzu.

Die offiziell wissenschaftlich „anerkannten" Allergieforscher beschäftigen sich überwiegend mit der Erforschung der Reaktionen von körpereigenen mit „körperfremden" Substanzen. Über 20.000 allergieauslösende Stoffe wurden bisher gefunden, analysiert und katalogisiert. Täglich kommen neue hinzu. Wahrscheinlich gibt es kaum einen Stoff, auf den ein Mensch nicht allergisch reagieren könnte – ja letztendlich gar auf sich selbst.

Forscher und Allergologen (auf Allergien spezialisierte Ärzte) sind sich überwiegend darin einig, daß die Ursachen der Allergien in einer Störung, meist Übersensibilisierung, des körpereigenen Abwehrsystems und einer Überreaktion auf die jeweils die Allergie auslösenden Substanzen liegen. Ein Teil des wachsenden Heeres von hochspezialisierten Allergologen räumt zwar ein, daß einige seelische Faktoren, wie z.B. Streß, allergische Reaktionen zwar verschlimmern und hin und wieder auch einmal auslösen können, aber keineswegs die Ursachen der Allergien seien.

Ich kann diesen Erkenntnissen voll zustimmen; aber wie alles im Leben kann man auch die Allergie-Reaktionen unter verschiedenen Gesichtspunkten betrachten – erforschen. Seit vielen Jahren bemühe ich mich, jenen „abweichenden Reaktionen", die man Allergien nennt, aus meiner Sicht auf den Grund zu gehen. Was ich dabei herausgefunden habe, versuche ich in diesem Buch darzulegen.

ALLERGIE

Kurzer geschichtlicher Rückblick

Ich bin überzeugt, daß allergische Reaktionen so alt sind wie die Menschheit selbst. Seit nahezu 5.000 Jahren gibt es darüber zum Teil sehr genaue Aufzeichnungen in Text und Bild. Besonders von den Ärzten und Medizinschulen in China, Tibet, Indien, Ägypten und Griechenland. Der berühmte griechische Arzt Hippokrates (450 v. Chr.) beschrieb das Bronchialasthma und die Nahrungsmittelallergie schon damals als eine verbreitete Krankheit seiner Zeit. Diese eigenartigen Reaktionen einzelner Menschen auf völlig harmlose Substanzen führte man auf eine eigenartige Zusammensetzung der Körpersäfte des betroffenen Individuums zurück. So wurde der Begriff Idiosynkrasie (griechisch) geprägt: idio = eigentümlich, synkrasis = Vermischung, also eine eigentümliche Körpersäftemischung. Im Gegensatz zu Eukrasie = gesunde Körpersäftemischung bzw. -zusammensetzung und Dyskrasie = die Körpersäfteentmischung bzw. kranke Säfte.

Ärzte des Mittelalters haben diese unerklärlichen Überempfindlichkeitsreaktionen als „Antipathie"-Reaktionen bezeichnet. Das Heufieber (Heuschnupfen) und das Rosenfieber waren im 15. Jahrhundert weit verbreitet, besonders unter den Gebildeten, den Herrschenden und dem Klerus.

Bis zum Anfang des 20. Jahrhunderts war der Begriff „Antipathie" in der medizinischen Nomenklatur zu finden. Zum Beispiel bezeichnete der amerikanische Arzt William Phillips Dumbar das Heufieber als „Orthopnoe ad antipathian", frei übersetzt: Atemnot durch Antipathie.

Im Jahre 1873 entdeckte der englische Arzt John Blackley die Blütenpollen als „Ursache" des Heufiebers.

Die französischen Forscher Paul Portier (Zoologe) und Charles Richet (Physiologe) entdeckten 1902 durch Tierversuche die Überempfindlichkeitsreaktion eines sensibilisierten Organismus, die zum Tode führte. Dies war die Entdeckung der Schutzlosigkeit des Körpers gegen verschiedene Stoffe. Diese Reaktion wurde unter der griechischen Bezeichnung „Anaphylaxie" in die medizinische Fachsprache aufgenommen.

15

Im selben Jahr veröffentlichte der Wiener Kinderarzt Clemens von Pirquet seine Beobachtungen: Er entdeckte, daß der Kontakt mit bestimmten „Fremdstoffen" eine ungewöhnliche Reaktion auslöst, die den gesamten Organismus erfaßt bzw. in Erregung versetzt. Diese Reaktion nannte er Allergie. Eine Zusammensetzung der altgriechischen Wörter „allos" = „anders" und „ergon" = Wirken, Tätigkeit oder energeia = Wirksamkeit, Energie; vielleicht auch „ergein" = reagieren – anders reagieren.

Des weiteren fand Pirquet heraus, daß der Organismus den Kontakt mit dem allergieauslösenden Stoff mit der Bildung eines Abwehrkörpers beantwortet. Diese Reaktion nannte er Antigen-Antikörper-Reaktion. Pirquet bezeichnete den reaktionauslösenden Stoff anfangs als Allergen = All-erreger, später als Antigen, was frei übersetzt „etwa gegen den Menschen" bzw. „gegen die Gattung" bedeutet.

Die Entdeckungen Pirquets bildeten die Grundlagen nachfolgender Allergieforschungen. Seine Begriffe sind bis heute in der medizinischen Fachsprache gültig. Mit diesen Erkenntnissen über die Allergie führte die offizielle institutionalisierte Wissenschaft die „dunklen" mittelalterlichen Antipathie-Bezeichnungen ad absurdum. Eine neue Epoche der Immunitäts- und Allergieforschung wurde damit eingeleitet. Die ganze Aufmerksamkeit richtet sich dabei auf den *Stoff*.

Das Zeitalter des Forschens auf allen medizinischen Ebenen war damit angebrochen. Das Tier wurde zum Hauptversuchs-Objekt. Millionen von Tieren wurden, und werden heute noch, auf dem Gebiet der medizinischen Forschung grausam zu Tode gequält.

Mensch! – bist Du taub für das Leid dieser göttlichen Kreaturen?

Allergische Erscheinungen

Allergie wird heute als Sammelbegriff für zahlreiche Erkrankungen gebraucht, die auf einer Überempfindlichkeit gegenüber Substanzen unserer Umwelt beruhen: Heuschnupfen, Fließschnupfen, Nesselsucht, allergisches Asthma und Neurodermitis sind wohl die bekanntesten. Aber auch andere Krankheitserscheinungen wie Psoriasis, chronisch-entzündliche Darmerkrankungen, Zöliakie bzw. Sprue, Multiple Sklerose, Parodontose und der gesamte rheumatische Formenkreis können allergische Ursachen haben. Bekannte allergieauslösende Substanzen sind alle Eiweißarten wie Blütenpollen, Tierhaare, Hausstaub, Schimmelpilze, Fleisch, Eier und viele weitere Nahrungsmittel, aber auch Metalle, Medikamente, Kunststoffe, Insektenstiche und vieles mehr. Auch allerlei Strahlen, bis hin zu den Strahlen der Sonne, können Allergien auslösen.

Der Kontakt mit allergieauslösenden Substanzen kann auf verschiedenen Wegen geschehen: über die Atemwege, im Mund-Magen-Darm-Kanal durch Nahrung, Getränke und Medikamente, durch Injektionen, auf der Haut durch den Kontakt mit allerlei festen, flüssigen und ätherischen Substanzen; aber auch durch verschiedene Strahlen.

Die Überempfindlichkeitsreaktionen auf diese Substanzen sind so eigenartig wie die Menschen selbst; ihre Vielfalt ist kaum noch überschaubar. Man kann sie in zwei große Gruppen einteilen: sofortige Reaktionen und retardierende Reaktionen.

Die sofortigen Reaktionen kann man noch in lokal begrenzte (z.B. Nasenschleimhaut oder örtliche Quaddeln) und generalisierte (z.B. Nesselausschlag am ganzen Körper) unterteilen.

Die sofortigen Reaktionen können innerhalb von Sekunden bis wenigen Minuten nach der Kontaktaufnahme mit den Allergenen ausbrechen. Wobei die folgenden Auswirkungen die häufigsten sind:

durch Einatmen der Allergene:
– Niesanfälle

- Reizung
- Entzündung
- Schwellung

der Schleimhäute der Augen, Nase, Nebenhöhlen, des Rachens, der Bronchien und Lunge.

- Atemnot
- Asthma-Anfall

ausgelöst durch drei Faktoren:

1. Verkrampfung der glatten Muskulatur der Bronchialröhren
2. Anschwellung der inneren Luftröhrenwände
3. vermehrte Schleimabsonderung der Drüsen, die zwischen der Innen- und der Außenschicht der Luftröhren liegen.

bei der Aufnahme der Allergene durch die Nahrung:
- Schleimhautreizung im Rachen, Magen und Darmbereich
- Krämpfe der Magen- und Darmmuskulatur
- Erbrechen
- Durchfall
- Hautausschlag
  (Quaddeln = Urticaria = Nesseln)

beim Eindringen der Allergene in die Haut durch Insektenstiche und beim Hautkontakt:
- Juckreiz
- Hautausschlag
  (Quaddeln = Nesseln)
- Schwellung
- Reizung
- Entzündung

beim Einbringen der Allergene durch Injektionen und Impfungen können alle geschilderten Reaktionen auftreten und viele mehr, wie Kopfschmerzen, Schwindel, Schweißausbrüche, Fieber, Kreislaufkollaps, bis hin zum anaphylaktischen Schock.

Verzögerte Reaktionen können Tage, Wochen, Monate oder sogar Jahre brauchen, bis sie zum Aus- oder Durchbruch kommen. Durch häufige Kontakte mit den Allergenen werden die „abweichenden Reaktionen" im verborgenen langsam „aufgebaut", bis sie eines Tages z.B. als Gelenkentzündung, Rheuma, Arthrose, Polyarthritis, Serumkrankheit, Nieren-, Lungen-, Gefäß- und Herzerkrankungen, Schuppenflechte, Neurodermitis, chronische Darmerkrankungen (z.B. Colitis, Morbus Chron), Migräne, Gehirn- und Nervenreizungen, Entzündungen, Multiple Sklerose, Parodontose oder in vielen anderen Krankheitsformen „auftauchen".

Ganzheitlich betrachtet können *alle* Krankheitserscheinungen (auch Krebs, Leukämie und AIDS) allergische Ursachen haben.

Die Gnade Deiner Krankheit ist
Daß sie Dich Dein Kranksein nicht sehen läßt
So bleibt Dir großer Schmerz erspart
Der Fluch Deiner Krankheit ist
Daß sie Dich Dein Kranksein nicht sehen läßt
So bleibt Dein Kranksein bewahrt.
Doch wenn Lebendiges an sich selbst leidet
Geht es aus allem heraus.

Weisheit eines Landstreichers

Das körpereigene Abwehrsystem

In bezug auf unser Verteidigungssystem ist jeder einzelne Mensch die denkbar vollkommene „Festung". Verschaffen wir uns einen möglichst einfachen Überblick über dieses hochkomplizierte System. Teilen wir es in ein äußeres und ein inneres Abwehrsystem ein.

Der äußere Schutzwall

Der „mechanische" Schutz

ist durch das feste Zellgefüge unserer äußeren Körperhaut gewährleistet. Dazu zählen auch die Nägel an Händen und Füßen sowie die Körperbehaarung. Besonders die Haare der Augenlider und im Nasenvorraum fangen wie ein Filter die Schwebeteilchen der Luft ab. Das unzählbare Flimmerhaareheer der Schleimhautzellen in den Atmungsorganen Nase, Rachen, Kehlkopf und Bronchien fängt ebenfalls Fremdkörper ein und befördert sie, zum Teil in Schleim gefangen, zu den Eintrittspforten zurück, wo sie durch Niesen, Räuspern oder Husten ausgestoßen werden.

Der chemische Schutz

Die gesamte Oberfläche unserer Körperhaut ist in einen sogenannten physiologischen Säuremantel eingehüllt. Es sind bestimmte Säuren, Milchsäuren und andere Fettsäuren, die zum Teil mit dem Schweiß an die Hautoberfläche gelangen. Diese Säuren haben fremdkörperabweisende – bakterienlähmende (bakteriostatische), einige sogar bakterientötende (bakterizide) – Eigenschaften.

Die Schleimhautzellen, die all unsere Körperhohlräume auskleiden, enthalten Drüsen, deren Absonderungen (Sekrete) verschiedenartige Schutzstoffe enthalten: die Tränenflüssigkeit, das Nasensekret, der Speichel, der Magensaft und der milchsaure Schutzschleim der Scheide enthalten alle, neben vielen anderen Stoffen, bakterizide Sekrete.

20

Der bakterielle Schutz

Die „Außenwelt" unseres Körpers ist von einem dichten Heer verschiedener Mikroorganismen, Bakterien und auch Viren, Pilzen und Protozoen (Urtierchen, Einzeller) besiedelt. Diese dichte Mikrobevölkerung besteht wie die Makrobevölkerung dieses Planeten aus Verteidigern und aus verschiedenen Schmarotzern und Zerstörern unserer Gesundheit.

Einseitige Betrachter sind „logischerweise" der Meinung, daß der optimale Schutz für die Gesundheit durch die Vernichtung aller Schmarotzer und Krankheitserreger gewährleistet wäre. Dem ist aber nicht so. Nur im ausgewogenen Zusammenleben *beider* gegensätzlich ausgerichteten Mikrowesen ist der sogenannte bakterielle Schutz des Lebens wirklich gewährleistet.

Hier zeigt sich wieder einmal, daß die Gesetzmäßigkeiten des Lebens nicht im Bereich der Logik, sondern im Bereich der Paradoxie liegen. Ein altes Sprichwort besagt, daß nicht die Logik, sondern die Paradoxie der Weisheit letzter Schluß sei.

Zur „Außenwelt", in der dieses Mikrovölkchen lebt, gehört nicht nur die Hautoberfläche unseres Körpers, sondern gehören auch alle Hohlräume, die eine Verbindung zur Körperoberfläche haben wie Atemwege, Mund-Magen-Darm-Kanal und Scheide.

Das innere Abwehrsystem

Die zelluläre und die humorale Abwehr bilden den „letzten Schutzwall" unseres Organismus. Beide Abwehrsysteme arbeiten „Hand in Hand" und bilden in vielen Notlagen des Abwehrkampfes eine Einheit.

Die zelluläre Abwehr

wird in der medizinischen Fachsprache retikulo-endotheliales System (RES) oder retikulo-histiozytäres System (RHS) genannt. Es besteht aus stationären (unbeweglichen) Zellen in den Gaumen- und Rachenmandeln, in den Lymphknoten, in der Milz, der Leber, der Thymusdrüse (unter dem Brustbein), in bestimmten Darmbereichen, besonders im Wurmfortsatz des Blinddarms, und im Knochenmark. Des weiteren aus mobilen Zelltruppen, die außerhalb der Stützpunkte und Festungen stationiert oder in Lymph- und Blutbahnen unterwegs sind. Diese Blut- und Lymphkörperchen (Wesen) sind als weiße Blutkörperchen (Leukozyten) bekannt. Im Gegensatz zu den einheitlichen kleinen roten Blutkörperchen (Erythrozyten) bestehen die Leukozyten aus unterschiedlichen Zellarten und Größen. Allgemein werden sie in drei große Gruppen eingeteilt: Granulozyten, Lymphozyten und Monozyten.

Da sie die Krankheitserreger „fressen" (phagozytieren), bezeichnet man sie auch als Freßzellen (Phagozyten) und teilt sie in Mikrophagen (kleine Freßzellen) und Makrophagen (große Freßzellen) ein. Seit Beginn der Krebs- und AIDS-Ära haben einige von diesen fleißigen Körpersoldaten den scheußlichen Namen Killer-Zellen bekommen.

Die humorale oder flüssige Abwehr

Unsere lebens- und überlebenswichtigen Abwehr- und Ordnungskräfte bewegen sich überwiegend im energetisch-flüssigen Bereich unseres Organismus. Maximale Schnelligkeit und eine ungehinderte Bewegungsfreiheit innerhalb des gesamten Zellstaates bis hin zur kleinsten Körperzelle ist Grundbedingung für die Erfüllung ihrer Aufgaben. Dies bedarf eines dynamischen Körpersäftestroms, der frei durch all unsere Zellen fließen kann.

Die humorale oder flüssige Abwehr besteht aus dem Blutserum (Plasma) und der Lymphe (= Lympha = klare Flüssigkeit), die aus dem Blut austritt und als Lymphflüssigkeit alle Körperzellen umspült und sich in einem Gefäßsystem sammelt, das dem Blut wieder zugeführt wird. Wobei das gesamte Lymphflüssigkeitsvolumen unseres Körpers siebenmal größer als unser Blutvolumen ist (ein 66 kg schwerer Mensch hat ca. 5 Liter Blut und ca. 40 Liter klare Körperflüssigkeit = Lymphe).

Diese flüssige Abwehr enthält „Stoffe" mit bakterienlähmenden (bakteriostatischen), bakterientötenden (bakteriziden) und zellauflösenden (zytolytischen) Eigenschaften. Diese Stoffe (Eiweißkörper) reagieren abwehrend auf *alle* schädlichen Eindringlinge; deshalb nennt man sie „unspezifische Abwehrstoffe".

Wenn die Angreifer durch die bisher geschilderte zelluläre und unspezifische humorale Abwehr nicht vernichtet worden sind, dann bildet unser Abwehrsystem spezifische Abwehrstoffe. Man nennt sie Gegenkörper (Antikörper), weil sie gezielt gegen einen bestimmten Erregerkörper (Antigen) hergestellt bzw. umgebaut werden. Das Reagieren der Eindringlinge (Antigene) auf die spezifischen Abwehrkörper (Antikörper) nennt man Antigen-Antikörper-Reaktion. Dabei wird der Fremdkörper durch Verklumpung (Agglutination), Ausfällung (Präzipitation) oder Auflösung (Lysis) unschädlich gemacht.

Das Mesenchym

Das Mesenchym, (griechisch = „hineingießen") ist ein mehr flüssiges als festes Regelsystem. Dieses hochsensible, zellulare System spielt u.a. in der körpereigenen Abwehr eine bedeutende Rolle. Das Mesenchym kann man auch als „flüssiges" Grundgewebe bezeichnen. Sinnbildlich ist es vergleichbar mit dem Gerüstgewebe eines Teppichs, auf dem die Vielfalt und Schönheit des Teppichmusters gewoben ist.

Dieses Grundgewebe trägt, durchdringt und verbindet alle anderen Gewebsarten sowie alle Organe und Glieder miteinander. Man kann es auch als ein großes Organ betrachten – ein Verbindungsorgan für allerlei Stoffe und Energien. Es ist auch ein wichtiges Ordnungsorgan und dient der körpereigenen Abwehr auf besondere Weise. Unter anderem ist dieses Gewebe ein großes Depot- und Puffersystem. Es ist der Urtyp des Bindegewebes aus einer Zeit, als der Mensch noch „flüssiger" war.

Die seelisch-geistigen Schutz- und Ordnungskräfte

Das bisher Geschilderte umfaßt, in sehr vereinfachter Weise, den allgemein bekannten Teil unseres komplexen Abwehrsystems. Allein schon in dieser Form ist es das perfekteste Verteidigungssystem dieser Erde, und doch ist es nur *ein* Teil unserer wirklichen Abwehrkräfte, die ich lieber als Ordnungskräfte betrachte.

Dieser andere, der institutionalisierten Wissenschaft nicht bekannte Teil liegt im feinstofflich-energetischen Bereich. Es sind Ordnungs-, Harmonisierungs- und Schutzkräfte, die aus den seelisch-geistigen Bereichen unseres Seins heraus wirken. Sie werden zum Teil sichtbar in den verschiedenen Strahlungsfeldern, die uns umgeben und die in dem Sammelbegriff „Aura" zusammengefaßt sind. Wir können sie auch als geistige Wesen wahrnehmen – als Schutzgeister oder Schutzengel.

Damit diese Kräfte bzw. die Kräfte dieser Wesen durch uns fließen können, müssen wir uns ihrer Quelle öffnen – sie fließen aus jenem höchsten geistigen Sein, das wir Gott nennen. Wer nur dem Stofflichen zugewandt lebt, den kann nur das stoffliche Abwehrsystem schützen.

Weitere Aspekte unseres Immunsystems

Der Begriff „Immunität" stammt vom lateinischen „immunitas, immunis" und bedeutet „unempfänglich für Ansteckung und Vergiftung" bzw. „frei davon".

Das Immun- bzw. Immunitätssystem wird bereits in der Embryonalzeit, also im Mutterleib, entwickelt und „trainiert". Die seelisch-körperliche „Ordnungs-Instanz" bildet ihre „Zell-Wesen" aus. Diese lernen alle Zellen, Zellorganisationen, Substanzen, Flüssigkeiten und Energiefelder kennen, die zur *eigenen* Leibesorganisation gehören. Ihre wesentliche Funktion ist die Überwachung und die Erhaltung der Individualstruktur jedes einzelnen Körperorgans sowie des gesamten Organismus, entsprechend seinem „Bauplan" und seiner „Funktionsbestimmung". Jedes einzelne dieser Mikro-Ordnungswesen trägt in sich den Bauplan aller verschiedenen Zellarten, Organe und des gesamten Organismus sowie eine Art Informationsregister aller körpereigenen Substanzen.

Alle Erkenntnisse beruhen letztendlich auf Selbsterkenntnis – sie sind ein Spiegelbild des Erkennenden. Was wir „draußen" erkennen, sind Teilaspekte unseres inneren Seins. Die Erkenntnis, das Immunsystem reagiere abwehrend auf *alle* Fremdstoffe und

Fremdkörper, hat eine breite Annahme bei den „institutionalisierten" Wissenschaftlern rund um den Globus gefunden. Ebenso haben jene „Science fiction"-Autoren, die unsere kosmischen Nachbarn als Aggressoren darstellen, weltweit mehr Leser als jene, die über die helfenden Sternenbrüder berichten.

Das gesunde Ordnungs- und Abwehrsystem eines Menschen, der sich einigermaßen im körperlich-seelisch-geistigen Gleichgewicht befindet, bekämpft keineswegs alles „Körperfremde". Ebenso wie wir selbst erkennt unser Immunsystem die helfenden Wesen der Naturreiche und des Kosmos, die uns mit ihren Energien, Substanzen und manifestierten Formen dienen wollen, um sich substantiell und energetisch mit uns zu vereinigen. Das sind alles Mittel zum Leben, die wir über Augen, Ohren, Haare, Haut, Lunge und Mund in uns aufnehmen. Unsere Ordnungswesen nehmen diese „Gäste" (Fremdkörper) in Empfang und helfen ihnen beim Einverleibungsprozeß (Umstrukturierung und Assimilierung) in unsere Körper-Seele-Organisation. Wenn wir sie bewußt und liebevoll aufnehmen, kommen sie weiter in der Evolutionsspirale.

Reaktionen des Immunsystems, nach unterschiedlichen Gesichtspunkten betrachtet

Alles ist relativ, so auch die Giftigkeit bzw. Unverträglichkeit einer Substanz: Dem einen wird es schon von einem Zug einer Zigarette übel, ein anderer raucht jahrzehntelang mehrere Schachteln am Tag. Beim ersten erfolgt eine sofortige Reaktion des Immunsystems auf den unverträglichen Fremdstoff. Warum reagiert das System des zweiten auf dasselbe „Gift" nicht?

Wenn heute jemand auf die Aufnahme von Lebensmitteln reagiert, die der Menschheit schon seit Jahrtausenden dienen, sollte man auch die Frage stellen: Reagiert das Immunsystem abweisend auf das Lebensmittel selbst oder auf darin enthaltene „Fremd-" bzw. „Giftstoffe"? Unsere Nahrungsmittel sind größtenteils industriell, chemisch und gentechnologisch derart verändert, daß es unsere Ordnungswesen schwer haben, sie noch als Helfer und Freunde zu erkennen.

Ein weiterer Aspekt ist das Akzeptanz- (Annahme-) und Toleranzpotential des Immunsystems. Dies ist bei jedem Menschen anders. Wir können es mit einem Glas vergleichen, das langsam mit Wasser gefüllt wird. Sobald es voll ist, bringt es jeder weitere Tropfen zum Überlaufen (Abwehrreaktion). Mit dem Vergleich fortfahrend kann man sagen, der eine hat das Toleranzvolumen eines Trinkglases, ein anderer das eines Fasses, ein dritter das eines Schwimmbads. Dazwischen gibt es alle Abstufungen. Es gibt Menschen, die haben einen Abfluß, bei denen wird das Glas nie voll. Darüber hinaus gibt es auch Menschen, die alle Gifte ins Gegenteil verwandeln können bzw. die die Voraussetzung geschaffen haben, damit dieser Metamorphoseprozeß *durch* sie geschehen kann. Durch diese Menschen wirkt in hohem Maße die göttliche Liebe, die in Jesus Christus Mensch geworden ist.

„Widerstrebe dem Übel nicht ..." Jesus

Näheres darüber erfahren Sie in meinem Buch „Mittel zum Leben – Mittel zum Heil-Werden" im Kapitel „Die seelisch-geistigen Aspekte der Verdauung".

Die Reaktionen des Immunsystems auf körperfremde Stoffe, die Bildung spezifischer Abwehrkörper gegen die Fremdstoffe und das Zusammentreffen beider, also die Antigen-Antikörper-Reaktion, habe ich bereits beschrieben. Beim „normalen" Ablauf dieser Reaktion sind am Ende die Fremdstoffe für unseren Körper unschädlich gemacht. Es gibt jedoch verschiedene, von der Norm abweichende Prozesse, bei denen durch die Antigen-Antikörper-Reaktion neue schädliche Substanzen entstehen. Manche Allergologen sehen dies so: „Gestörte, 'krankmachende' Antikörper reagieren mit körperfremden Stoffen und erzeugen jenen krankhaften Zustand, den wir Allergie nennen."

Von den vielen „normabweichenden", gestörten Reaktionen des Immunsystems möchte ich noch eine besonders schwere erwähnen: die Autoimmun-Reaktion, die man auch als „Bruder-krieg" im Immunsystem bezeichnen kann; denn hierbei greifen die Abwehrkräfte den eigenen Körper an. Die daraus entstehenden Schäden und Leiden nennt man Autoimmun-Krankheit (vom griechischen „auto" = „selbst").

Die weltweit zunehmenden Störungen und die Schwächung bis hin zur Erschöpfung des menschlichen Immunsystems findet ihren höchsten Ausdruck in dem Sammelbegriff AIDS. Leider gibt man dafür, wie üblich, einem anderen, in diesem Fall einem Virus, die Schuld. Obwohl die Bezeichnung AIDS, ähnlich wie bei der Autoimmun-Reaktion, die Ursache schon nahezu beschreibt. „Acquired Immun Deficiency Syndrom" sagt aus, daß es sich um eine *erworbene* Immunschwäche handelt. Das Virus folgt nur seinem Impuls, die kranken Formen zu zerstören. Jede Schattenseite, und mag sie uns noch so grausam erscheinen, hat ihre Lichtseite. Aus dieser Sicht ist die Zerstörung der irdischen Daseinsformen die Chance zur Heil-Werdung auf einer anderen Daseinsebene.

Geistige Betrachtung des Abwehrsystems

Aus Sicht unserer „dualistischen" Seinsebene herrscht auf der rein geistigen Ebene nicht die Logik, sondern die Paradoxie. Deshalb füge ich noch eine, teils entgegengesetzte, Betrachtung unseres Abwehrsystems hinzu:

Die Verwirklichung (das Praktizieren) der vollkommenen Liebe ist bewußt oder unbewußt das höchste Ziel des Menschen.

Vollkommene Liebe ist nur erreichbar durch die Aufhebung der Gegensätze: *„An der Türe zum Reich der Liebe müssen wir die Schuhe von Gut und Böse ausziehen."* (Ernst Vill). Das bedeutet: *alles* annehmen, *alles* in uns hineinlassen. *„Widerstehet nicht dem Bösen, sondern wer dich auf deine rechte Backe schlägt, dem biete auch die andere dar..."* (Worte Jesu in Matthäus 5,39)

Abwehr aber ist ein Gegenpol der Liebe. Abwehr verdichtet unser Ego und stärkt unsere Abgrenzung. ICH wachse, DU bleibst draußen. Aber die Liebe öffnet die Grenze zum Du. Die vollkommene Liebe hebt *alle* Grenzen auf.

Innerhalb eines Abwehrsystems wachsen neben dem Ego auch die Ängste – es könnte doch etwas (Mensch, Virus, Bakterie) hereinbrechen. Je perfekter die Abwehr, um so größer die Angst. Es wird immer nur das bekämpft, wovor man Angst hat. Dabei entstehen und wachsen auch die Aggressionen gegen das, wovor man Angst hat.

Diese verdrängten Aggressionen (Wesen) versuchen, sich durch ihrem Wesen entsprechende „allergische" Reaktionen zu manifestieren – zu verwirklichen. Aus dieser Sicht ist also das körpereigene Abwehrsystem bzw. das, was es ausdrückt, die eigentliche Ursache der Allergie. Absolute Paradoxie! Aber nur sie – die Paradoxie -, nicht die Logik, ist der Weisheit letzter Schluß!

Erlösung kommt von innen, nicht von außen
und wird erworben nur, und nicht geschenkt.
Sie ist die Kraft des Innern, die von draußen
rückstrahlend deines Schicksals Ströme lenkt.

Was fürchtest du? Es kann dir nur begegnen,
was dir gemäß und was dir dienlich ist.
Ich weiß den Tag, da du dein Leid wirst segnen,
das dich gelehrt zu werden, was du bist!

Ephides

Schleimhautentzündungen

Über Jahre, Jahrzehnte hinweg, meist von Kindheit an vergiften viele Menschen ihren Organismus mit denaturierter Nahrung, „Genuß"-Giften und Medikamenten. Den seelischen Entsprechungen gemäß (Näheres dazu in meinen Büchern „Mittel zum Leben – Mittel zum Heilwerden" und „Krankheit – Ursache, Sinn und Heilung"), werden diese Giftstoffe an verschiedenen Orten unseres Körpers abgelagert. Irgendwann kommt die Zeit der Ausscheidung. Dafür gibt es zwei Hauptgründe: bedrohliche Giftkonzentrationen oder Bewußtseinsänderungen und seelische Entwicklungen.

Wenn die Nieren nicht die Kraft haben, die Gifte auszuscheiden, dann geschieht dies über die Schleimhäute. Über Blut- und Lymphbahnen werden die Giftstoffe von ihren bisherigen Depots zu den Schleimhäuten geleitet. Die Giftstoffe reizen die Schleimhäute, dadurch steigt die Temperatur an dieser Stelle und entzündet das Heil- oder Reinigungsfeuer – die Ent-zündung. Die Schleimhaut schwillt an und sondert das Gift durch vermehrte Flüssigkeitszufuhr und Schleimbildung ab. Im Darm führt dies zu Durchfall, in den Bronchien zu Bronchitis, in der Nase zu Fließschnupfen (Rhinitis), in den Stirn- und Nasennebenhöhlen zu Sinusitis usw.

Schleimhautentzündungen nennt man auch Katarrh (vom griechischen „katarrhein" = herabfließen). Diese „Gesundspülung der Schleimhäute" müssen wir mit ausscheidungsfördernden Maßnahmen unterstützen. Der Katarrh ist die natürliche Heilreaktion bzw. das Heilbestreben eines toxisch überlasteten Organismus.

Hat der Organismus zu wenig Energie, um die krankmachenden Stoffe zu verflüssigen und auszuscheiden, dann „ruft" er Viren und Bakterien zu Hilfe. Diese „befallen" die toxisch überlasteten Körperregionen und beschleunigen den Abbau der Gifte in Form von Schleim und Eiter.

Dr. Reckeweg bezeichnet dies als einen vikariierenden Prozeß, d.h. wenn der Pfarrer es allein nicht schafft, ruft er den Vikar zur

Hilfe. Also Bakterien und Viren als Helfer aus der Sicht einer ganzheitlichen Symbiose.

Die Schulmedizin betrachtet Viren und Bakterien überwiegend als gefährliche Feinde des Menschen und versucht, sie um jeden Preis zu vernichten. Leider überwiegt die Ansicht, die Entzündung und Vereiterung der Schleimhäute werde von Viren und Bakterien verursacht, deshalb werden bei vielen Katarrhen Antibiotika verabreicht. Diese Symptomtherapie unterbindet jedoch das ursächliche Entgiftungsbestreben des Organismus. Das Symptom Katarrh mag dadurch vorübergehend an diesem Ort verschwinden, aber der Organismus als Ganzes wird durch diese Behandlungsart erst wirklich krank. Um schwere Störungen zu verhindern, versucht der Organismus, die zurückgedrängten Gifte über die anderen Schleimhäute auszuscheiden. Wird er erneut durch Fehlbehandlung daran gehindert, entstehen meistens chronische Katarrhe.

Heilreaktionen dürfen nie mit „chemischen Keulen" erschlagen werden!

Da alle Schleimhäute im Körper zusammenhängen, können die Ursachen einer chronischen Bronchitis durchaus im Darm, oder die Ursachen einer Mittelohrentzündung durchaus in der Blase liegen.

Jahrelange Symptombekämpfung schwächt die körpereigenen Abwehrkräfte. Bakterien und Viren greifen alles Kranke und Schwache im Organismus an und regen dadurch den Körper zur vermehrten Reinigung und Abwehr an. Das „erweckte" Abwehr- bzw. Ordnungssystem bringt dann alles wieder ins Gleichgewicht – insofern wir die Voraussetzung dafür schaffen.

Im Bereich der Schleimhäute von Augen, Nase, Stirn-, Siebbein-, Keilbein- und Kieferhöhlen, Rachen, Bronchien, Lungen, Magen, Darm, Nieren, Harnleiter, Blase, Genitalien, Galle und Gallengang sowie Gehörgängen finden oft über längere Zeiträume hinweg solche entzündlichen Ausscheidungen statt. Diese Prozesse können sich zu chronischen Krankheitsherden entwickeln, deren Heilung viel Geduld und Einfühlungsvermögen erfordert. Sie können entweder an dem Ort des geringsten Widerstands (locus minoris resistentia) oder in der energiereichsten Körperregion stattfinden.

Chronische Katarrhe führen zu Überreizung und Schwächung der Schleimhäute. Dies bedeutet auch Schwächung des Immunsystems. Durch die chronische Entzündung können die Schleimhäute nicht mehr normal reagieren. Bisher gewohnte Umweltstoffe wie Hausstaub, Blütenpollen, Äpfel, Getreide, Milch, Tierhaare und vieles mehr lösen plötzlich überschießende, abnormale Schleimhautreaktionen aus. Diese Fehlreaktion eines kranken Organismus ist im Grunde genommen (bei näherer Betrachtung) keine allergische Reaktion. In diesem Falle müssen die Ursachen des chronischen Geschehens aus ganzheitlicher Sicht behandelt werden. Die seelischen Ursachen lassen sich im allgemeinen leicht finden.

Häufig werden periodisch wiederkehrende Katarrhe für allergische Reaktionen gehalten.

Nicht jede allergische Reaktion ist eine Allergie

Wenn sie Brennesseln anfassen oder gar den ganzen Körper damit abreiben, dann reagiert ihre Haut mit einem Ausschlag. Dies ist aber keine Allergie im Sinne einer Krankheit.

Ebenso reagieren wir mit Haut und Schleimhäuten sowie mit allen unseren Wahrnehmungsorganen auf die zunehmende toxische Belastung unserer Um- und Innenwelt. Unser Organismus wehrt sich gegen die unnatürlichen, disharmonischen Substanzen in der Nahrung, in den Medikamenten, in der Kosmetik und sonstigen Körperpflege- und Reinigungsmitteln, in den Wäschereinigungs- und Aufbereitungsmitteln, in den Farben und Lacken, in den Treibstoffen, in den Rauchwaren, in der Luft durch allerlei Abgase der Autos, Flugzeuge, Schiffe, Kraftwerke, Industrie, Müllverbrennung und Haushalte usw.

Allein die Aufzählung der widernatürlichen Substanzen, die unsere täglichen Nahrungsmittel enthalten, würden ein dickes Buch füllen. Zur Veranschaulichung zähle ich nur einige große Gruppen auf: Die sogenannten Pflanzen-"Schutzmittel", die sich in Pilzvernichtungsmittel, Viren- und Bakterienvernichtungsmittel, Insekten-, Raupen- und Schmetterlingsvernichtungsmittel sowie „Unkraut"-vernichtungsmittel unterteilen. Von jeder Gruppe gibt es hunderte verschiedene chemische Stoffe und es kommen immer wieder neue hinzu. Weiter geht es mit der Vielzahl künstlicher Mittel, die das Schnellwachstum von Pflanzen und Masttieren fördern. Die Vielzahl der Medikamente in Fleisch und Eiern. Die zunehmenden artfremden Gene in Pflanzen und Tieren. Die unüberschaubare Vielzahl der chemischen Substanzen, die in der Nahrungsindustrie verwendet werden. Am Ende dieser Aufzählung sei noch die völlig künstliche Nahrung erwähnt, mit der sich die „Nahrungs"-Mittel-Industrie – besser Menschenfuttermittel-Industrie – völlig von der Natur „befreien" will und den Konsumenten dazu (siehe dazu das entsprechende Kapitel in meinem Buch „Mittel zum Leben – Mittel zum Heilwerden").

Daß sich unser Körper-Seele-Organismus mit allen zur Verfügung stehenden Mitteln gegen diese Denaturierung wehrt, ist doch gesund und dürfte nicht als krankhaft bezeichnet werden. Leider werden diese Abwehrreaktionen zum großen Teil als Allergie *behandelt*. Ebenso die chronisch periodisch wiederkehrenden Katharre, die ja nur Ausscheidungsreaktionen auf diese Giftbelastungen sind. Die natürlichen Ordnungskräfte (Wesen) in uns wehren sich gegen diese Dissonanzen – der menschlichen Vorstellung entsprungene Kombinationen, die störend und zerstörend auf die Natur einwirken. Dies sind *unspezifische* Reaktionen unseres Immunsystems. Sie führen nicht zum Schock. Man könnte sie als Pseudoallergie bezeichnen.

Bei der „echten" Allergie reagiert der Körper vorwiegend auf natürliche Substanzen, mit denen er normalerweise ohne Probleme leben kann. Gegen diese bildet er nun *spezifische* Antikörper. Wobei diese spezifischen Abwehrreaktionen so heftig werden können, daß es zu einem anaphylaktischen Schock kommen kann.

Es kann aber auch passieren, daß die Abwehrkräfte eines toxisch überlasteten Körpers in ihrem intensiven und harten Kampf gegen eine Vielzahl gesundheitsschädigender Stoffe „betriebsblind" werden und gegen Substanzen abwehrend reagieren, die nicht schädlich sind.

Vordergründige Allergie-Ursachen

Der Erdbewohner von heute ist eher ein Homo technocraticus, gifticus und egoisticus als ein Homo sapiens. Die extreme toxische Belastung der Erde und ihrer Bewohner sprechen dafür. An manchen Orten reicht der jährliche Niederschlag von Giftpartikeln aus der Luft auf einen einzigen Dachziegel aus, um einen Menschen zu töten.

Luft, Wasser, Erde, Pflanzen, Tiere und Menschen – verseucht mit dem Ergebnis menschlichen Denkens und Schaffens. Diese toxische Globalbelastung genügt, um auf jeden weiteren „Tropfen" allergisch zu reagieren.

Die Aufzählung aller möglichen vordergründigen Allergie-Ursachen würde Bände füllen. Für die Aussage dieses Buches genügt eine jeweils kurze Beschreibung der Schwerpunkte:

1. Die systematische Selbstvergiftung bzw. Selbstzerstörung durch ein Übermaß von Tabakqualm, Alkohol, Kaffee, Schwarztee, Cola und vielen anderen Drogen.

2. Der Massenkonsum von denaturiertem Industrie-Menschen-Futter anstatt von naturgemäßen Lebensmitteln (siehe mein Buch „Mittel zum Leben – Mittel zum Heilwerden"). Zucker- und Weißmehlkonsum, Eiweißmast.

3. Der Fleischkonsum aus grausamer Massentierhaltung: Das ohnehin ungesunde Fleisch dieser gequälten Kreaturen ist obendrein vergiftet mit allerlei Chemie, u. a. Antibiotika, Psychopharmaka, Hormone usw.

4. Massive Stoffwechselstörungen

5. Übersäuerung und Übersalzung

6. Die zunehmenden Störungen und die Zerstörung der Darmflora.

7. Zunehmender Pilzbefall (Mykosen) in Darm, Scheide, Lunge und anderen Schleimhäuten sowie im Blut, auf der Haut und unter den Nägeln.

8. Medikamentenmißbrauch, insbesondere von Antibiotika, Cortison, fieberunterdrückenden Mitteln, Schlafmitteln, Schmerzmitteln und Psychopharmaka.

9. Die Impfungen von Kleinkindern, die das Immunsystem zu einer spezifischen Abwehr zwingen und dadurch die allgemeine Abwehr schwächen. Dazu kommen die toxischen Wirkungen mancher Impfstoffe auf bestimmte Kinder, wie wir leider weltweit an hunderttausenden von leicht bis schwer impfgeschädigten Kindern ersehen können.

10. Seelische Störungen: Unruhe, Nervosität, Unsicherheit, Konflikte, Ängste, Leistungszwang, Aggressionen, Depressionen, Streß usw. Dies alles immer häufiger schon bei Kindern.

Ein Mensch, der sich all diese Belastungen auflädt, kommt im Laufe seines Lebens irgendwann an die unverrückbare Grenze seiner Belastbarkeit. Dann kann er auf jede Kleinigkeit allergisch reagieren – sei dies ein „falsches" Wort oder ein winziges Partikelchen körperfremden Eiweißes. Ja, er könnte sogar an einem – an sich harmlosen – Mückenstich sterben. Mit anderen Worten: Irgendwann ist das Maß voll, und jeder weitere Tropfen bringt es zum Überlaufen.

Soweit eine Kurzfassung der „vordergründigen" Allergie-Ursachen aus meiner Sicht. Diese Aufzählung soll keineswegs feste Werturteile darstellen. Jeder Mensch ist sehr unterschiedlich belastbar. Ganz extrem betrachtet: Ein Mensch, der die Fähigkeit erlangt hat, die göttliche Liebe durch sich hindurch wirken zu lassen, darf die Verwandlung der stärksten Gifte in sich erleben.

Wenn Menschen vor drei- bis viertausend Jahren schon allergisch reagierten, dann können die Ursachen nicht nur in der gegenwärtig extremen seelischen und körperlichen Belastung liegen; deshalb nenne ich die bisher aufgezeichneten Ursachen „vordergründig". Die wirklichen Ursachen liegen nach meiner Erkenntnis verborgen unter der Schwelle des Bewußtseins – im Unterbewußtsein.

Der Mensch

Um die Vielfalt der Erscheinungen, die man Krankheiten oder Allergien nennt, zu verstehen und um den ersehnten Weg zur Heil-Werdung zu finden, ist es wichtig, das eigene Menschsein etwas näher zu betrachten.

Wenn wir uns nackt im Spiegel betrachten, sehen wir die stoffliche Erscheinung des höchstvollendeten Wesens in der uns bekannten Schöpfung. In unseren Bewegungen, in unserem Denken, Sprechen, Handeln und Fühlen können wir unausschöpfbare Variationsmöglichkeiten erleben. Ist dieses hochkomplizierte und hochdifferenzierte Wunderwerk Mensch nur für ein kurzes irdisches Dasein geschaffen (entstanden), um am Ende in der Erde zu verfaulen oder ein Fraß der Flammen zu werden – ins Nichts auf ewig zu verschwinden?

Haben Sie sich schon einmal in die „Tiefen" Ihres Menschseins geschaut? Haben Sie sich schon die wichtigsten Fragen Ihres Lebens gestellt?

Diese Fragen lauten: WER bin ich? WIE bin ich geworden, der ich bin? WOHER komme ich? WOHIN gehe ich? Was ist der Sinn meines Lebens auf diesem Planeten? Was ist *meine* eigentliche Lebens-Aufgabe?

Wie finde ich die jeweils für *mich* richtige Antwort auf diese kardinalen Seins-Fragen? Jenen, die ihr eigenes tieferes Sein und die Antworten auf diese Fragen noch nicht erfahren haben, möchte ich als Anregung oder als Anstoß zum eigenen Suchen meine Erfahrungen mitteilen. Jedoch nur soweit wie mir dies zum Verständnis der wahren Allergie-Ursachen aus meiner Sicht wichtig erscheint.

Ich sehe uns Menschen als mehrdimensionale Wesen. Um diese Sicht zu vereinfachen, fasse ich die vielen Schichten unseres Seins in drei Ebenen zusammen: Geist, Seele und Körper.

Als geistige Wesen haben wir uns aus der Einheit der Harmonie, dem Zentrum der Liebe – aus Gott – bewußtseinsmäßig entfernt. Auf unserem Weg aus der Raum- und Zeitlosigkeit durch immer dichtere Licht- bzw. Energie-Dimensionen entstand unser energetischer Erfahrungsleib, den wir Seele nennen. In dieser feinstofflichen Seelenwelt erfahren wir die Begrenzung von Raum und Zeit. Allerdings in einer derart weiten Dimension, daß es aus irdischer Sicht raumlos, zeitlos – unendlich erscheint.

Im Verlauf unserer kosmischen Wanderung (Erfahrungssammlung) gelangen wir nun als Geist-Seele-Wesen in eine noch dichtere Ebene, z.B. auf diesen Planeten Erde. Dafür bilden wir uns einen dichten Stoffleib. In diesem engen Kerker von Raum und Zeit verlieren wir unser Geist-Seele-Bewußtsein für eine bestimmte Zeit, damit wir diese Erdwanderung unbelastet von allen Erfahrungen und Handlungen unserer Vergangenheit antreten können.

Unser irdischer Körper ist Ausdruck unserer Seele und unseres Geistes. Unser grobstofflicher Organismus ist eine Organisation von Billionen winziger Zellen. Jede einzelne Zelle ist wiederum ein Mikroorganismus – eine Funktionseinheit. Man kann die Zelle mit einer Gemeinde vergleichen, in der unterschiedliche Menschen aufeinander angewiesen sind. So manifestieren sich in unseren Zellen unterschiedliche Geist-Seele-Kräfte als „selbständige" Mikrowesen.

Jede Gemeinde hat eine Kernstruktur, die durch „bodenständige" Bürger gebildet wird. Andere Bürger leben nur zeitweise in der Gemeinde. Das Leben in dieser organisierten Menschenansammlung (Gesellschafts-Organismus) wird von dem Verhalten jedes einzelnen mitbestimmt. Alle menschlichen Eigenschaften wollen sich innerhalb der Gemeinde ausdrücken: Liebe, Harmonie, Vergebung, Vergeltung, Sanftmut, Hochmut, Kritik, Toleranz, Dienen, Kommandieren, Neid, Rechthaberei, Eifersucht, Haß, ja bis hin zum Krieg mit Mord und Totschlag zwischen ehemaligen „friedlichen" Nachbarn, wie wir es seit Jahrtausenden auf diesem Planeten erleben.

Ähnlich sieht das Leben in jeder Zelle aus. Alle Äußerungen, Einteilungen, Organisationen, Systeme und Gesetzmäßigkeiten – restlos alles, was uns in der Außenwelt begegnet, ist Abbild und

Gleichnis unserer Innenwelt. Viele Gemeinden schließen sich zu Ländern zusammen: Zellen zu Organen, Organe zu Organismen.

Jeder Mensch ist ein Abbild des gesamten Kosmos. Der Mensch ist ein Mikrokosmos im Makrokosmos. Jeder Mensch hat die Veranlagung in der Vielschichtigkeit seines Seins, die ganze Schöpfung zu erleben. Gott ist überall (über-All): All-mächtig, All-bewußt, All-gegenwärtig. ER begegnet uns in der Luft, im Wasser, im Feuer, in der Erde (Mineral), in den Pflanzen, in den Tieren, im Menschen. Alles ist *in* Gott!

Gott ist uns näher, als wir uns selbst sind. ER ist das Leben in jeder unserer Zellen. Sein Ebenbild ist unser „Bauplan". Das göttliche Ebenbild in uns zu verwirklichen, durch alle Seinsebenen hindurch zu manifestieren, ist unser aller bewußtes oder unbewußtes Lebensziel – ist unsere wahre Lebens-Aufgabe.

Wie man dieses schwierige Lebenswerk vollbringen und Körper, Seele und Geist in die absolute göttliche Harmonie führen kann, das haben uns Jesus Christus und seine Mutter Maria mit ihrem Leben gezeigt. Gott-Vater und die göttliche Mutter gelangten in diesen beiden Menschen zur bisher höchsten Manifestation in einer Geist-Seele-Körper-Einheit.

Jesus, der alle Gegensätze in Liebe annehmen konnte, bis hin zum Tod am Kreuz, wird von C. G. Jung als „Archetypus der vollkommenen Liebe" bezeichnet.

„Werdet vollkommen wie Euer Vater im Himmel."

In dieser Empfehlung Jesu liegt nach meiner Erkenntnis unseres Lebens Sinn und Aufgabe:

Vollkommen werden in der Liebe und in der Wahrheit.

Als geistige Wesen haben wir uns von Gott abgesondert, „äußerlich" getrennt, um unsere eigenen Erfahrungen zu sammeln. Dieses Hervortreten, Sich-in-den-Vordergrund-Stellen, dieser erste Akt der Selbsterkenntnis war die Geburt des Ego-Zentrismus, der zur Grundstruktur unserer Seele wurde.

Alle Erfahrungen, die wir seitdem gesammelt haben, sind in uns eingeprägt – bilden unseren Erfahrungsleib, den wir Seele nennen. Alle Re-aktionen auf diese Erfahrungen, in Form von Gefühlen, Gedanken, Worten und Taten, erfolgen als Impuls aus unserem geistigen Sein. Im Geiste sind wir Gottes „Ebenbild", Gottes Kinder. Dies bedeutet, daß auch wir schöpferische Fähigkeiten haben. So wie Gott auf der geistigen Ebene unentwegt „geistige Kinder" zeugt, so zeugen wir durch unsere Gedanken und Worte auf der Seelen-Ebene unentwegt „seelische Kinder".

Viel klarer als die meisten von uns ihren geistigen Schöpfer sehen oder fühlen können, sehen unsere Seelen-Kinder uns als ihren Schöpfer – wir sind ihr „Gott".

„Wisset, daß Ihr 'Götter' seid!"

Unsere Verantwortung für jeden Gedanken, den wir denken, und für jedes Wort, das wir sprechen, reicht weit über Raum und Zeit hinaus. Schreiben wir uns einmal alle Gedanken und alle Worte eines Tages auf, dann können wir ahnen, wieviel liebevolle, „lichte" und wieviel „dunkle" Kinder wir an diesem Tag gezeugt haben.

Allergisch auf die eigenen Gedanken

Mit unseren „dunklen" Kindern wollen wir nichts zu tun haben: einen Teil schicken wir zu anderen Menschen, den anderen Teil sperren wir in die tiefsten Verliese unserer Seele ein. Wie wir leiden auch sie in der Gottes-Ferne und versuchen, uns auf allerlei Wegen ihre Verzweiflung mitzuteilen. Einer davon können allergische Reaktionen sein. Je nachdem wie stark der Leidensdruck unserer verdrängten Seelen-Kinder angewachsen ist, kann er mit der Gewalt eines Vulkans ausbrechen.

Ein großer Teil der Impulse unseres Denkens, Sprechens und Handelns kommt aus unseren seelischen und geistigen Ebenen. Diese Dimensionen können die meisten mit ihrem Tagesbewußtsein nicht wahrnehmen. Sie liegen „unter" und „über" der Schwelle unserer „normalen" Wahrnehmungsfähigkeit. Deshalb bezeichnet man diese Ebenen auch als Unter- bzw. Überbewußtsein.

Auf den geistigen Ebenen sind wir alle miteinander sowie mit Gott und der ganzen Schöpfung verbunden, ob wir wollen oder nicht. Daher wirkt sich *jeder* Gedanke, *jedes* Gefühl, *jedes* Wort und *jede* Handlung auf die gesamte Schöpfung aus. Nach dem unumstößlichen göttlichen Gesetz von Ursache und Wirkung erlebt *jeder* die Auswirkungen seiner Gefühle, Gedanken, Worte und Handlungen. Jeder erntet, was *er* sät.

Was wir säen, liegt allein in unserer Entscheidung.

Wir können die Verantwortung weder für unsere Saat noch für unsere Ernte einem anderen geben. Auch wenn uns mancher „Schicksalsschlag" noch so grausam und ungerecht erscheint, wir haben ihn immer selbst verursacht – bewußt oder unbewußt. Auch die Tiefenpsychologen sagen: „Alles, was uns in der Welt begegnet, haben wir in sie hineinprojiziert."

Wir sind immer bereit, die gute Ernte anzunehmen und sie als die unsere zu erkennen. Für die schlechten Ernten wie Krankheiten, Verletzungen, betrogen, belogen und übervorteilt zu werden, Verluste jeder Art durch Betrug, Diebstahl, Überfall und Raub, Mord und Krieg suchen wir meistens die Saat bei den anderen. Einer oder mehrere, bis hin zu ganzen Gesellschaften dienen uns als „Sündenböcke".

Die wirkliche Lösung aller menschlichen Probleme liegt keineswegs in der Bekämpfung ihrer Auswirkungen, sondern in der Erkenntnis und der bedingungslosen *Annahme* der Ursachen. Der erste Schritt zur Heil-Werdung ist: aufhören die Krankheit zu bekämpfen und sie annehmen zu lernen.

Wenn ich weiß, daß *alles,* was mir im Leben begegnet, einst von mir verursacht worden ist, dann bin ich auch bereit, nicht nur die „guten", sondern auch die „schlechten" Auswirkungen anzunehmen. Dann nehme ich mein Leben in „hellen" und in „dunklen" Tagen, wie es *ist,* und denke nicht, *so* könnte es sein. Nach meiner Erfahrung ist die wirkliche Annahme mir entgegengesetzter Menschen und deren „negative" Auswirkungen auf mich nur mit Gottes Hilfe möglich. Ich „allein" schaffe es nicht.

Geist – Seele – Materie

Um den Menschen noch besser als eine Einheit von Geist, Seele und Körper zu verstehen, sei hier noch einiges zum Wesen der Materie und der Seele gesagt: Die Physiker bezeichnen Materie heute als einen stationären Schwingungszustand der Energie. Die Quantentheorie sagt, daß alles „gequantelt" sei, das heißt, in kleinsten Portionen vorkommt (viel kleiner als das Atom). Der stationäre Schwingungszustand solch einer kleinsten Energieportion ist eine Art Drehbewegung um die eigene Achse, und viele solche Teilchen nebeneinander bilden ein Energiefeld, das wir als Materie wahrnehmen. Ihre Festigkeit ist nur relativ. Bewegt sich so ein Energiequant noch zusätzlich auf einer Bahn, so wird es zu Licht oder zur elektrischen Welle.

Somit unterscheidet sich zum Beispiel die Welt der Seelen von unserer materiellen Körperwelt dadurch, daß die Schwingungen der „feinstofflichen" Seelenwelt viel energiereicher und hochfrequenter sind als diejenigen, die uns als materielle Welt erscheinen. Die Welt des Geistes besteht aus noch höheren Schwingungen. Auf diese Weise existieren verschiedene Daseinsformen oder „Welten" „ineinander", ohne einander zu stören, so wie Radiowellen verschiedener Sender friedlich nebeneinander und ineinander bestehen. Sie erfüllen alle denselben Raum und durchdringen vielerlei materielle Stoffe, ohne diese zu verdrängen.

Ebenso durchdringen Geist und Seele den Körper. Die Seele erfüllt im wesentlichen den Raum, den auch der Körper einnimmt, ihre Ausstrahlung wird seit Jahrtausenden als „Aura", „Od" oder „Heiligenschein" bezeichnet. Der Geist als Urheber des Lebens durchdringt die Seele nur insoweit, als diese es zuläßt.

Die drei Aggregatzustände der Moleküle aller Stoffe (fest, flüssig, gasförmig) können uns zur Veranschaulichung des Verhältnisses von Geist, Seele und Materie helfen. Am Beispiel des Wassers kann man dies am eindrucksvollsten nachvollziehen: Entziehen wir dem Wasser Energie, indem wir es abkühlen, so verlieren die Wassermoleküle an Bewegungsenergie bzw. „Freiheit". Schließlich bilden sie das Kristallnetz, das wir „Eis" nennen. Führen wir dem Eis wieder Energie (Wärme) zu, so nimmt die Bewegung der Moleküle ständig zu, bis aus dem festen Gefüge wieder Wasser wird. Führen wir dem Wasser weiterhin Energie zu, so wird die „Bewegungsfreiheit" der Wassermoleküle ständig gesteigert, bis sie schließlich den Oberflächenbereich verlassen und den gasförmigen Wasserdampf bilden.

Mit Hilfe dieses Beispiels können wir uns die drei Existenzebenen des Menschen veranschaulichen: am Dampf die Ebene des Geistes, am Wasser die der Seele und am Eis die Ebene des Körpers. Bei allen drei Aggregatzuständen handelt es sich um dieselben Moleküle; der Unterschied liegt in ihrer Bewegungsfreiheit, in ihrer Energie. Wir können sagen: Wasser ist verdichteter, energieärmerer Dampf, Eis ist energieärmeres, verhärtetes Wasser. – Ganz entsprechend können wir uns Materie, insbesondere unseren Körper, als „verdichtete Geistsubstanz" vorstellen.

In jedem Wassermolekül ist „Wasserdampf" enthalten, so wie der Geist in der Seele ist, und in jedem Eismolekül ist noch Flüssiges, also Wasser enthalten, so wie die Seele im Körper.

(Erst bei -270°C ist alles Wasser gefroren, man könnte es letztlich auch als „gefrorenes" Licht bezeichnen.) Aber wie im Wassermolekül keine Eiskristalle mehr enthalten sind, so ist der Körper auch nicht *in* der Seele, sondern die Seele *im* Körper.

Wir wollen dieses Bild noch etwas erweitern. Wir finden die drei Aggregatzustände bei allen materiellen Stoffen. Auch die härtesten Stoffe wie Diamanten und Metalle werden durch entsprechend hohe Energiezufuhr erst flüssig, dann gasförmig und schließlich strahlendes Licht. Licht kann man als einen vierten Aggregatzustand bezeichnen; die Physiker nennen ihn Plasmazustand. Das Licht bei einer Atombombenexplosion ist im Grunde genommen das Zerstrahlen eines Steines. Es ist die gewaltsame Rückführung in seinen Urzustand, nämlich ins Licht. Der noch länger sichtbare Atompilz sind verdampfte Steine.

So sind wir einst alle aus dem Licht-Liebe-Urzentrum gekommen, bis hinein in die härteste Verdichtung. Die Ursachen würden ein Buch füllen, aber man kann sie auch mit zwei Worten ausdrücken: Lieblosigkeit und Gottesferne.

Das Licht ist an der Quelle (Glühbirne oder Kerze) noch weitgehend ungeteilt. Je weiter es sich davon entfernt, um so mehr teilt es sich und wird schwächer (20 m von der Kerze entfernt kann man nicht mehr lesen). Wenn das Licht eine bestimmte „Fluchtstrecke" von der Quelle entfernt ist, kommt ein Zustand, in dem es keine Energie mehr zur Fortbewegung besitzt. Jedes einzelne Lichtpartikel gelangt somit in einen „stationären" Zustand, in dem zwar der ursprüngliche Impuls weiterschwingt, aber dieser reicht nur noch aus, um die Drehung der Teilchen um sich selbst zu vollziehen. Im übertragenen Sinne kann man sagen: Wenn sich der Mensch von Gott (vom Ganzen) entfernt, dreht er sich nur noch um sich selbst = ego-zentrisch = egoistisch.
Durch die „Vernetzung" ihrer Schwingungsfelder bilden diese „stationär" schwingenden Lichtpartikel jenen „Stoff", den wir Materie nennen.

Seit Einstein wissen wir, daß das Licht den Raum nicht linear durchschwingt sondern gekrümmt. So können wir auch im physikalischen Sinne sagen: Alles, was von Gott ausgeht, kehrt zu Gott zurück. Das Licht (der Geist) macht auf seinem Weg viele Stadien durch, unter anderem auch jenes der Materie.
Durch Energieverlust wird Dampf zu Wasser und Wasser zu Eis. Durch Energiezufuhr wird Eis zu Wasser und Wasser zu Dampf.
Alle „stationär" schwingenden Lichtpartikel werden zur gegebenen Zeit von einem Partikel mit höherer Energieladung getroffen. Durch den Aufprall wird ihm die Energie zur Weiterbewegung vermittelt. Das andere Lichtpartikelchen verliert dabei Energie und gelangt damit selbst in den stationären Zustand, etwa wie bei einem Billardspiel: Die angestoßene Kugel rollt weg; die den Impuls vermittelt hat, bleibt liegen. So erkennen wir die Kreisläufe der Schöpfung: Geist verdichtet sich bis hin zum Stein. Im Laufe der Zeit wird der harte Stein zu Erde, die Erde zur

Pflanze und so fort. Damit wären wir bei Darwins Evolutionstheorie, nur daß bei ihm der Göttliche Geist mit seiner unumstößlichen Ordnung fehlt. Dieser aber begegnet uns in der Schöpfungsgeschichte der Bibel. Darin schafft Gott auch erst die Erde, danach die Pflanzen, darauf die Tiere und zuletzt den Menschen. Nur wie dies geschehen ist, steht nicht darin. Die Menschen vor Jahrtausenden hätten es auch nicht verstanden.

Selbst Menschen, die anscheinend völlig entgegengesetzte Ansichten haben und entsprechende Wege gehen, wie die Mystiker und die Naturwissenschaftler – wenn sie ihren jeweiligen Weg ehrlich, konsequent und weit genug gehen, gelangen sie zu ähnlichen bis gleichen Erkenntnissen. Dies zeigt uns folgender Auszug aus einem Vortrag des großen Physikers Max Plank über das Wesen der Materie:

„Als Physiker, also als ein Mann, der sein ganzes Leben der nüchternsten Wissenschaft, nämlich der Erforschung der Materie diente, bin ich sicher frei, für einen Schwarmgeist gehalten zu werden, und so sage ich Ihnen nach meinen Erforschungen des Atoms dieses:

Es gibt keine Materie an sich!

Alle Materie entsteht und besteht nur durch eine Kraft, welche die Atomteilchen in Schwingung bringt und sie zum winzigsten Sonnensystem des Atoms zusammenhält. Da es aber im ganzen Weltall weder ein intelligente noch eine ewige Kraft gibt, so müssen wir hinter dieser Kraft einen bewußten, intelligenten Geist annehmen.

Dieser Geist ist der Urgrund aller Materie!

Nicht die sichtbare, aber vergängliche Materie ist das Reale, Wahre, Wirkliche, sondern der unsichtbare, unsterbliche Geist ist das Wahre!

Da es aber Geist an sich allein ebenfalls nicht geben kann, sondern jeder Geist einem Wesen gehört, müssen wir zwingend Geistwesen annehmen.

Da aber Geistwesen nicht aus sich selber sein können, sondern geschaffen worden sein müssen, so scheue ich mich nicht, diesen geheimnisvollen Schöpfer ebenso zu benennen, wie ihn alle Kulturvölker der Erde früherer Jahrtausende genannt haben: – Gott -.

So sehen Sie, meine verehrten Freunde, wie in unseren Tagen, in denen man nicht mehr an den Geist als den Urgrund aller Schöpfung glaubt und darum in bitterer Gottesferne steht, gerade das Winzigste und Unsichtbare es ist, das die Wahrheit wieder aus dem Grabe materialistischen Stoffwahnes herausführt und die Welt verwandelt, und wie das Atom der Menschheit die Türe öffnet in die verlorene und vergessene Welt des Geistes."

Aus Gottes Liebe fließt,
was jede Zelle trinkt,
weil ER für uns aus Liebe
sich selbst zum Opfer bringt.
In uns erwacht das neue Leben,
das alte Bild zerfällt,
wir bekommen, um zu geben,
denn es erneuert unsere Welt.
Von seiner Liebe ganz umgeben,
sind wir sein Kind und Ebenbild,
ER ist in uns das Leben,
ER möge damit tun,
was immer IHM gefällt.

Ernst Vill

Seelische Allergie-Ursachen

Die sogenannten Allergene, also die „Stoffe", die allergische Reaktionen hervorrufen, sind nach meiner Erkenntnis im Grunde genommen nur Symbole für gestörte, unterdrückte seelische Prozesse.

Zum Beispiel: Eine Hausfrau, Mutter von drei Kindern, begann mit 42 Jahren, allergisch auf *ihren* Hausstaub zu reagieren. Die Staubpartikel und alles, was in ihrer Heim-Luft schwebte, reizte in zunehmendem Maße die Schleimhäute der Augen, der Nase, der Stirn- und Nebenhöhlen und der Bronchien. Verschiedene Therapieformen brachten immer wieder Linderung, aber mit den Jahren wurde ihr Leiden immer stärker. Das jahrelange „Kranksein" stimmte sie zunehmend depressiv.

Schon bei unserer ersten Begegnung in meiner Praxis entdeckten wir gemeinsam, daß ihre „Hausstaub-Allergie" in Wirklichkeit eine Allergie gegen ihr „verstaubtes" Hausfrauendasein war. Daß sie ihre reine Hausfrauenrolle schon seit vielen Jahren mehr als satt hatte, war nicht bis zu ihrem Tagesbewußtsein durchgedrungen. Dafür sorgten die Vorstellungskräfte ihres Ehemannes, ihrer Kinder, ihrer Mutter und ihrer Schwiegermutter: „Eine gute (katholische) Ehefrau und Mutter muß ihre Erfüllung allein in der Fürsorge für Mann und Kinder finden." Diese Vorstellungen hatte sie auch jahrelang in scheinbarer Zufriedenheit erfüllt. Es blieb ihr nichts anderes übrig, denn die Gedankenkräfte ihrer Lieben waren mächtiger als ihre. Jener Teil ihres Wesens, der durch das Nur-Hausfrauendasein nicht beachtet wurde und sich nicht entfalten konnte, geriet zunehmend in Existenznot.

Anfangs versuchte es sich unmittelbar bemerkbar zu machen. Die Frau war jedoch ganz auf ihre Außenwelt ausgerichtet und nahm die seelisch-geistigen Geschehnisse in ihrer Innenwelt kaum wahr. Dem gepeinigten Wesensteil blieb nichts anderes übrig, als sich ein Medium, ein Kommunikationsmittel zu suchen, durch das es seine Not kundtun konnte. Dies war die Körpersprache. Was sie nicht hören wollte, mußte sie nun fühlen.

Dazu wählte das „Wesen" einen Stoff, der seine Notlage am besten symbolisierte: Was nicht benutzt wird, verstaubt. Das unbeachtete „Wesen" verstaubte. Anstatt diesen „Seelen-Staub" endlich abzuwischen, wischte die emsige Hausfrau ihren Hausstaub. Auf diesen äußeren Staub reagierte das Seelenwesen, indem es die entsprechenden Körperstoffe mobilisierte. Leider verstand die Frau ihre Körpersprache damals nicht.

Anfangs war die Frau nur allergisch gegen den „Staub" in ihrem Haus. Dabei hat „Haus" einen doppelten Symbolcharakter: Das Haus als der Körper, in dem die Seele wohnt, und das Haus als seelischer Kerker. Der Staub in anderen Häusern störte sie anfangs noch nicht. Da sie aber weiterhin taub blieb für die Hilfeschreie ihrer Seele, fing sie an, auf jeglichen Hausstaub allergisch zu reagieren.

Oft werden jahrelang Gefühle, Gedanken und unausgesprochene Worte ins Unterbewußtsein verdrängt. Man will sie nicht wahrhaben – will die Konfrontation vermeiden. Viele wollen eine „saubere Oberfläche" und „wischen" buchstäblich alles „weg", was nicht dazu paßt.

Alles, was wir nicht wahrnehmen wollen, leidet in uns.
Dort, wo wir nicht wahrhaftig sind, leiden wir.

In unserem geistigen Sein sehnen wir uns nach Klarheit und Wahrheit. Alles will *gelöst* und irgendwann auch *erlöst* werden. Sind wir dazu auf der Ebene unseres Tagesbewußtseins nicht bereit und der Leidensdruck im Unterbewußtsein hat seine Grenzen erreicht, dann sucht die Seele mit Hilfe des Körpers die Konfrontation, um uns auf ihre Not aufmerksam zu machen. Dazu benützt sie einen Stoff oder ein „Wesen", um die Verdrängung symbolhaft darzustellen. Man könnte auch sagen: einen problemassoziierten Stoff, mit dessen Hilfe sie reagieren kann. Diese manchmal explosionsartige Reaktion kann man auch als lebensnot-wendiges Ventil betrachten.

Jeder Stoff, jede Pflanze, jedes Tier, jedes Insekt, auch jeder Mensch kann bei einem bestimmten Menschen zu einer bestimmten Zeit an einem bestimmten Ort eine allergische Reaktion auslösen. Diese übersteigerten Abwehrreaktionen wiederholen sich in der Regel bei jedem erneuten Kontakt bzw. bei jeder erneuten Begegnung mit dem allergieauslösenden Stoff oder Wesen. Viele Menschen reagieren auf mehrere Stoffe/Wesen allergisch. Einer meiner Patienten hatte in seinem Allergiepaß 86 Stoffe eingetragen, deren Kontakt er meiden sollte.

Die Diagnose „Allergie" wird meistens aufgrund verschiedener biochemischer und energetischer Reaktionen des Patienten auf Fremdkörper bzw. Fremdenergien gestellt. Die Stoffe bzw. Energien, auf die der Patient allergisch reagiert, werden dann als Ursache seiner „Erkrankung" betrachtet. So betrachtet, ist dies auch richtig. Erforscht man jedoch zusätzlich auch die Seele des Patienten, dann entdeckt man, daß die wahren Ursachen jenseits des stofflich-energetisch Meßbaren liegen.

Das oben beschriebene Beispiel mit der Hausstaub-Allergie ist nach meiner Erkenntnis ein Grundmuster für die meisten Allergieformen.

Der Symbolcharakter des allergieauslösenden Stoffes (Allergen) zeigt sich eindeutig bei Menschen, die auf Katzenhaare allergisch reagieren. Das Bild einer Katze oder allein der Gedanke an eine Katze löst bei manchen eine allergische Reaktion – meistens einen Asthma-Anfall – aus. Auch bei „Pferde-Allergikern" habe ich dies schon erlebt.

Hin und wieder wurde beobachtet, daß beim Auftreten einer Schizophrenie eine bestehende Allergie teilweise oder auch ganz verschwand. Dies ist für mich ein klarer Beweis dafür, daß die Ursachen der Allergie nicht im stofflichen, sondern im seelischen Bereich liegen. Nach meiner Erkenntnis ist die Schizophrenie eine Verdrängung der eigenen Persönlichkeit durch eine „Fremdenergie" bzw. ein „Wesen". Im Klartext: eine Besessenheit. Wenn also die Seele zum Teil aus ihrem „Hause", dem Körper, verdrängt wird, dann kann sie ihre verdrängten Probleme auch nicht mehr über die Stofflichkeit des Körpers manifestieren (äußern).

Auch bei langzeitiger Bewußtlosigkeit hat man das völlige Verschwinden allergischer Hautausschläge beobachtet. Sogar bei

Narkosen in Operationssälen wurde dies schon beobachtet. In beiden Fällen tritt die Seele zum Teil aus dem Körper. Auch durch entsprechende Anweisungen in der Hypnose sind allergische Hautausschläge oft „schlagartig" verschwunden. Ich persönlich warne vor der Hypnose (Näheres dazu im Kapitel „Vorsicht mit Hypnose und Rückführung!").

Auf der dualistischen Seinsebene spaltet der Mensch durch seine Denkfähigkeit alle Prinzipien, alle Wesen und alle Dinge in mindestens zwei Teile. Da den meisten die wertfreie, ganzheitliche Betrachtung (Kontemplation) fehlt, entscheiden sie sich meistens für eine Seite oder oft nur für ein winziges Stück eines großen Ganzen. Dieser Teilaspekt wird als „gut", „lieb", „brav", „sauber", „schön", „sympathisch", „ordentlich" usw. anerkannt, akzeptiert, katalogisiert. Der andere Teil wird nicht angenommen. Das Urteil ist gefällt. Das Ur-Sein ist geteilt (Ur-teil), es wird als Ganzes getrennt, verstümmelt und leidet demzufolge. Ein Teil wird angenommen, der andere verworfen, verdrängt, verteufelt. So entsteht der „Teufel" *in* den Menschen.

Der Stein, den die Bauleute verworfen haben, der ist zum Eckstein geworden. (Jesus, Matthäus 21,42)

So werden Gedanken, Gefühle, Wünsche ins Unterbewußtsein verdrängt, verbannt. Sie dürfen nicht zum Ausdruck kommen, werden nicht gelebt, nicht entwickelt, nicht verwandelt. Sie führen ein „Schattendasein" in den dunkelsten Verliesen unserer Seele.

Der an der Oberfläche seines Bewußtseins lebende Mensch verwirklicht nur einen Bruchteil seines Wesens. Er nimmt diesen verdrängten Teil nicht wahr und lebt somit die Unwahrheit seines Seins.

Die Manifestation dieser nichtgelebten Wesensaspekte (Kräfte) über den Umweg der körperlichen allergischen Reaktion – also über ein Körpersymptom – ist die eigentliche Ursache *jeder* Allergie.

Kein Wesen kann zu Nichts zerfallen!
Das Ew'ge regt sich fort in allem,
am Sein erhalte dich beglückt!
Das Sein ist ewig: denn Gesetze
bewahren die lebend'gen Schätze,
aus welchem sich das All geschmückt.

Goethe

Wo liegen die Allergie-Ursachen bei Neugeborenen und Kleinkindern?

Laut Statistik kommt schon jedes dritte Kind mit einer Allergie in diese Welt. Verzweifelt fragen besonders die Mütter nach den Ursachen. Ich versuche, verschiedene Möglichkeiten aus meiner Sicht darzustellen.

Einige Stunden nach der Empfängnis bzw. Eibefruchtung beginnt die Zelldifferenzierung, d. h. der planmäßige Bau eines menschlichen Körpers. Ab diesem Augenblick ist der „Bauherr" da und leitet den „Bau seines Hauses". Mit anderen Worten: Die Seele des inkarnierenden Menschen ist in den Mutterleib eingetreten, um an der individuellen Gestaltung ihres irdischen Erfahrungsleibes mitzuwirken. Von diesem Augenblick an nimmt die Seele des „werdenden" Kindes jeden Gedanken, jedes Gefühl, jedes Wort und jede Handlung der Mutter und ihrer Umwelt auf.

Ablehnende Gefühle und Gedanken seitens der Mutter und des Vaters können die Ursachen einer späteren allergischen Hautreaktion sein. Abtreibungsgedanken – im Klartext: Mordabsichten – werden von der Seele im Mutterleib als die grausamste Bedrohung empfunden. Je nach Intensitätsgrad dieser Absichten kann es zu einem schweren Trauma fürs Leben kommen; auch wenn das Kind später von der Mutter angenommen wird.

Schock, Angst, Verzweiflung, Wut und Aggressionen sind die Grundempfindungen einer derart bedrohten Seele. Jeder, der es vermag, sich in eine solche Situation hineinzuversetzen, kann dies nachempfinden. Man ist seiner Erdenmutter ganz ausgeliefert.

50

Dieses Trauma führt natürlich zu starken allergischen Reaktionen. Oft bis hin zur späteren Ermordung der Eltern. Alle sind dann maßlos betroffen, sogar die Experten, wenn da wieder einmal ein acht-, zehn-, zwölf- oder vierzehnjähriges Kind seine Eltern umgebracht hat. Dies kann auch im Erwachsenenalter geschehen.

Andererseits können auch „wohlgemeinte" Gedanken über das Kind im Mutterleib mit dessen freier Individualität kollidieren. Die vielerlei Vorstellungen, wie „mein" bzw. „unser" Kind sein sollte, welche Eigenschaften, welchen Charakter es haben soll usw., bedrängen die Seele und den Geist des Kindes mit bedrohlichen Zwängen und Prägungen. Oft wehren sich solche Kinder schon vom ersten Atemzug an mit einem Haut„ausschlag" gegen derlei Entfaltungsbehinderungen.

Allein schon der Besitzanspruch an diese *freie* Geist-Seele-Körper-Individualität kann in dem Kind eine Allergie verursachen. Wir dürfen die uns anvertrauten Kinder nicht „zu" unseren Vorstellungen hin-"ziehen" bzw. er-"ziehen". Sie haben sich uns anvertraut, damit wir sie weise, einfühlend und helfend in ihrem individuellen Werde-Prozeß begleiten.

So können während einer Schwangerschaft unzählige Gefühle, Gedanken, Worte und Handlungen als Ursachen für spätere allergische Reaktionen in die Seele des Mutterleib-Bewohners eingeprägt werden.

Gustave Flaubert, Das Gefühl vergangener Existenzen

Ich habe nicht wie Sie das Gefühl eines beginnenden Lebens, das starre Staunen über ein frisch erblühtes Dasein. Mir scheint vielmehr, ich bin immer dagewesen! Und ich besitze Erinnerungen, die auf die Pharaonen zurückgehen. Ich sehe mich sehr deutlich in verschiedenen Epochen der Geschichte, mit verschiedenen Berufen und in vielfältigen Schicksalen. Mein gegenwärtiges Individuum ist das Ergebnis meiner verschwundenen Individualitäten.

1866, Brief an George Sand

Leider wissen die meisten Menschen nicht, daß die seelisch-geistige Inkarnation auf den verschiedenen Weltenkörpern, z.B. auf dieser Erde, nach göttlichen Prinzipien und Gesetzen erfolgt.

Viele sogenannte „moderne" Frauen glauben, ihr „Bauch" gehöre nur ihnen und sie könnten damit machen, was *sie* wollten. Dies stimmt jedoch nur bedingt.

Oft hat man sich schon vor seiner Fleischwerdung auf dieser Erde verpflichtet, einem Freund, Bekannten, Ehemann usw. aus einer früheren Inkarnation als Mutter bzw. Vater zu dienen. Es gibt unzählige Gründe, warum wer durch wen auf die Erde kommen möchte oder muß. Der größte Teil der derzeitigen Erdbewohner hat die Erinnerung an seine seelisch-geistige Herkunft durch den Verdichtungsprozeß der Eingeburt-Verkörperung verloren (dies wird sich in Zukunft ändern). Durch die egozentrische Lebensweise, die in den Industrienationen als „normal" (= üblich = übelich = krankhaft) bezeichnet wird, haben die meisten das Gespür für die Seelen, die durch sie auf diesen Planeten kommen wollen oder müssen, verloren. Sie versuchen, ihr Leben nach eigenen Vorstellungen zu gestalten, ohne Empfindung für die natürliche und göttliche Ordnung und für deren Gesetze. Das Kind wird geplant wie Beruf, Hausbau, Möbelkauf und Urlaub. Wann es zu kommen hat, wie und was es sein soll usw.

Genau diese Vorstellungen kollidieren mit der Individualität des Wesens im Mutterleib. Oft ist da ein ganz „anderes" drin als jenes, das nach dem Inkarnationsgesetz kommen sollte: Durch die jahrelange „planmäßige" Verhinderung bzw. „Ver"hütung mußte „jenes" vielleicht durch eine Mutter in der sogenannten Dritten Welt kommen. Oft sind die ursprünglich vorgesehenen Eltern „Geldpaten" für „ihr" Kind irgendwo in Asien, Afrika oder Lateinamerika.

Soweit in großen Zügen einige Beispiele möglicher Allergie-Ursachen während der Zeit im Mutterleib. Es gibt aber viele Kinder, die bewußt und liebevoll empfangen wurden und wo während der ganzen Schwangerschaft eine ungestörte Liebesbeziehung zu den Eltern vorhanden war und die trotzdem als „Allergiker" geboren werden. Wo liegen bei denen die Ursachen?

Wenn es das unbestechliche Gesetz von Ursache und Wirkung bzw. Saat und Ernte wirklich gibt, wenn *alles*, was uns in unserem Leben begegnet, eine Konsequenz unseres *eigenen* Willens (Wollens), Denkens, Sprechens und Handelns ist, dann ist auch ein neugeborener Mensch davon nicht ausgeschlossen. Die Frage ist nur, wenn es nicht während der Entwicklung im Mutterleib geschehen ist, WO und WANN hat er dann die Ursachen für die Krankheit, die Mißbildung oder die Behinderung gelegt, die er mitbringt vom Anbeginn seines Erdenlebens?

Für mich ist die Antwort einfach: Die Ursachen stammen aus seinen Konflikten und Prägungen einer früheren Inkarnation. Ich weiß, daß diese einfache Antwort für viele nicht annehmbar ist. Aber spätestens bei ihrer nächsten Entkörperung werden sie es wahrscheinlich wieder einmal erleben.

Gerade aus dieser Sicht ist es besonders wichtig, das „kranke" Kind so anzunehmen, *wie es ist,* und seinen Zustand nicht ändern zu *wollen.* Durch liebevolles, bedingungsloses Annehmen, durch Einsicht und Gebet können wir den Kindern helfen, ihre mitgebrachten Konflikte zu lösen und das wirkliche Heil- bzw. Ganz-Sein zu erlangen.

> *Der Namen viele trug ich durch die Zeit,*
> *von ihrer Last hat mich die Zeit befreit ...*
> *Von manchen bröckelt Ruhm wie Blattgold ab,*
> *und sinkt zu längst Vergessenem hinab ...*
> *In jedem Bild gemahnt ein Zug an mich,*
> *ein Zug, nicht mehr, erst alle sind mein Ich!*
>
> Ephides

Weitere mögliche Allergie-Ursachen

Die toxisch überlastete Umwelt wirkt sich auch schon auf das Kind im Mutterleib aus. Je nachdem, wie bewußt oder unbewußt die Mutter lebt, kann sich diese Belastung mehr oder weniger auswirken. Ebenso verheerend wirkt sich die Sucht nach ständiger audiovisueller Berieselung aus. Auch der Streß der Eltern belastet das Ungeborene.

In diesen Zeiten werden viele, schon im Mutterleib stark strapazierte Kinder in ein disharmonisches, materialistisches Umfeld hineingeboren. Viele entwickeln schon von Anfang an eine starke Antipathie gegen ihre Umwelt. Gestörte Beziehungen jeder Art der Eltern, zu den Kindern, den Großeltern, den Nachbarn, den Freunden und Verwandten belasten die Kinder. Schon hier liegen viele mögliche Ursachen für allergische Reaktionen, die zur chronischen Allergie führen können.

Die meisten werden von Geburt an falsch ernährt. Schon die Mutter kann oft durch ihre Fehlernährung in der Schwangerschaft dem Kind all die Lebens-Mittel nicht liefern, die es in dieser wichtigen Anfangszeit benötigte (siehe dazu die Kapitel „Ernährung in der Schwangerschaft" und „Kinderernährung" in meinem Buch „Mittel zum Leben – Mittel zum Heil-Werden"). Hinzu kommen die vielen chemischen Medikamente, insbesondere Antibiotika, die Mutter und Kind häufig zur Unterdrückung wichtiger Ausscheidungsreaktionen des toxisch belasteten Organismus bekommen. Als Krönung dieser Zerstörung der körpereigenen Abwehr erfolgen dann die Impfungen, und diese gleich mehrfach (siehe Buchempfehlungen).

> *Jede Impfung ist wissenschaftlich*
> *gesehen ein Skandal!*
>
> Dr. Jacques M. Kalmar

Fieber = hohe Energie = Feuer = Glut = Liebe = das höchste Heilinstrument unseres inneren Arztes. In der Entwicklung der Kinder spielt dieses „heilige Feuer" eine besonders wichtige Rolle. Aus jedem überstandenen und liebevoll begleitetem Fieberprozeß tritt das Kind mit neuem Bewußtsein hervor. Eine „alte Haut" wurde „abgestreift", verbrannt, verwandelt in der Glut des Reinigungsfeuers. Die institutionalisierte Schulmedizin betrachtet dieses lebenswichtige Heilfeuer des Körpers als einen Feind und bekämpft es mit schweren „Geschützen". Dadurch wird nicht nur die körper-*eigene* Abwehr unterdrückt und geschwächt, sondern werden auch wichtige Entwicklungsprozesse verhindert.

Und da soll man nicht allergisch werden! Schon ein Bruchteil meiner Aufzählungen, die ja auch nur einen kleinen Teil der heutigen Wirklichkeit darstellen, genügt, um die schwerste Allergie hervorzurufen.

Goethe im Gespräch mit Eckermann:

Wenn einer 75 Jahre alt ist, fuhr er (Goethe) darauf mit großer Heiterkeit fort, *kann es nicht fehlen, daß er mitunter an den Tod denkt. Mich läßt dieser Gedanke in völliger Ruhe, denn ich habe die feste Überzeugung, daß unser Geist ein Wesen ist ganz unzerstörbarer Natur, es ist ein Fortwirkendes von Ewigkeit zu Ewigkeit. Es ist der Sonne ähnlich, die bloß unseren irdischen Augen unterzugehen scheint, die aber eigentlich nie untergeht, sondern unaufhörlich fortleuchtet.*

Greifen Allergene gezielt an?

Aus einer bestimmten Perspektive erkennen wir, daß die Allergene spezifische „Zielorgane" haben. Jedes Organ, aber auch jedes Glied oder Gelenk, kann gezielt von eigen-artigen Allergenen „angegriffen" werden.

Betrachten wir dieses Geschehen aus der „entgegengesetzten" Perspektive, dann dürfen wir wahrnehmen, daß die Organe, Glieder und Gelenke nicht von den Allergenen befallen werden, sondern daß sie diese „rufen". Mit anderen Worten: Der gestörte Teilaspekt der geistig-seelisch-körperlichen Organisation Mensch, der sich in dem betroffenen Körperteil manifestiert, ruft diese spezifischen Allergene, um seiner Störung Aus-druck zu verleihen.

Der Mensch und seine Symbole

In den Tiefen unseres Wesens, im geistigen Bereich unseres Seins, sind wir keine denkenden, sprechenden oder lesenden Wesen, sondern Betrachtende.

Die Fähigkeit der Betrachtung, der Kontemplation, ist auch im Tagesbewußtsein unsere ausgeprägteste Fähigkeit. Wir können eine vielseitige, komplizierte Situation mit einem Blick erfassen. Wir können uns augen-blicklich ein Bild von dem gesamten, komplexen Geschehen machen. Wir können uns in das „Bild", das sich uns darbietet, hineinversetzen. Unabhängig davon, wieviel Menschen, Tiere, Pflanzen oder Gegenstände es umfaßt. Um dieselbe Situation gedanklich zu erfassen oder sie gar sprachlich zu beschreiben, brauchen wir ein vielfaches an Zeit und Geschicklichkeit. Selbst sprachbegabte große Denker können durch Sprache und Denken ihre Betrachtungsfähigkeit nicht überbieten.

Der Mensch ist also ein überwiegend visuelles Wesen – Bilder beherrschen uns und unser Leben. Wir leben in einer Welt der Bilder. Wir sind im Bilde. Die meisten sind gefangen in ihren Bildern, in ihren Ein-bildungen – in der Imagination. Gefangen in der Magie der Bilder – in der Illusion.

Durch das Bild tritt etwas in Erscheinung, das sich uns mitteilen will. Wenn wir durch die Erscheinungen *hindurchschwingen*, erleben wir den Sinn der Bilder. Dann verstehen wir Goethe, wenn er sagt: „Alles Vergängliche ist nur ein Gleichnis", also ein Sinnbild für etwas Ewiges. Somit haben Bilder Symbolcharakter.

Symbole sind Bilder, Zeichen, Gegenstände, Mineralien, Pflanzen, Tiere und Menschen, die für etwas anderes stehen kraft einer Zuordnung, die von einem einzelnen oder einem Kollektiv, bewußt oder unbewußt, geprägt wurde.

Symbole können alles Denkbare vertreten: Menschen, Tiere, Wesen aller Art, Namen, Worte, Gedanken, Gefühle, Eigenschaften, Handlungen, Dinge, Attribute und vieles mehr.

Symbole werden meistens nach dem Ähnlichkeitsprinzip gewählt. Besonders wenn die Wahl unbewußt geschieht, was ja meistens der Fall ist. Durch stark be-eindruckende Erlebnisse werden auch oft Symbole geprägt, die mit dem Geschehen keine Ähnlichkeit haben und in denen das Ereignis selbst nicht zum Ausdruck kommt.

Folgendes Beispiel zeigt uns beide Möglichkeiten: Mit einem Bügeleisen glätten wir durchs Waschen zerknitterte Wäsche. Nach dem Ähnlichkeitsprinzip kann das Bügeleisen also als ein Symbol des Glättens benutzt werden. Es kann z.B. für das „Glätten" gestörter Beziehungen, verworrener Situationen stehen, aber auch für das „Glätten" einer gestörten Haut (Ausschlag), von Falten usw., von zerstörten Gegenständen oder Landschaften und vielem mehr. So gesehen ist das Bügeleisen ein positives Symbol.

Wenn jemand also von einem Bügeleisen träumt, dann wird oder wurde im allgemeinen etwas im positiven Sinne geglättet („ausgebügelt"). Wenn man im Traum damit jemanden besucht, zu dem man etwa ein gestörtes Verhältnis hat, dann kann dies ein Hinweis aus unserem Unterbewußtsein sein, daß die Gelegenheit zur Bereinigung bzw. zur Glättung der Beziehung gekommen ist.

Mancher wird sich dabei fragen, woher weiß dies mein Unterbewußtsein? Ganz einfach: der andere hat seine Bereitschaft dazu signalisiert!

Eine Patientin hatte eine negative Prägung dieses allgemein positiven Symbols: Jedesmal, wenn sie von einem Bügeleisen träumte, passierte etwas Schlimmes.

Früher war ein Bügeleisen auch für sie ein positives Symbol, bis sich folgendes ereignete: Eines Tages erlitt sie einen Schock, als sie, vom Einkaufen zurückkommend, ihre Wohnung in Flammen vorfand. „Schlag"artig wurde ihr klar, daß sie vergessen hatte, das Bügeleisen auszuschalten. Was sich danach auch bestätigte. Wie oft hatten ihre Mutter und ihr Mann sie diesbezüglich ermahnt. Schon lange hatte sie das ungute Gefühl, daß dieser Tag käme. Durch dieses beeindruckende Ereignis wurde bei ihr das Bügeleisen als Symbol des Ausbügelns gelöscht und dafür das Verursacherprinzip „Zerstören", der Tiefe ihres Schocks entsprechend, geprägt.

Dieses Beispiel zeigt uns, daß wir einen Gegenstand mit unterschiedlichen bis sogar gegensätzlichen Symbolwerten belegen können. Dies gilt ebenso für alle anorganischen und organischen Stoffe und Lebewesen; also für alle Symbolträger.

Es wäre daher falsch, einen Symbolkatalog anzulegen, an dem man ablesen kann, welches Allergen Symbol für welches unterdrückte Problem ist. Dies wäre ebenso irreführend wie eine Traumdeutung mittels den Traumsymbolen eines anderen.

Nach meiner Erfahrung haben die Blütenpollen für ca. 99 Prozent der Pollenallergiker zwar einen sexuellen Symbolcharakter, aber die Ursachen und Strukturen der sexuellen Probleme können tausendfach verschieden sein.

Jeder Mensch schafft sich seine *eigenen* Symbole: Ein hoher Fabrikschornstein kann für einen das vielzitierte Phallussymbol darstellen, für einen Fabrikarbeiter kann er das Symbol für sichere Arbeit und Einkommen sein; für einen anderen Fabrikarbeiter kann er Unterdrückung, Demütigung und/oder Ärger am Arbeitsplatz symbolisieren. Für einen dritten kann er einen Finger darstellen, der nach „oben" weist usw.

Es gibt auch allgemeingültige Symbole. Zum Beispiel steht der Tiger für Grausamkeit, die weiße Taube für Sanftmut, Unschuld und Frieden, die Schlange für List, Tücke und Verführung, der Löwe für Majestät, der Fuchs für Schlauheit usw.

Ein einziger gerader Strich steht für die Eins, aber er suggeriert auch Aufrichten, Emporstreben und Festigkeit: „Er steht da wie eine Eins." Einen horizontalen Strich empfinden wir als etwas Ruhendes, Liegendes, Basisches, Irdisches. Der Kreis symbolisiert Harmonie, Ganzheit, Heil, Sonne, Gott. Das Symbol der Christen ist das Kreuz, für den Islam steht der Halbmond usw.

Wie wir anhand des Beispiels mit dem Bügeleisen gesehen haben, kann auch jedes Symbol, sei es noch so archaisch und kollektiv, mit einer neuen Bedeutung individuell geprägt werden.

Die treffendste Beschreibung der Symbole, jeweils nur in einem Satz ausgedrückt, habe ich bei Heraklit und bei Plutarch gefunden. Heraklit: „Es sagt nichts und birgt nichts in sich, son-

58

dern *bedeutet.*" Plutarch: „Das scheinbar Gesagte bleibt verborgen und das scheinbar Verborgene wird verständlich."

Den alten Griechen bedeutete das Wort „Symbolon" die „Zusammensetzung" bzw. die „Verbindung einer zerbrochenen oder getrennten Einheit".

Bei den allergischen Erscheinungen benutzt die Seele die sogenannten Allergene als Symbole für die zerbrochene Geist-Seele-Körper-Einheit des Menschen, um sie erneut zu verbinden.

Alle Völker, Kulturen und Religionen hatten und haben archaische Kollektiv-Symbole, die einerseits dem Menschen sein Getrenntsein von Gott, der Natur und dem Kosmos vor Augen führen, anderseits ihm den Weg zur universellen Einheit weisen.

Zu den Sinnbildern, die wir Symbole nennen, gäbe es noch viel zu sagen, auch die Zahlen und das Geld gehören dazu, aber ich beschränke mich auf den Bereich, der einem leichteren Verständnis der Allergie aus meiner Sicht dient.

Sei immer auf der Hut vor deiner menschlichen Neigung,
die Wirklichkeit zu verjagen oder sie zu ignorieren,
während du ihr Abbild oder ihr Symbol verehrst.

Sri Aurobindo

Pollenallergie

„Was symbolisieren für Sie die Blütenpollen?" ist eine meiner ersten Fragen an die Pollenallergie-Patienten. „Fortpflanzung" lautet meistens die Antwort. Zur Fort"pflanzung" bedarf es bei uns Menschen des „Pflanz"- oder „Sä"aktes, den wir als Geschlechtsakt – heute auch als Sexualverkehr – bezeichnen. Die Blütenpollen sind Symbole unserer Sexualhormone.

Die wahren Ursachen der Pollenallergie liegen nach meiner Erkenntnis im Bereich der Geschlechtlichkeit. Von allen seelisch-körperlichen Problembereichen des Menschen auf diesem Planeten ist meines Erachtens der geschlechtliche der größte und komplizierteste. Im Spannungsfeld der Polaritäten von Mann und Frau finden wir die vielschichtigsten Emotionalprobleme der Menschheit; sowohl zwischen den beiden Geschlechtern als auch in jedem einzelnen Individuum mit seiner eigenen Geschlechtlichkeit. Seit es institutionalisierte Religionen und Kulturen gibt, wird die Sexualität des Menschen verunstaltet, verurteilt und verdrängt.

Ein klassisches Beispiel einer Pollenallergie ist eine jungverheiratete Frau, die nach ihrer Vermählung im Februar beim ersten Pollenflug im Frühling allergisch darauf reagierte. Sie war in einem streng katholischen Mädcheninternat aufgewachsen: Allein schon die Betrachtung des eigenen Leibes wurde als Unkeuschheit und Sünde bezeichnet. Die Mädchen durften sich nur mit einem langen, eigens dafür angefertigten Hemd waschen und duschen. Die Oberin sowie einige der Lehr- und Betreuungsschwestern hatten eine höllische Angst, daß der Teufel eines ihrer Zöglinge dazu verführen könnte, sich selbst im unnennbaren Bereich zu berühren (anscheinend wußten sie, wo der Teufel wohnte). Sie überwachten die Mädchen im Bad und selbst auf den Toiletten sowie in den Schlafräumen, bis sie einschliefen.

Den Mädchen wurde die Geschlechtlichkeit als satanische Scheußlichkeit dargestellt. Besonders daß der Geschlechtsakt die größte aller Sünden sei, die Erbsünde, die den Menschen von

Gott getrennt habe und ihn bei jeder Begegnung der Geschlechter aufs neue von Gott trenne.

Sie erhielten genaue Anweisungen, unter welchen Umständen der Geschlechtsakt von Gott geduldet würde: nur zur Zeugung eines Kindes; dabei dürften die Eheleute keinerlei Lustgefühle empfinden. Die Eheleute müßten beide mit ihren langen Nachthemden bekleidet sein, und der Befruchtungsvorgang müsse unter der Bettdecke und bei gelöschtem Licht stattfinden. Auf keinen Fall dürften sich die Eheleute bei einer darart unkeuschen Handlung in die Augen schauen. Der Leib dürfe in einer katholischen Familie nicht entblößt werden. Der Anblick des eigenen oder eines anderen Leibes führe immer in Versuchung.

So wurde diesen jungen Mädchen, laut Aussage der Patientin, die Ehr-Furcht vor Gott gelehrt. Sie wurde sehr stark von dieser vermeintlichen göttlichen Morallehre geprägt.

Mit 24 Jahren heiratete sie einen liebevollen, konfessionell ungebundenen, christlich orientierten, gottesgläubigen Mann. Durch ihn begann sie, Gott frei von Tabus und verkorksten menschlichen Morallehren, als liebenden Geist, zu sehen.

Die körperlichen Vereinigungen mit ihrem Mann bezeichnete sie als sehr schöne, tiefe, lustvolle, harmonische Erlebnisse. Aber tief in ihrem Unterbewußtsein „wohnten" immer noch jene armen Nonnen mit ihren verzerrten Bildern von Geschlechtlichkeit, Sünde und von Gott. Die Frau in ihrem jungen Eheglück hatte diese Tabus und Schuldkomplexe aus ihrem Tagesbewußtsein verbannt und in das Unterbewußtsein verdrängt, damit ihr Glück nicht gestört würde.

Aber kein Mensch kann auf Dauer „unerlöste Nonnen" in sich tragen. Da alles nach Befreiung, nach Erlösung strebt, machten sich diese verdrängten Tabus über die lästige körperliche Reaktion mit den Blütenpollen bemerkbar. Damit zeigten die in ihr gebannten Gedankenwesen: „Geschlechtliche Aktivitäten, die nicht unseren moralischen Regeln entsprechen, sind schädlich für dich."

All dies und vieles mehr erlebte sie selbst bei einer einzigen „Tagtraum"-Exploration ihrer Seelenräume. Nachdem sie die Ursachen ihrer Pollenallergie auf diese Weise klar erkannt hatte, arbeiteten wir mit ihrem Mann gemeinsam an der Erlösung ihrer „Tabu-Wesen". Diese Therapie beinhaltete unter anderem viel Gebet und liebevolle Gedanken für jene Nonnen, die diese verdammenden Gedankenwesen („Dämonen") geschaffen hatten. Unabhängig davon, ob diese Frauen nun schon im Jenseits oder noch im Dieseits waren.

Sie war relativ schnell befreit und demzufolge auch geheilt.

Für die Liebe, die die Welt nicht kennt,
benützt DU uns als Instrument.
DU hast uns in den Dienst genommen,
zu dem wir DEINE Kraft bekommen.
DU bist es SELBST, der alles durch uns tut.

Allergisch gegen das Leben?

Wir sollten klar und deutlich zwischen den folgenden Körperreaktionen unterscheiden: zwischen der gesunden Abwehrreaktion eines Organismus auf Gifte in Luft, Wasser und Lebensmitteln und der krankhaften Abwehrreaktion auf gesunde Lebensmittel, Pflanzen bzw. deren Pollen, Tiere bzw. deren Haare und letztendlich auf die Sonne, die das Leben auf unserem Planeten erst ermöglicht.

Beide sind im Sinne der körperlichen Erregung eine allergische Reaktion. Sie mögen die gleichen Abwehrvorgänge mobilisieren: Antigen-Antikörper-Reaktion, Schleimhautreizungen usw. Symptomatisch können sie die gleichen Erscheinungen hervorrufen: Schleimhautschwellungen, Hautausschläge, Asthma, Gelenkrheumatismus usw. Trotz alldem sind es zwei grundverschiedene Situationen.

Die Abwehr gegen lebensbedrohliche Gifte ist eine gesunde, lebenserhaltende Reaktion. Daher ist es falsch, sie als allergische Reaktion zu bezeichnen und den so reagierenden Menschen als einen Allergiker oder Allergiekranken zu katalogisieren.

Als Allergie bezeichnet man heute *krankhafte* Reaktionen eines Organismus bzw. Menschen. Die Abwehr gegen Lebenskraft vermittelnde Mittel = Lebensmittel wie Äpfel, Getreide, Milch und Honig oder gegen Tiere, mit denen der Mensch seit Jahrtausenden in harmonischer Gemeinschaft lebt, oder gar die Abwehr gegen die lebensspendende Sonne sind alle gleichermaßen krankhafte Reaktionen. Sie sind *gegen* das Leben und die Lebensordnung gerichtet. Da aber jede Zellorganisation leben möchte, kann die lebensabweisende Haltung nicht aus der biologischen Zellordnung kommen – nicht aus der Natur des Menschen, die mit der äußeren Natur in Harmonie leben möchte.

Dies ist im heutigen Sinne Allergie. Die Ursachen dafür liegen nach meiner Erkenntnis ausschließlich in den unbewußten Regionen der Seele.

Die „Stoffe", meist pflanzliche oder tierische Eiweißkörper, auf die der menschliche Organismus *wider* seine Natur allergisch reagiert, haben nur *Symbolcharakter* (also keine eigene verursachende Wertigkeit). Es sind Alarmsignale, Hilferufe der Seele aus tiefen, unbewußten „Räumen", in denen Seelen- und Gedanken-Wesen in dunklen Verliesen eingekerkert sind. Da ihre Nöte und ihre verzweifelten Schreie über Jahre hinweg von dem geringen Potential, das der Mensch als sein Bewußtsein bezeichnet (Tagesbewußtsein), nicht wahrgenommen worden sind, bleibt diesen in ihrer Existenz bedrohten Wesen nur noch die Möglichkeit, ihre verzweifelte Lage über die Körpersprache zu *äußern*. Dabei kann es je nach Leidensintensität zu heftigen *Aus-schlägen* kommen.

Leider fragen die meisten „Homo-Dickhäuter" nicht danach, warum ihre Haut eigentlich juckt, *wer* sich darin nicht wohl fühlt und *aus-schlägt*, damit man die Not auch außen sieht.

Die meisten wollen so schnell wie möglich wieder ihre schöne, glatte Oberfläche haben, wozu ihnen jedes Mittel recht ist. Das gleiche gilt für die Unterdrückung aller allergischen Äußerungen.

Auf diese Weise wird der verzweifelte Hilferuf eines in seiner Existenz bedrohten inneren Seelen- oder Gedankenwesens grausam erstickt.

Der nur „teilhaft" lebende „Homo technocraticus denaturaticus" opfert ständig die Vielschichtigkeit seines schöpferischen Wesens einer faden, glatten Oberfläche. Alles muß äußerlich glatt und „sauber" sein: Haut, Haus, Auto, Möbel, Geld und Sarg.

Gerne versteck' ich mich
hinter Wörtern
oder Masken
und hoffe dabei
Ihr erkennt mich nicht
in meiner Angst
und Verletzlichkeit
Und seltsam,
das klappt auch noch

Thomas Heitlinger

Lebensmittel-Allergie

Wodurch kann es soweit kommen, daß Menschen z.B. auf den Verzehr eines Apfels oder einer Avocado mit lebensbedrohlichen Erstickungsanfällen reagieren? Beide sind „paradiesische" Früchte, die dem Erhalt und der Evolution des menschlichen Lebens in höchstem Maße dienen. Die Naturengel des Apfel- und des Avocadobaumes wollen uns Menschen mit ihren göttlichen Gaben dienen. Sie wollen uns doch keinen Schaden zufügen – gar töten.

In zunehmendem Maße erleben wir ähnliche allergische Reaktionen bei allen „Lebens"-Mitteln.

Wie ist es möglich, daß Menschen, die gestern noch mit Hochgenuß einen Apfel gegessen und seine erfrischenden und belebenden Kräfte wahrgenommen haben, heute schon bei einem Bissen zu ersticken drohen?

Was ist da geschehen?

Was hat bewirkt, daß das Lebenserhaltende zu Lebensvernichtendem geworden ist?

Was bewegt eine Mutter dazu, ihr Kind zu töten, das sie zuvor noch an ihrer Mutterbrust gestillt hat?

Immer mehr Menschen reagieren mit Juckreiz, Hautbrennen, Nesselsucht, Schleimhautschwellungen, Atemnot, Durchfall, Darmgeschwüren, Arthritis, Migräne und anderem auf lebenserhaltende Mittel, die der Menschheit schon seit ihrer Existenz auf diesem Planeten gedient haben: Getreide, Nüsse, Samen, Obst, Gemüse, Gewürze, Kräuter, Milch und Milchprodukte, Eier und Fleisch.

Allergische Schocks, z. B. durch den Genuß einiger harmloser Sesamkörner, einer einzigen Nuß oder einer Scheibe Sellerie sind keine Seltenheit mehr. Laut Berichten aus den USA gab es dort sogar schon Todesfälle durch den Verzehr einiger Erdnüsse.

Es soll auch schon Menschen geben, die auf alles Eßbare allergisch reagieren.

Ursachen für Lebensmittel-Allergien gibt es so viele, wie es Menschen auf diesem Planeten gibt. Einerseits können es seelische Abwehrreaktionen gegen einen oder mehrere Aspekte des Lebens selbst sein, andererseits findet man häufig bei Kindern schwere Unterdrückungen individueller, freier Lebensäußerungen durch Eltern, Kindergarten und Schule. Diese Drosselung und Unterdrückung der freien Lebensentfaltung setzt sich im Erwachsenenalter durch allerlei Gesellschafts-, Arbeits- und Glaubensstrukturen fort.

Betroffene sollten sich auch fragen, was sie in ihr Leben nicht integrieren können – was sie nicht verdauen können. Welche Lebensbereiche unterdrücken Sie? Was in Ihnen möchte sich äußern? Vor welchen Lebensbereichen haben Sie Angst? Wann haben Sie Angst vor Konfrontation? Warum können Sie das *volle* Leben mit all seinen Farben nicht annehmen?

Gehen Sie in sich mit diesen Fragen. Meditieren Sie darüber. Die Antwort liegt jenseits der oberflächlichen Denk- und Wahrnehmungsfähigkeit.

Stellvertretend für alle Lebensmittel-Allergien gebe ich Ihnen am Beispiel der Apfel-, der Avocado- und der Milch-Allergie einige Anregungen zur Ursachenfindung Ihrer eigenen Allergie.

Apfel-Allergie

„Ich werde immer allergischer! Der jüngste Test beim Allergologen ergab, daß ich schon fast gegen alles allergisch bin. Am schlimmsten ist es mit den Äpfeln, ich brauche nur in einen hineinzubeißen und schon geht's mir an den Kragen. Ich bekomme derartige Erstickungsanfälle, daß ich glaube, jetzt ist es aus mit mir."

Dies waren die verzweifelten Worte eines zweiundvierzigjährigen Grundschullehrers. Er ist ein sehr feinfühliger, edler, introvertierter Mensch. Sein diktatorischer Vater, ein strebsamer militaristischer Oberstudienrat, dressierte ihn von klein auf zu einem „braven Bürger". Bedingungsloser Staats-, Kirchen-, Beamten-, Militär- und weiterer Autoritätsgehorsam wurde ihm Tag für Tag eingetrichtert. Während seiner Kindheit und Jugend hatte er überwiegend „gut gemeinte" Vergewaltigung erlebt.

Er selbst hat dies nie bewußt wahrgenommen. Da Mutter und Vater, Großeltern, Tanten und Onkel, Pfarrer und Lehrer immer nur das „Beste" für ihn wollten, war er stets bemüht, dies zu erfüllen, in der Meinung, es sei wirklich das Beste für ihn. Von klein auf wurde ihm so die Verbindung zum EIGENEN Sein verbaut. Die anderen haben ihn geformt, indem sie seine ent-wicklungshungrige Seele und seinen nach freier Entfaltung strebenden Geist hinter den Mauern ihrer VOR-stellungen einsperrten.

Er wurde Lehrer, weil er nach der Meinung seines Vaters dafür geboren wäre und es für ihn natürlich das „Beste" sei. Der Rektor der Schule, in der er lehrte, war ebenso ein systemgehorsamer Muster-Beamter wie sein Vater, der weder seine eigenen wahren seelisch-geistigen Bedürfnisse kannte, geschweige denn die seiner Lehrer und Schüler.

Dieser sensible Mensch hatte SEIN Leben noch nicht gelebt. Jedoch hatte er alles, was ihm aufgezwungen wurde, irgendwann (in einer früheren Inkarnation) selbst verursacht. Nach dem Gesetz von Ursache und Wirkung erntete er nur das, was er gesät hatte. Somit war auch diese „Lebensverhinderung" ein Teil seines Lebens – dies ist die Paradoxie des irdischen Lebens.

Der unentwegt schöpferische Lebensstrom, der in jedem Augenblick aus ihm hervorbrechen wollte, wurde ständig eingedämmt. Seine stets nur auf Sparflamme lebende Seele und sein geknebelter Geist litten im Laufe der Jahre immer mehr unter dieser Verhinderung des LEBENS und manifestierten ihre Nöte in einer Allergie auf „MITTEL zum Leben" bzw. auf Lebensmittel. Da dieser Hilfeschrei nicht verstanden wurde, kamen immer mehr Lebensmittel hinzu, auf die er allergisch reagierte, besonders auf den Apfel, der ein archaisches Zentralsymbol des Lebens ist.

Potenziert wurde das Ganze, weil er mit all den ebenso LEBENS-BEHINDERTEN Menschen um sich herum litt, besonders mit den Kindern und den Lehrerkollegen.

Das Beschriebene und vieles, vieles mehr geschah bis zu seinem zweiundvierzigsten Lebensjahr IN ihm – UNTER der Schwelle seiner Wahrnehmungsfähigkeit. Die gemeinsame Öffnung der vielen Kerker in seinem Unterbewußtsein und die Betrachtung seiner gefangenen Seelenbilder bzw. -wesen brachten die wahren Ursachen seiner Lebensmittel-Allergien ans Tageslicht.

Die Widerstandskräfte seiner verständnislosen Mitmenschen verhinderten die NEU-GEBURT seines zarten Wesens. Er entfernte sich von all den Hindernissen und begann ein völlig neues Leben. Bald war er FREI von jeglicher Allergie – er brauchte keinen „Dolmetscher" mehr für seine seelisch-geistigen Nöte.

Der Apfel als Sinnbild

In allen Religionen und in vielen Mythen finden wir einen geheimnisvollen Zentral-Baum – einen „Weltbaum". Fast alle Länder haben ihren Baum, der meistens früher, aber oft heute noch, als heilig betrachtet wird. Die Bäume verbinden Himmel und Erde. Die Ureinwohner des Amazonas sagen, die Bäume sind die Säulen, die den Himmel tragen.

Der Apfel ist die meistverzehrte Frucht der Erde. Er gilt als ein zentrales Sinnbild des Lebens.

Der Apfelbaum steht in der MITTE des Paradieses. Er ist der Baum der Erkenntnis von „Gut und Böse" – der Baum der Polarisierung. Er ist die „Türe" der Seelen aus der Licht- in die Stoffwelt. Der Biß in einen Apfel hat die Urmutter und den Urvater (Eva und Adam) in einen geistig-seelischen Schlaf versetzt. Iduna, die Edenseele der Menschheit sinkt vom Eden-Baum herab „auf" die Erde – der Mensch verfällt der reinen Stoff-Wahrnehmung und -Erkenntnis. In der germanischen Götterwelt ist Iduna die Hüterin der goldenen Äpfel.

Gott hat die im Stoffschlaf (Maya) verirrte Seele durch sein Opfertod am Weltbaum wieder erlöst. Die Kreuzigung Jesu Christi wurde schon oft an einem Baum dargestellt.

Auch im Buddhismus ist die Seele am „Baum der Erkenntnis" durch den Mißbrauch seiner Frucht in eine Art Schlaf gefallen.

Buddha erweckt sie wieder durch seine Erleuchtung unter dem Bodhi-Baum.

Ebenso läßt sich Schneewittchen zum Biß in den Apfel verführen und fällt darauf in einen tiefen Schlaf, aus dem sie nicht einmal ihre sieben göttlichen Tugenden, Eigenschaften bzw. Kräfte (die sieben Zwerge) erwecken können. Nur der Verwandelte, der Erleuchtete (der Prinz) kann sie mit einem Kuß erwecken.

Der Apfel symbolisiert den KERN aller Religionen.

Wer den Apfel in „Händen hält" hat Macht über Leben und Tod (Schlaf). Deshalb hatten die Herrscher neben dem Zepter (Symbol des gerichteten bzw. gezielten Willens) den Reichsapfel in der Hand – rund und golden wie die Sonne, die vollkommene, geläuterte Himmelsfrucht.

Der Apfel ist rund, fast rund – wie die Erde, dessen Mittelpunkt er darstellt. Schneiden wir ihn am Äquator durch, so entdecken wir den fünfstrahligen Stern seines Kerngehäuses. Es ist das Pentagramm, Sinnbild des Menschen: der Geist und die vier Elemente der Erde. Wir finden dies bereits in der fünfblättrigen, rosigen, zarten Apfelblüte.

In der griechischen Mythologie ist der Weingott Dyonisos auch der Schöpfer des Apfels. Er schenkt ihn Aphrodite, wodurch er zu einem erotischen Sinnbild der weiblichen Brüste wurde, aber ebenso zum Symbol der nährenden Liebe und der Mutterbrust.

Eris, Göttin der Zwietracht, wurde von einem Götterfest ausgeschlossen. Daraufhin warf sie einen goldenen Apfel mit der Aufschrift „der Schönsten" unter die Göttinnen und Götter. Daraus entwickelte sich der trojanische Krieg. So wurde der Apfel zum Zankapfel.

In der griechischen und in der nordischen Mythologie werden Äpfel oft als Lieblingsspeisen von Göttern und Halbgöttern dargestellt. Diese Götterspeise war und ist heute noch für viele Menschen eine Paradiesfrucht. Schiller hatte immer Äpfel in seinem Schreibpult, allein schon ihr Duft inspirierte ihn. Mir geht es beim Schreiben ebenso, keine andere Speise kann mich so beleben wie ein Apfel.

Der Apfel ist ein „k-nackiges" Symbol der Verführung, der Versuchung – ver-suchen = am „falschen" Ort suchen, sich ver-irren. Er ist Sinnbild für DIE verbotene Frucht. Nach deren Genuß erkennen Adam und Eva ihre Gegensätzlichkeit – ihre Ge"schlecht"lichkeit. Sie erkannten, daß sie „nackt" waren – „herausgefallen" aus der „Hülle" Gottes, „abgespalten" von der Sphäre der All-Einheit „entstand" die Ebene der Polaritäten. Sie gerieten in die Sonderung bzw. Sünde. Sie fühlten sich schuldig und unrein.

Das Gefühl der Unreinheit, der Ekel vor sich selbst und die Verzerrung der Lebens-Proportionen bzw. der Lebens-Ordnung sind die Grundindikationen, die Edward Bach zur Anwendung der Holzapfelblüte erkannte.

Bei vielen Apfel-Allergikern findet sich, oft sehr tief verborgen, der Sündenfall-Schuldkomplex. In komplexen, unterschiedlichen Varianten hemmt er den freien Lebensfluß wie kaum eine andere Kraft.

Aus den angedeuteten Sinnbildern ergeben sich sehr unterschiedliche Ursachen für eine Apfel-Allergie, dazu kommen noch die individuellen Symbolmöglichkeiten dieser universellen Lebensfrucht.

Wer wahr-haft (an der Wahrheit haftend) sucht, der findet – auch die Ursache seiner Apfel- oder anderen Lebens-Mittel-Allergie!

Avocado-Allergie

Eine rüstige und geistig sehr rege 78jährige Dame aß mit fünfzig Jahren zum ersten Male eine Avocado und reagierte allergisch darauf. Obwohl es ja leicht gewesen wäre, diese Frucht zu meiden, fühlte sie sich hin und wieder herausgefordert, ein Stück Avocado zu essen. Mit zunehmendem Alter wurden die Reaktionen darauf heftiger, bis sie im Alter von 69 Jahren nach dem Verzehr einer halben Avocado einen anaphylaktischen Schock erlitt. Da sie dergleichen noch nie erlebt hatte, sah weder sie noch der behandelnde Arzt in der Avocado die Ursache. Als sie das nächste Mal eine Avocado öffnete, erlitt sie beim ersten

Löffel schon einen Kreislaufkollaps am Tisch. Die Diagnose war klar: Verstärkung der Avocado-Allergie.

Sie war eine ehrgeizige, zähe Sportlerin: Sie radelte damals noch über hundert Kilometer am Tag, schwamm in allen Gewässern und unternahm lange Wanderungen. Sie wollte sich von einer kleinen Frucht nicht bezwingen lassen. Als die Erinnerung an die Schrecken des letzten – als lebensbedrohlich empfundenen – Allergieschocks etwas verblaßt waren, öffnete sie ganz bewußt eine Avocado. Mit dem Bewußtsein der absoluten Selbstkontrolle – *ich habe alles im Griff* – fing sie an zu essen. Sie hatte schon die Hälfte geschafft – Triumphgefühl breitete sich aus. Da geschah es plötzlich. Dieser Allergieschock war der stärkste.

Ihr Vater war Philosoph, Psychiater, Hochschuldozent und ein Freund von Carl Gustav Jung. Sie hatte also alle Höhen und Tiefen der Psychologie von frühester Kindheit an mitbekommen. Als ich sie das erste Mal auf den eventuellen Symbolcharakter der Avocado ansprach, wehrte sie entschieden ab. Sie verwies auf die mehrfachen klinischen Untersuchungsergebnisse, die eindeutig den Nachweis erbrachten, daß sie auf die Eiweißkörper der Avocado allergisch reagiere.

Bei einer nächsten Gelegenheit begann ich (unverhofft, ohne Ankündigung) ein Gespräch über Avocados. Ohne darüber nachzudenken, beschrieb sie mir die Frucht ganz spontan aus ihrem Gefühl – *aus dem Bauch heraus:* „Die Avocado ist mir keine sympathische Frucht. An sich ist sie für mich keine Frucht – sie gehört in ein Zwischenreich. Sie ist für mich ein Zwitter, und ich mag Zwitter nicht, da ich einmal ein sehr unangenehmes Erlebnis mit einem Zwitter hatte.

Die Avocado hat einen großen Kern, den ich als Stein erlebe. Einerseits hat sie viel Härte, andererseits dieses schmierige, weiche Fett – wie Butterschmalz. Im Gegensatz zu dem üblichen saftigen Fruchtfleisch anderer Früchte – ein Zwitter eben! Dieses schmierige Avocadofleisch erinnert mich an ein sehr unangenehmes Erlebnis bei einer Bauchoperation eines dicken Mannes, der eine ebenso unangenehme Bauchdeckenfettschicht – schmierig, ekelhaft wie Butterschmalz – hatte.

Die Avocado hat eine ähnliche Form wie die Birne, aber ich erlebe beide als totale Gegensätze: Die Avocado ist für mich unfruchtbar, wie tot. Die Birne dagegen ist eine sehr lebendige Frucht. Zum Leben gehört auch Saft – das Blut der Frucht. Die kleinen Samen der Birne sind lebendig, im Gegensatz dazu der massive Stein der Avocado. Die Avocado erscheint mir unfruchtbar wie ein Zwitter.

Aber sie hat für mich auch etwas Uriges, Archaisches, wie die Frucht eines Mammutbaums. Den Avocadokern sehe ich wie aus einer früheren Weltzeit. Für mich ist dieser Kern das Gegenteil von Entwicklung. Als wäre er auf einer prähistorischen Stufe stehengeblieben."

Soweit die aufschlußreiche Aussage der alten Dame.

Nachdem ich einiges aus ihrem Leben erfahren durfte, war mir der – bis dahin – unbewußte Symbolgehalt der Avocado klar; auch die heftigen lebensbedrohlichen Reaktionen auf diese mehrfach geprägte Frucht: An erster Stelle stand wahrscheinlich der Vater, der angesehene Psychiater und Philosoph, den sie anbetete, aber der stets das *Leben* in ihr unterdrückte. Der Vater, der sie nie zur Geltung kommen ließ. Wahrscheinlich aus Angst, Liebe und Achtung vor dem großen „Patriarchen" konnte sie nie auf die grausame Unterdrückung ihrer Seele re-agieren. Sie suchte bzw. schuf sich ein Symbol für sein „kaltes Herz", das die „Fruchtbarkeit ihrer Seele", die Ent-wicklung ihres Geistes nicht zuließ: den *großen* Avocadokern. Gegen ihn konnte, durfte sie reagieren.

An zweiter Stelle kommt das Erlebnis mit einem Hermaphroditen (Zwitter) in ihrer Jugend. Laut ihrer Schilderung war dieser stets darauf aus, sie zu „tätscheln und hätscheln". Sie empfand ihn als „pappig", „klebrig", „widerlich". Eines Tages wußte sie sich nicht anders zu helfen, als ihn mit schmutzigem Spülwasser zu übergießen. Erst sah sie immer seine Brüste, später die großen Pflaster, nachdem man die Brüste operativ entfernt hatte. Sie schämte sich dieser Tat, mit der sie ihre Abscheu zum Ausdruck brachte. Sie schämte sich allgemein wegen ihrer Verurteilung dieses – wie sie sagte – bedauernswerten Menschen. Auch diesen

Menschen mußte die Avocado „vertreten". So wurde sie von ihr als Zwitterfrucht geprägt.

Ihre nicht eingestandene Ablehnung von Männern mit „Schmierbäuchen" gipfelte in dem erwähnten Operationserlebnis. Hierfür hat sie das „schmierige" Fleisch der Avocado als Stellvertreter gewählt.

Milch-Allergie

Milch ist das vollkommene Lebensmittel. Sie dient Menschen und Säugetieren als einzige Nahrung während der entscheidenden Anfangsphase des irdischen Lebens. Milch ist Symbol des nährenden, mütterlichen Prinzips, Sinnbild für Versorgung, Wohlergehen und Geborgenheit („Das Land, wo Milch und Honig fließen").

Bei dem größten Teil der Milch-Allergiker, die ich bisher erlebt habe, lagen die Ursachen in zum Teil schweren Beziehungsstörungen zur Mutter oder zum eigenen mütterlichen Prinzip (auch Männer haben einen mütterlichen Wesensanteil). Bei manchen stellte sich sogar eine totale Ablehnung des Mütterlichen heraus. Versorgungsängste, Schuldgefühle gegenüber den eigenen Kindern oder Stiefkindern erwiesen sich ebenfalls als Ursache. Sicherlich gibt es noch viele weitere Ursachen für Milch-Allergie in den tiefen unbewußten Regionen der Seele.

Bei Säuglingen liegen die Ursachen entweder in der Schwangerschaft oder in einer früheren Existenz (siehe dazu das Kapitel „Wo liegen die Allergie-Ursachen bei Neugeborenen und Kleinkindern?").

Im Atemholen sind zweierlei Gnaden,
die Luft einziehen, sich ihrer entladen,
jenes bedrängt, dieses erfrischt,
so wunderbar ist das Leben gemischt.
Du danke Gott, wenn er dich preßt,
und danke ihm, wenn er dich wieder entläßt.

Goethe

Das allergische Asthma bronchiale

„Du darfst mir nicht krank werden, mein Kind", sagte die Mutter und schleppte noch eine Decke herbei.

Das hielt er nicht mehr aus. Bleigewichte lagen auf seiner Brust und drohten ihn zu ersticken. Er fühlte sich wehrlos dem grausamen Erstickungstod ausgeliefert. Mit Todesängsten, verzweifelt nach Luft ringend, erwachte er von diesem Alptraum.

Sein Brustkorb war aufgebläht wie ein Ballon vor dem Zerplatzen, das Zwerchfell weit in den Brustraum hineingedrückt – unbeweglich, starr. Dadurch wurde das Herz, von seiner empfindlichen Spitze aus, hart nach oben gedrückt und noch mehr in die überfüllten Lungen hineingepreßt. Er atmete schwer. Nur kurze Entlastungsstöße konnte er pfeifend aus seinen überfüllten Lungen pressen. Zu der Erstickungsangst kam noch die Angst des in große Bedrängnis geratenen Herzens – vor dem Herztod.

Er geriet in Panik und dachte nur noch: das Fenster! Das Fenster! Völlig orientierungslos wollte er zur falschen Seite hin aus dem Bett springen und prallte dabei gegen die Wand. Dies erhöhte seine panischen Todesängste. Wild fuchtelnd suchte er die Nachttischlampe. Als diese krachend zu Boden stürzte, raste er, blind vor Verzweiflung, in völliger Dunkelheit zum Fenster, riß es auf und atmete langsam tief durch. Erleichtert sog er die frische, befreiende Luft durch seine geblähten Nasenflügel und atmete lange durch den Mund aus. Mit geschlossenen Augen genoß er diese Be-freiung. Da er jedoch völlig erschöpft war, tastete er sich zum Bett zurück.

Die Gewißheit, daß das Fenster offen war, daß dieser bedrohliche, geschlossene Raum offen war, daß frische Luft einströmen konnte, lies ihn bald erleichtert einschlafen.

Als er am Morgen aufwachte, sah er mit großem Erstaunen, daß er anstatt des Fensters den danebenstehenden Schrank geöffnet hatte.

„Asthma" ist ein griechisches Wort und leitet sich von „asthmeno" – dem Keuchen – ab. Als Bronchialasthma bezeichnet man eine anfallsweise auftretende Atemnot, die durch eine Verengung der kleinen Luftröhren – der Bronchien und Bronchioli bzw. Bronchiolen – verursacht wird. Die Verengung der Bronchien erfolgt durch Verkrampfung der Bronchialmuskeln, Schwellung der Schleimhäute und vermehrte Schleimbildung – im Gegensatz zum normalen Schleim ist dieser sehr zäh. Diese Reaktionen können vereinzelt, nacheinander oder gleichzeitig auftreten.

Die Auslöser dieser lebensbedrohenden Verengung können allerlei sogenannte Inhalationsallergene sein, d.h. allergieauslösende Stoffe, die man einatmen kann, z.B. Pollen, Hautschuppen, Federn, Tierhaare, Arzneimittelstaub und allerlei chemische Stoffe, Mehl-, Holz-, Stoff- und Hausstaub. Sind im Hausstaub Milben enthalten, bezeichnet man es auch als „Milbenasthma". Das allergische Bronchialasthma rangiert derzeit an erster Stelle bei den sogenannten Berufskrankheiten.

Gerade beim allergischen Asthma kann man den reinen Symbolcharakter der Allergene leicht erkennen, da ein großer Teil der Asthmatiker direkt aus ihrem seelischen Konflikt heraus – ohne den Umweg über stellvertretende Stoffe – über die Bronchien reagiert, wie wir es am Beispiel des Träumenden gesehen haben.

Bronchialasthma tritt sehr häufig in Begleitung von Neurodermitis und Heuschnupfen auf.

In dem eingangs angeführten Gedicht Goethes setzt der große Genius der deutschen Sprache die Atmung mit Gott gleich. Auch in den alten Sprachen werden Luft, Atem, Geist und Gott mit *ein* und *demselben* Wort bezeichnet: im Hebräischen „Ruach" (bekannter sind allerdings Elohim, Eli und Jahwe als Gottbezeichnungen), im Aramäischen ebenfalls „Ruach", im Sanskrit „Atma", im Keltischen „Tech", im Germanischen „Odin" = Odem, im Griechischen „Pneuma", im Lateinischen „spirare" = „spiritus". Inspiration, ein-atmen heißt den Geist, Gott in sich hineinziehen – hineinlassen.

Das uns umgebende Luftmeer kann man als ein Meer der Liebe, als göttliche Energie, *Prana,* als Geist, als Gott erleben. Es liegt in unserer freien Ent-scheidung, inwieweit wir Gott in uns hineinlassen, wie tief wir ein- und ausatmen.

Der Asthmatiker kann Gott nicht voll in sich hineinlassen, immer seiner individuellen Lebensausrichtung entsprechend (siehe dazu das Kapitel „Das Ausrichtungs- oder Steuermann-prinzip"). Das ist sein eigentliches Grundproblem, auf dem un-zählige Konfliktvariationen basieren können. Im gestörten Atem-rhythmus zeigt sich der Grundkonflikt, aus dem alle anderen entstehen. Die Atmung beruht auf dem göttlichen Grundprinzip von *Nehmen* und *Geben.* Beide sollten im Gleichgewicht sein. Auf eine volle tiefe Einatmung sollte eine entsprechende volle Ausat-mung folgen.

In der Atmung erleben wir auch den Prozeß des Sterbens und des Werdens, der in den „Pranayama" (Atemübungen) der Yogis tief erlebbar wird. Von dem auch Goethe gesagt hat:

„Und solang Du das nicht hast,
Dieses: Stirb und Werde!
Bist du nur ein trüber Gast
auf der dunklen Erde."

Um in Ruhe und Frieden zu sterben, sollten wir alles loslassen können.

Leben im Sinne der Liebe, als Entwicklung, als Weg zur Vollkommenheit in Gott ist ein unentwegter Prozeß von Empfan-gen und Geben. Erst wenn unsere Hände *leer* sind, können sie er-neut – mit *neuen* Gaben – gefüllt werden. Gott kann nur in mir wohnen, wenn ich in jedem Augenblick, immer wieder aufs neue *alles loslasse* – auch IHN. Dieser göttliche Prozeß drückt sich im leiblichen Sinne in unserer Atmung am deutlichsten aus. Durch unsere Atmung werden wir ständig an unsere Verbindung zu Gott erinnert – täglich 43.200 mal (in 24 Stunden).

Der Asthmatiker ist nicht bereit zur vollen Hingabe, zur vollen Ausatmung. Er hält immer Luft zurück, aus Angst, er könnte danach nicht mehr genügend erhalten, und das bestätigt sich ihm bei jedem Atemzug; denn dadurch, daß er nicht genügend ausatmet, losläßt, kann er auch nicht viel empfangen.

Wenn wir Gott, den *all*umfassenden Geist, die unendliche Fülle, Liebe und Weite, nicht in unser irdisches Sein einströmen lassen, dann leben wir ein begrenztes, von Sorgen und Ängsten eingeengtes Dasein. Angst und Enge sind untrennbar miteinander verbunden. Sie bilden die Grundhaltung des Asthmatikers. Am häufigsten ist mir bei diesen Patienten mangelndes Selbstvertrauen, unterdrückte Herrschsucht und Aggressivität sowie eine starke Mutterbindung aufgefallen.

Meist sind diese Mutterbindungen sehr versteckt und sogar durch äußere Ablehnung getarnt. Oft erlebe ich dies bei Patienten, die von klein auf Neurodermitis hatten und von ihren Müttern innerlich nicht angenommen wurden. Dies führt beim Kind zu einer großen Sehnsucht nach der wahren Mutterliebe. Bei der Mutter führt es zu einer übertriebenen äußerlichen Fürsorge, um ihren Liebesmangel zu kompensieren. Dadurch bedrängt sie ihr Kind in allen Bereichen, nimmt ihm einen Freiraum nach dem anderen, behindert es in seiner freien Entfaltung. Das Kind leidet eine Zeit lang „stumm", ohne Gegenreaktion, denn es sehnt sich ja sehr nach der wahren Mutterliebe. Lange hält es den wachsenden Druck jedoch nicht aus, die Mutter nimmt ihm die Luft weg. Aggressionen gegen die Mutter werden, durch die Angst, sie zu verlieren, unterdrückt und äußern sich schließlich in einem Asthma-Anfall. Dadurch zeigt das Kind die bedrohliche Enge, in der es sich befindet.

Der Mutter nun die Schuld im psychoanalytischen Sinne zuzuweisen, wäre falsch. Damit kann man weder dem Kind noch dem Erwachsenen mit einer solchen Vergangenheit zum wirklichen Heilwerden verhelfen. Denn auch hier gilt das Gesetz von Ursache und Wirkung: Was dir in der Welt begegnet, hast du selbst in sie hineinprojiziert.

Ein erwachsener Neurodermits- und Asthmakranker erzählte mir, daß ihm seine Mutter bei der geringsten Erkältung noch heute in Briefen oder am Telefon rate (sie wohnt ca. 300 km entfernt), sich in Berge von Decken einzupacken und dazu die Heizung voll aufzudrehen. Seit über fünfzig Jahren versucht sie, ihm äußerlich die Wärme zu geben, die sie ihm innerlich nie geben konnte. Noch heute führt dies bei ihm zu Juckreiz und schweren Asthma-Anfällen, auch mitten in der Nacht, wenn seine Seelenebene mit der seiner Mutter verbunden ist und gerade wieder einmal mit äußerster Betriebsamkeit erstickt wird.

Die Sehnsucht nach seiner Mutter ist sehr groß, aber er kann sie nach über fünfzig Jahren immer noch nicht so annehmen, wie sie ist. Wie er sie sich selbst aufgrund des Inkarnationsgesetzes ausgesucht hat. Vielleicht ist er in seinem Wesensgrund (war er in seiner letzten Inkarnation) selbst ablehnend und gefühlskalt und braucht nun diesen Mutter-Spiegel, um sich selbst zu erkennen. Er will eine Mutter nach seiner Vorstellung. Er liebt sie und stößt sie zugleich von sich.

Er will Liebe haben, er sehnt sich danach. Deshalb atmet er auch so viel ein von dem großen Luftmeer der uns umgebenden göttlichen Liebe. Aber es fällt ihm schwer zu ver-geben, Liebe zu geben, deshalb atmet er schwer aus – ist seine Ausatmung behindert.

Dies soll kein Freibrief sein für mütterliches Fehlverhalten. Ich will damit eine tiefere Einsicht in die oft komplizierten menschlichen Beziehungen und ihre Folgen ermöglichen.

Die blockierte Ausatmung des Asthmatikers ist u.a. Ausdruck des unterdrückten Hilfeschreis bzw. flehenden Rufes nach liebevoller und bedingungsloser Zuwendung. Viele leben in einem „Teufelskreis", in dem regressive, kindliche Sehnsüchte durch aggressive Geltungssucht kompensiert werden. Häufig leiden sie unter verletztem Stolz und Minderwertigkeitsgefühlen. Obwohl sie nach Liebe und Zärtlichkeit schreien, haben viele Angst davor. Die einen sehnen sich nach einer passiven, kindlichen Abhängigkeitsbeziehung, andere gehen aggressiv auf Partnersuche.

Viele leben rastlos, getrieben von einem starken Ehrgeiz, oft begleitet von einer träumerischen Erwartungshaltung. Sie wollen meistens mehr, als sie erreichen können, daher ist auch oft ihre Schilddrüse gereizt.

Neben der Aufschlüsselung des individuellen Symbolgehalts jener Stoffe, auf die der Asthmatiker reagiert, und neben allem bereits Gesagten sollte er sich u. a. noch folgende Grundfragen stellen:

Vor was habe ich Angst? Mit was kann ich meinen Hals, meinen „Kragen", meine Lunge nicht voll genug kriegen? Wo will ich ständig nehmen, ohne zu geben?

Woher kommen Wut und Aggressionen in mir? Kann ich mir diese überhaupt eingestehen, gar annehmen? Wo bin ich kleinlich, pedantisch, hochmütig, dominant, aufgeblasen? Wo möchte ich mich brüsten, anderen etwas vormachen? Wo möchte ich mir „Luft machen"? Wo möchte ich über den anderen stehen, von oben auf sie herabschauen, auf ihre Köpfe spucken? Wo brauche ich meinen sicheren Abstand von meinen Mitmenschen?

Welche Lebensbereiche in mir und um mich herum empfinde ich als niedrig, schmutzig, ekelhaft, unedel? Welche Berührungen meide ich? Was will ich nicht an- und hinnehmen? Was nimmt mir die Luft – ver-schlägt mir den Atem?

Wo kann ich nicht vergeben, wo nicht barm- bzw. warm-herzig sein? Wo habe ich Angst vor dem lebendigen Fluß des Lebens? Inwieweit habe ich Angst vor Gott?

Nur unter der Maske kannst du atmen.
Daß dir der wirkliche Mensch wirklich nahekommt,
nimmt dir den Atem.
Es zwingt dich also auch die Not, die Maske festzuhalten.
Und das glückt dir in der Tat vortrefflich ...
Weißt du nicht, daß einmal eine Mitternachtsstunde kommt,
da jeder sich demaskieren muß?
Glaubst du, das Leben lasse sich immer als Spaß behandeln?
Meinst Du, man könne sich gerade noch vor Mitternacht wegschleichen,
um der Demaskierung zu entgehen?

Sören Kierkegaard

Die Haut

Die Haut verbindet unsere stoffliches Wesen mit der Außenwelt. Abgesehen von der Aura, die ja für die meisten nicht sichtbar ist, zeigt uns die Haut am deutlichsten den Zustand unserer inneren Körperorganisation. Da jede einzelne Zelle unseres Körpergewebes beseelt ist, können wir durch die Haut auch einiges über unsere Seele erfahren. Die Haut ist somit unsere größte der Außenwelt zugewandte Fläche, auf der Gesundheit und Krankheit sichtbar werden.

Die Haut ist ein Spiegel unserer Innenwelt, ein Reflexionsorgan aller inneren Organe. Jedes innere Organ steht in Verbindung mit einem bestimmten Areal unserer Außenhaut. Jede Organstörung wird auf dieses Areal projiziert. Umgekehrt wird jede Reizung einer Hautzone zu dem entsprechenden Organ nach innen geleitet. Auf diesen reflektorischen Wechselwirkungen beruht die Entwicklung der Reflexzonentherapien und der Akupunktur.

Im Grunde genommen sind die Projektionen gestörter Organe auf der Haut ein Spiegel unserer Seele, da jedes Organ ein Ausdruck seelisch-geistiger Eigenschaften ist.

Die Haut ist also nicht nur eine organische, sondern auch eine seelische Projektionsfläche: z. B. werden wir rot vor Scham oder Zorn und blaß vor Schreck, wir schwitzen vor Angst oder Aufregung (Aufregung ist die Angst, man könnte etwas falsch machen).

Heiß und kalt kann es uns über den Rücken laufen, wenn wir in Gefahr geraten. *Hautnah* spüren wir dann die Bedrohung. Mit Haut und Haar sind wir einer Situation ausgeliefert bzw. in sie eingebunden.

Manchmal kribbelt und juckt die Haut, wenn wir nervös oder schlechter Laune sind. Mißstimmungen und Gefühle können sich derart steigern, daß wir uns nicht mehr wohl fühlen *in* unserer Haut: „Ich könnte aus der Haut fahren." Aus der Haut können wir aber nicht fahren, sie ist unsere unabstreifbare Hülle. In ihr sind wir geborgen, aber genauso auch gefangen. Wir können ein

Erdenleben lang lernen, in ihr zu leben. Wir können unsere Haut zwar ändern, aber die *alte* Haut läßt sich nicht von heute auf morgen abstreifen.

Wir sprechen auch von einer „ehrlichen Haut" und meinen damit einen offenen, transparenten Menschen. Er will niemandem etwas vortäuschen, weder durch Bemalung und künstliche Bräunung seiner Haut, noch durch die meist zugrunde liegenden seelischen Verstell- und Versteckspiele.

Die Haut ist immer *ehrlich,* sie zeigt uns *alles,* was in und unter ihr vorgeht. *Wer Augen hat, der sehe!*

Die Haut zeigt uns den Menschen als Einheit. Genau genommen hält ja nicht Essen und Trinken, sondern die Haut Leib und Seele zusammen.

Die Haut ist unser größtes Organ. Wir atmen und ernähren uns durch die Haut. Wie ein großes Blatt nimmt unsere Haut Luft, Licht und Sonne auf und verarbeitet sie in einer Art photodynamischem Prozeß zu Energie und Lebenskraft. Eine Vielzahl von Mikropartikelchen aus der Erdatmosphäre und aus den Tiefen des Kosmos werden ebenfalls von der Haut als Mittel zum Leben (Lebensmittel) aufgenommen.

Neben den Nieren ist die Haut ein wichtiges Reinigungsorgan. Wir scheiden gasförmige und stoffliche Gifte durch sie aus. Auch unser Flüssigkeitshaushalt wird zum Teil durch die Haut reguliert; daher nennt man sie die „dritte Niere".

Die Haut ist das größte Wahrnehmungs- oder Gefühlsorgan des Menschen. Wir spüren, wie wir sitzen, stehen, gehen, liegen, ob der Schuh oder die Kleidung drückt, der Gürtel, der Rolli zu eng ist, ob etwas beißt, juckt, kratzt, wir spüren das Streicheln, Schläge, Verletzungen. Wir erleben Sonne, Wärme, Hitze, Kälte, Schnee, Wind und Regen, Hoch- und Tiefdruck. Die Haut empfindet alles, reagiert auf alles. Sie besitzt ca. 200 000 Kalte- und ca. 30 000 Wärmerezeptoren. Diese nehmen nicht nur die Temperatur wahr, die von außen auf die Haut einwirkt, sondern auch die Temperatur von innen. Ist die Innentemperatur zu hoch, wird ein Schweißausbruch ausgelöst und somit ein sehr gutes Kühlsystem in Gang gesetzt, denn ein Liter Körperschweiß bewirkt ca. 700 Watt Kühlleistung durch Verdunstung.

Wir spüren über die Haut Sympathie und Antipathie. Im Dienst der Sinnlichkeit – des Eros – ist unsere ganze Haut Sexualorgan. Auch Hören, Sehen, Riechen und Schmecken ist über die Haut möglich. Die meisten Menschen haben diese Hauteigenschaften leider verloren bzw. nicht entwickelt.

Durch die Haut treten wir mit unserer Umwelt in Verbindung. Wir grenzen uns aber auch von der Umwelt, oft auch *gegen* die Umwelt ab. Manche „ersticken" in ihrer Haut. Die Haut ist die Grenze des Ich, die es zu überwinden gilt.

Jedes Organ in unserem Körper ist von einer Haut umhüllt und somit fein säuberlich von den anderen getrennt. Hier zeigt sich die ordnende und schützende Eigenschaft der Haut. Unsere innere seelisch-organische Ordnung manifestiert sich auf der äußeren Haut. Die Haut ist somit auch Spiegel dieser Ordnung. Seelische Konflikte können sowohl unsere inneren Häute als auch unsere Außenhaut entzünden.

Die äußere Körperhaut schützt ebenso unsere Individualität und ordnet uns als Individuum im menschlich-gesellschaftlichen und im kosmischen Organismus ein.

Im allergischen Geschehen nimmt die Haut mit ihren verschieden gearteten „Ausschlägen" einen sichtbar großen Platz ein.

Aus unbewußten Tiefen durchbrechen verdrängte Gefühle die Grenzen einer sorgsam gehüteten, *sauberen* Oberfläche. Im Ausschlag *zeigen sich Kräfte*, die bisher noch nicht sichtbar waren. Eingekerkerte Seelenwesen schreien verzweifelt um Hilfe.

Ein Hautausschlag kann Ausdruck verstockten, stolzen Schweigens sein. Die Mutter des Stolzes ist die Angst. Oft ist es die Angst vor den Konsequenzen verbaler Kommunikation: z. B. ich könnte etwas Falsches sagen, was mich bloßstellt, andere verletzt, ich könnte mein „Gesicht" verlieren, als dumm erscheinen usw. Das Schweigen kann auch aus Protest geschehen. Oder es ist der wohlgehütete „Schweigedamm" eines mächtigen Trauer-

und Tränensees, dessen Bersten man befürchtet. Er bricht über die Haut aus.

Ein Hautausschlag kann auch ein Hilfeschrei sein, gerichtet an einen bestimmten Menschen, an mehrere bestimmte Menschen oder an die Mitmenschen allgemein: „Hab mich lieb, berühre, streichle mich, verlaß mich nicht, ich fühle mich einsam, verlassen, unverstanden usw."

Er kann auch genau das Gegenteil ausdrücken: „Bedränge mich nicht, ersticke (erdrücke) mich nicht mit deiner/eurer Fürsorge, knutscht und streichelt mich nicht so oft. Ich brauche Ruhe, Raum, Abgeschiedenheit, um mich selbst zu finden, entfalten, entwickeln zu können."

Beide gegensätzlichen Bedürfnisse sind im Grunde aus Liebesmangel entstanden, denn wer mich wirklich liebt, erdrückt mich nicht, sondern läßt mir meinen Raum zur Entfaltung meines *eigenen* andersartigen Wesens.

Jede Form von Hautausschlag ist ein Zeichen innerer seelischer und stofflicher Disharmonie, sei es mit unserer Umwelt oder mit uns selbst. Jede Art von Hauterkrankung sollte als ein inneres Geschehen betrachtet und dementsprechend auch therapiert werden.

Hautkrankheiten sind oft der Hilfeschrei eines vergifteten Körpers bzw. einer sich selbstvergiftenden Seele. Oft sind Niere, Darm und Lunge schon zu schwach, um den Körper zu entgiften, dann bleibt nur noch die Haut als letzte Möglichkeit.

Wir sollten froh sein, daß die Haut im Notfall eine derart starke Entgiftungs- und Entschlackungsfunktion übernimmt und sollten dies keinesfalls unterbinden.

> *Was der Darm nicht heilt, das heilt die Leber,*
>
> *was die Leber nicht heilt, das heilt die Niere,*
>
> *was die Niere nicht heilt, das heilt die Lunge,*
>
> *was die Lunge nicht heilt, das heilt die Haut,*
>
> *was die Haut nicht heilt, das führt zum Tod.*
>
> Chinesische Weisheit

Ein vergifteter Organismus hat auch seine seelischen Ursachen (Näheres dazu in den Kapiteln „Seelische Aspekte der Verschlackung" und „Die seelisch-geistigen Aspekte der Verdauungsorgane" in meinen Büchern „Fasten und Heilfasten" und „Mittel zum Leben – Mittel zum Heilwerden").

Aus der ganzheitlichen Betrachtung ist jeder Haut-Ausschlag ein Hilfeschrei der Seele. In diesem Sinne sind Hautkrankheiten auch oft ein Ausdruck gestörter Beziehungen zu den Mitmenschen, den Naturreichen, dem Kosmos und letztendlich zu Gott.

Die alten Chinesen bezeichneten die menschliche Haut als Fenster zum Kosmos. Achten wir auf die innere Reinhaltung dieses Fensters, damit wir so viel wie möglich von den großen kosmischen Zusammenhängen betrachten können.

Der Juckreiz

Die meisten Hauterkrankungen haben den Juckreiz als Begleiterscheinung. Bei manchen ist er das Hauptsymptom. In der medizinischen Bezeichnung haben deshalb manche die Zusatzbezeichnung „Prurigo" (z. B. Prurigo simplex acuta). „Prurio" bzw. „Prurigo" ist ein lateinisches Wort und bedeutet „jucken, lüstern, Geilheit, nach Kampf gelüsten". Davon wurde das Wort „Pruritus" abgeleitet, das meistens für Hautjucken bzw. Juckreiz gebraucht wird. Oft juckt die Haut auch ohne sichtbare äußere Veränderung.

Viele Hautkranke werden derart vom Juckreiz geplagt, daß sie *außer sich geraten* vor Verzweiflung. Nicht wenige kratzen sich blutig in qualvollen nächtlichen Juck-Krisen.

Wenn wir die seelische Sprachbedeutung der beiden Wörter „jucken" und „kratzen" betrachten, dann entdecken wir bald die eigentlichen Ursachen sowohl des Symptoms Jucken als auch der Aktion Kratzen. *„Es juckt mich,* dies oder jenes einmal zu tun." Wenn es nicht getan wird, dann bleibt es eben beim Jucken. Und wo's juckt, da wird auch gekratzt.

Jeder Gedanke, den wir denken, ist ein Wesen, das wir schaffen. Wir prägen dieses Gedankenwesen mit einer bestimmten Eigenschaft und einem oder mehreren Aufträgen. Fortan möchte sich dieses Wesen *verwirklichen*. Ein Beispiel soll es verdeutlichen: Aus einer bestimmten Situation heraus wird folgender Wunschgedanke geboren: „Ich würde gerne einmal mit einer/einem anderen Frau/Mann oder einer/einem bestimmten Frau/Mann geschlechtliche Beziehungen haben." Volkstümlich ausgedrückt: „Es juckt mich, einmal mit einer/einem anderen Frau/Mann zu schlafen."

Wird dieser Wunsch aus Angst, ethischen, moralischen, religiösen oder anderen Gründen nicht erfüllt, dann wird das Wunsch- bzw. Gedankenwesen mit einem Werturteil belastet (z. B. „unmoralisch" oder „Sünde" usw.) und aus unserem Tagesbewußtsein ins Unterbewußtsein verbannt.

Da der Sinn seines Daseins nicht erfüllt wird, gerät das Gedankenwesen, das nun ein Teil unserer Seele (unseres Selbst) geworden ist, in Not. Es versucht, in unser Bewußtsein zu gelangen, aber der „Wert-Wärter", den wir extra für dieses Wesen geschaffen haben (ebenfalls ein neues Gedankenwesen), verhindert dies. Nun versucht es, sich über die Haut bemerkbar zu machen. Was wir bewußt oder unbewußt mit Tabus belegen, das *juckt* uns. Auch die Hautstelle, wo es uns juckt, manifestiert die Art des Beziehungswunsch-Gedankens.

Oft sagt man auch, dies oder jenes *„juckt mich nicht"* = interessiert mich nicht, obwohl genau das Gegenteil gemeint ist. (Zum Beispiel, daß der oder jener so leicht und so viel Geld verdient. Nach außen will man nicht zugeben, daß es einen berührt. Innerlich jedoch frißt der Neid.) Diese Wünsche sind Kinder des Widerspruchs, ihre Auswirkungen sind oft katastrophal.

Wenn wir etwas nur halbherzig bereuen, dann entsteht ein Gefühl des Unfriedens, der Unzufriedenheit. Dieses wird meistens ins Unterbewußtsein verdrängt und kann sich unter anderem als Juckreiz äußern.

Was uns juckt, das reizt uns = Juckreiz. Was uns reizt, das erregt uns. Bei diesen Begriffen liegt der Bezug zur Sexualität sehr nahe. Aber es gibt noch mehr Bereiche, in denen der Juckreiz ebenfalls viel bewegt.

Man kann Menschen und Tiere bis zur „Weißglut", bis zum „Durchdrehen" reizen. Vor Wut in Erregung geraten.

Allein schon der Anblick und die Ausstrahlung eines Menschen kann uns reizen. Wobei der Reiz selbst wertfrei ist. Wenn wir am anderen vieles entdecken, was uns anspricht, was uns irgendwo angenehm erregt – reizt, dann finden wir ihn voller Reize, also reizvoll. Entdecken wir dagegen vieles, was uns unangenehm berührt, dann werden wir reizbar, angefüllt mit Reizen, die gegen den anderen gerichtet sind. Im Grunde genommen begegnet uns im Verhalten unserer Mitmenschen nur unser eigenes Spiegelbild – einmal positiv, einmal negativ. Oft können wir den „Spiegel", der uns vorgehalten wird, nicht ertragen. Voller Reize im aggressiven Sinne lehnen wir *uns* im anderen ab.

Durch diese Verdrängung juckt es uns, und wir beginnen zu kratzen, um herauszufinden, was da juckt. Das Kratzen ist ein Graben in uns selbst, um etwas aus den dunklen Tiefen ans Tageslicht zu holen. Viele kratzen verzweifelt, bis das Blut kommt, in dem sich das Wesen offenbart – ach, hätten wir Augen, es zu schauen!

Auch bestimmte Stimmungen, Landschaften, Tiere, Pflanzen, Mineralien, Wasser, Lüfte und Düfte können für uns voll von Reizen sein – erleben wir reizvoll.

Reize wirken immer in irgendeiner Weise stimulierend. Sie können in uns sowohl die Flamme des Zorns als auch die Flamme der Liebe und der Leidenschaft entfachen.

Physische Ursachen des Juckreizes

Ehrgeiz, fehlgeleitete Willenskräfte, Streß und vieles mehr schwächen die Ent-*scheidungs*- und Ausscheidungskräfte der Niere (siehe dazu das Kapitel „Die Nieren" in meinem Buch „Ganzheitliche Therapie"). Um diese Nierenschwäche zu kompensieren, werden gesundheitsschädliche Stoffe zur Ausscheidung über die große „Hilfsniere" Haut abgeleitet. Diese an sich harnpflichtigen Stoffe jucken in der Haut.

Auch verlangsamte bzw. geschwächte Hautfunktionen verursachen Juckreiz durch den Stau hautpflichtiger Stoffwechselprodukte und -gase in den Hautschichten.

Zuletzt seien noch die vielen Gifte in der Umwelt erwähnt, die auf der Hautoberfläche oder in der Haut Juckreiz hervorrufen können. Unzählige chemische Stoffe in den industriell veränderten Nahrungsmitteln sowie die chemisch verseuchten Produkte aus Land- und Gartenbau vergiften den menschlichen Organismus. Dies verursacht oft Hautreizungen und Jucken. Ebenso vielerlei Medikamente, die ja bei vielen Zeitgenossen schon zum täglichen Brot gehören.

Auch der Pilzbefall von Haut und Schleimhäuten verursacht Juckreiz.

Psoriasis

Die Schuppenflechte, früher auch Krätze oder Räude genannt, ist neben der Neurodermitis die häufigste Hautkrankheit. Die Statistiker bezeichnen abwechselnd die eine oder die andere als die „führende". Anscheinend liefern sich beide ein „Kopf-an-Kopf-Rennen" bezüglich ihrer Opfer.

Äußerlich betrachtet ist es ein vermehrtes Wachstum von Hautzellen, die sich jedoch nicht normal entwickeln, sondern silberweiße Schuppen bilden. Besonders durch Kratzen bilden sich vermehrt Schuppen; davon leitet sich die alte Bezeichnung Krätze ab.

Kreuzbein, Kopf und Streckseiten von Knie und Ellenbogen sind die häufigsten *Ausbruch*-Stellen. Gelegentlich bedeckt sich auch der ganze Körper mit Schuppen.

Es gibt noch verschiedene Varianten bzw. Sonderformen, wie z. B. die Psoriasis arthropathica, bei der eine entzündlich-deformierende Gelenkveränderung miteinhergeht, insbesondere der Fingergelenke.

Bei der Betrachtung (Kontemplation) eines Schuppenflechte-Kranken sieht man, daß diese Schuppen eine Panzerung ausdrücken; wie die Schuppenpanzer der Ritter des Mittelalters oder die Hornpanzer verschiedener Tiere, z. B. des Gürteltiers, Nashorns, Tapirs, verschiedener Echsen und vieler mehr. So ein Panzer schützt gegen Angreifer von außen. Man will nichts und niemanden hereinlassen, weil man sehr verletzlich ist. Jede Art von Schutz und Verteidigung entspringt im Grunde genommen aus Angst vor dem „Verletztwerden". Wir sollten uns bei dieser Betrachtung immer fragen: „Was wird in uns verletzt?"

Andererseits ist ein Panzer auch ein Kerker für den, der darinsteckt. Er verhindert, daß etwas nach draußen dringen kann.

In der Psoriasis begegnet uns oft auch die Unterdrückung der eigenen Wahrnehmungsfähigkeit. Man will nichts empfinden, was der eigenen Vorstellung, dem Ego weh tut. Oft will man keine Verantwortung für das eigene Empfinden übernehmen.

Folgendes Beispiel möge die Ursachen der Schuppenflechte verdeutlichen:

Ein äußerst sensibler 42jähriger Berufsschullehrer hatte seit seiner Kindheit Schuppenflechte. Im Laufe einer ganzheitlichen Therapie wurden ihm die Ursachen seines Leidens bewußt. Ich versuche, das Wesentliche in groben Zügen darzustellen:

Seine stark egozentrische, auf ihre eigene Schönheit bedachte Mutter gab ihm als Kleinkind die Muttermilch mit dem Bedenken, das Stillen könnte die Schönheit ihres Busens beeinträchtigen. Dies führte zu Milchschorf. Die stets auf reine Haut bedachte, „ästhetische" Mutter empfand Ekel gegen den häßlichen Ausschlag. Sie vermied die Berührung der betroffenen Hautstellen und entwickelte somit eine unbewußte Abneigung gegen ihr Kind. Äußerlich versuchte sie, diese Gefühlskälte durch übertriebene Für-"Sorge" (ebenfalls unbewußt) zu kompensieren.

Das sensible Kind empfand die Gefühlskälte seiner Mutter und das daraus resultierende Täuschungs-"Manöver" als schmerzhafte Verletzung. Um sich gegen diese täglichen emotionalen „Hiebe und Stiche" zu schützen, baute sich das Kind einen Schutzpanzer um die Seele. Da aber weder die Mutter noch der Vater noch die vielen Ärzte und Professoren, die die Mutter schon konsultiert hatte, die Not dieser gequälten Kinderseele sahen, machte die Seele ihre Not immer sichtbarer, indem sie das innere Bild des Panzers veräußerlichte. Dies führte zu verstärkter Ablehnung durch die Mutter und zu vermehrter Medikamentenverordnung.

Mit zunehmendem Alter manifestierte sich der doppelte Sinn des Schuppenpanzers: Er sehnte sich immer mehr nach Liebe, Angenommen-Werden und Anerkennung. Da er aber auf Grund seines Aussehens nicht nur von seiner Mutter, sondern auch zunehmend von anderen Menschen Gefühlskälte empfing, „mauerte" er die Hilfeschreie seiner Seele ein. Er ließ nichts mehr herein und nichts mehr hinaus.

Mit dem Eintreten der Geschlechtsreife in der Pubertät erreichte der Seelenkonflikt über Jahre seinen Höhepunkt. Nun wurde ihm die Ablehnung erst in ihrem ganzen Ausmaß bewußt. Ebenso wuchs seine Angst vor Ablehnung, demzufolge auch seine Kommunikationsunfähigkeit. Er wurde immer *unbeweglicher*, was zu einer erhöhten Schuppenbildung an den Gelenken führte. Der Panzer wurde so hart und starr wie nie zuvor. In qualvollen Nächten kratzte er sich blutig.

Sowohl Schulmediziner als auch Naturheilkundige bemühten sich um ihn, konnten ihm aber immer nur vorübergehende Linderung verschaffen.

In seinem 31. Leidensjahr wurde die „gepanzerte Bestie" endlich durch den Liebeskuß der Prinzessin erlöst. Er hatte eine 28jährige Frau gefunden, die ihn liebte, wie er war. Er ließ seinen Panzer fallen und verwandelte sich in den „strahlenden Prinzen". Zum ersten Male konnte seine Seele weitgehend uneingeschränkt durch den ganzen Körper strahlen. Der Märchenhochzeit folgte ein glückliches Jahr, in dem seine Haut auch ganz rein war.

Danach holte ihn der Alltag und die Vergangenheit wieder ein: Alte Denkmuster äußerten sich als Schuppenbildung am Kopf. Die unaufgearbeitete Vergangenheit, das Nicht-vergeben-Können, das Nicht-annehmen-Können des eigenen Schicksals, des eigenen Kreuzes manifestierte sich durch Juckreiz und Schuppenbildung im Kreuzbeinbereich (Ilio-Sacral-Gelenk). Seine seelisch-geistige *Unbeweglichkeit* äußerte sich an den Gelenken, die teils gehemmte Handlungsfähigkeit an den Händen. Im Vergleich zu früher war dies sehr gering und erträglich, denn ansonsten war der Körper frei von Schuppen.

Die Konfrontation mit den vielen verschiedenen Menschen, deren Meinungen, Vorstellungen und Handlungsweisen im Alltag des Schulbetriebes vermehrten immer wieder die Schuppenbildung und den Juckreiz an den genannten Stellen.

Im Urlaub reduzierte sich die Schuppenflechte auf einige wenige kleine Flecken. In manchen Jahren verschwand sie sogar ganz. Aber sobald er wieder in seinem Schulalltag war, begann die Schuppenbildung am Kopf und an den Gelenken aufs neue.

Nachdem er die vielschichtige Ursachen-Komplexität (sie würde ein dickes Buch füllen) erkannt hatte, begann er mit der Hilfe seiner verständnisvollen und liebenden Frau, gezielt und ohne Unterlaß an sich zu arbeiten. Stück für Stück löste er verdrängte Seelenkomplexe und führte sie zur Erlösung Gott, dem Erlöser, zu, der in Jesus Christus in seiner ganzen liebenden Erlöserfülle Mensch geworden ist.

Die schwierigste und wichtigste Phase war die bedingungslose und totale Ent-schuldigung seiner anscheinend gefühlskalten Mutter und vieler ähnlicher Menschen, die ihn im Laufe seines Lebens verletzt hatten. Dieser Schritt wurde möglich durch die Erkenntnis, daß in Wirklichkeit er selbst das Fehlverhalten seiner Mutter „verursacht" hatte (Näheres im Kapitel „Wo liegen die Allergie-Ursachen bei Neugeborenen?").

Als ich ihn zum letztenmal sah, hatte er nur noch wenige, kaum sichtbare Hautveränderungen am Kreuzbein und an den Ellenbogen.

Neurodermitis

Die Neurodermitis ist derzeit anscheinend die häufigste allergische Hautkrankheit, mit steigender Tendenz. Die institutionalisierte medizinische Wissenschaft bezeichnet sie, wie auch die Psoriasis, als autosomal-dominante, prädisponierte Erbkrankheit. Der Name beschreibt die drei Hauptsymptome dieser allergischen Erscheinung: „Neuro" = Nerv, „derm(a)" = Haut, „itis" = Entzündung.

Vordergründig betrachtet, sehe ich diese Erkrankung so: Die Hautfunktionen sind, neurologisch (nervlich) bedingt, verlangsamt. Oft durch nervliche Spannungen und Verkrampfungen. Die Schweiß- und Talgdrüsen arbeiten auffallend träge. Salze und andere Stoffwechselgifte, die bei normaler Hautfunktion durch Ausdünstung und Schweiß rasch ausgeschieden werden, stauen sich nun in der Haut. Es entsteht ein quälender Juckreiz. Nerven und Haut werden gereizt und entzünden sich.

Die meisten Neurodermitiskranken haben eine geschwächte Entgiftungsfunktion der Nieren. Dadurch versucht der Organismus, harnpflichtige Stoffe zusätzlich über die ohnehin schon belastete Haut auszuscheiden. Dies verstärkt den Juckreiz, die Entzündung und den Hautausschlag.

Oft leiden Neurodermitiskranke gleichzeitig an Asthma und allergischem Fließschnupfen (Rhinitis) oder Heuschnupfen. Als Kleinkind hatten viele Milchschorf.

Im Vergleich zu dem schuppengepanzerten Psoriasiskranken ist der Neurodermitiskranke im allgemeinen mehr ein reizbarer, entzündlicher, leicht entflammbarer Mensch. Die gereizte, entzündete Haut ist Spiegel für seelische Reibungen und Konflikte, die mitunter viel Zündstoff haben und hochexplosiv sein können. Dementsprechend kommt es oft zu gewaltigen *Ausbrüchen*.

Anziehung und Ablehnung zur selben Zeit und mit der gleichen Intensität für beide Seiten, das ist der größte Zwiespalt, die größte seelisch-nervliche Irritation. Ein typischer Gemüts- bzw. seelischer Konflikt vieler Neurodermitiskranker jeden Alters. Enttäuschung und Wut sind häufig das Ergebnis. Beide reizen und entzünden oft bis zu der Steigerung, daß so mancher sagt: „Ich könnte aus der Haut fahren" oder „Ich habe das Gefühl, meine Haut ist mir zu eng","Mich zerreißt's","Ich platze vor Wut" usw.

Diese sich widersprechenden Empfindungen kann ein kleines Kind in der Beziehung zu Mutter, Vater und Geschwistern erleben. Ebenso ein Erwachsener in der Partnerschaft, in der Beziehung zu Freunden, Nachbarn, Arbeitskollegen, Vorgesetzten usw. Dies ist jedoch nur einer der vielen möglichen Konflikte eines Neurodermitiskranken.

Die Hautregionen, auf denen sich die inneren Konflikte äußern, sind bezeichnend für bestimmte seelische Eigenschaften. Die Betrachtung dieser Zusammenhänge führt uns zur Aufdeckung der Ursachen.

In Wirklichkeit ist der andere Mensch dein
empfindliches Selbst in einem anderen Körper.

Die Wirklichkeit eines anderen Menschen liegt
nicht darin, was er dir offenbart, sondern in
dem, was er dir nicht offenbaren kann.
Wenn du ihn daher verstehen willst, höre
nicht auf das, was er sagt, sondern vielmehr auf
das, was er verschweigt.

Rainer Maria Rilke

Die Sprache der Seele über die Haut

Gesichts-, Hals- und Brustbereich

Verletzter Stolz und Scham äußern sich spontan durch Rötung von Gesicht und Hals, bei Frauen auch im Bereich des Dekolletés. Chronisch kann es zum Hautausschlag kommen, meist Neurodermitis. Der Hautausschlag in diesen Bereichen dient oft als Schutz vor Begegnungen mit dem anderen Geschlecht, besonders im sexuellen Bereich. Das zeigt uns die Pubertätsakne sehr deutlich. Dieses Hautareal ist ein Spiegel für den ältesten und häufigsten aller Zivilisationskonflikte: Eros und Sexualität „contra" Ethik, Moral, Religion und Gottesbild. Oft sind es schamhaft unterdrückte sexuelle Bedürfnisse und Phantasien.

Die Schilddrüse und die Geschlechtsorgane liegen räumlich zwar weit auseinander, funktionell sind sie jedoch eng miteinander verbunden. Die unbewußt unterdrückten Konflikte der seelischen Eigenschaften dieser Organe gelangen häufig in der Gesicht-Hals-Dekolleté-Region zum Ausbruch (siehe das Kapitel „Die Schilddrüse" in meinem Buch „Ganzheitliche Therapie").

Unglaublich vieles äußert sich über diesen Hautbereich, besonders Zurückhaltungen in allen Varianten: bestimmte Gedanken, die nicht zur Umsetzung in den Körper hineingelassen werden, Selbstzurückhaltung bis hin zur Unfähigkeit, für sich selbst zu sprechen und zu handeln, zurückgedrängte Kreativität. Man hält an Äußerlichkeiten (Verhaltensnormen, Sitten, Bräuche, Rituale) fest, obwohl sich NEUES von innen heraus manifestieren will) – Weigerung, sich zu ändern. Man hat Angst vor dem Unbekannten – vor den „neuen" Aspekten unseres Seins, ist unsicher, Erwägungen wie: „Soll ich das Unbekannte zulassen?", dann aber hält man doch lieber am Altbekannten, „Altbewährten" fest, Sicherheit geht über alles – auch über die eigene Entwicklung.

Man kann die Grenze vom „Ich" zum „Du" nicht überwinden, Stolz verhindert oft eine Aussprache – drängt die verbindenden, versöhnenden Worte zurück; Angst, das „Gesicht zu verlieren".

All dies und vieles mehr kann sich durch Gesicht, Hals und Brust äußern.

Glieder und Gelenke

Viele der oben aufgezählten Konflikte äußern sich gleichzeitig auch an den Gliedern und Gelenken. Besonders in Form von Neurodermitis.

In der Gliederung von Hand-Unterarm-Oberarm sowie Fuß-Unterschenkel-Oberschenkel manifestieren sich unsere drei Seinsebenen. Mit den Füßen stehen wir, gehen wir auf der Erde, verbinden wir uns mit ihr oder nicht. Mit den Händen handeln wir, setzen alles, was wir denken und wollen, ins Sichtbare, ins *Greifbare* um. Mit unseren Händen ergreifen wir alles Greifbare. Mit unseren Extremitäten durchschreiten wir, ertasten wir die Extreme dieser stofflich gestalteten dualistischen Seinsebene, die wir *unsere* Welt nennen.

In Unterarmen und Unterschenkeln offenbart sich die Seelenebene, in Oberarmen und Oberschenkeln die geistige Ebene. In den Handgelenken manifestiert sich die Verbindung zwischen Körper und Seele, im Ellenbogengelenk die Verbindung zwischen Seele und Geist, im Schultergelenk die Verbindung zu Gott von „oben" her. Ähnlich zeigt sich in den Fußgelenken die Verbindung zwischen Erde und Seele, in den Kniegelenken zwischen Seele und Geist, im Hüftgelenk die Verbindung zu Gott von „unten" als tragendes, mütterliches Prinzip. In den kleinen Gelenken der Finger und Zehen können wir ähnliche Manifestationen erleben.

Diese Einteilung soll nur dazu dienen, daß der auf diesem Gebiet noch Unkundige die Ursachen der Hautausschläge dieser Körperregionen leichter finden kann.

In Wirklichkeit sind diese unterschiedlichen Seinsebenen nicht scharf voneinander abgegrenzt, sondern bilden ein schwingendes, fließendes, sich stets wandelndes Ganzes. Die stoffliche Ebene kann zwar den Geist nicht durchdringen, aber wenn wir es *zulassen*, kann der Geist den Stoff bis zur Transsubstantiation vollkommen durchdringen. Also kann sich in unseren Händen, mit denen wir die Materie ergreifen, ebenso die Beweglichkeit und die Heilkraft des Geistes manifestieren.

Unsere Extremitäten sind, vom Herzen (Zentrum der Liebe) aus betrachtet, die am weitesten entfernten Glieder unseres Körpers. Durch selbstlose, liebevolle Handlungen = Umsetzung der Liebe in die Tat können sie Gott näher kommen als alle anderen Organe und Glieder unseres Körpers. Daher können wir eigentlich nichts festlegen, alles ist relativ und paradox.

Eine ganzheitliche Betrachtung der körperlich-seelisch-geistigen Anatomie und Physiologie ist ein großes Vorhaben, an dem ich schon seit Jahren arbeite. So Gott will, wird es vielleicht einmal fertig und gedruckt.

Die Hautausschläge an den Händen weisen stets auf Störungen in unseren *Handlungen* hin; immer „gemessen" an unserer inneren Ausrichtung (siehe dazu das Kapitel „Das Ausrichtungs- und Steuermannprinzip").

Den schier unbegrenzten Bewegungs- und Ausdrucksmöglichkeiten unserer Hände entsprechend, ist auch die Vielfalt der Konflikte, die sich darin ausdrücken können.

Wie ergreife ich die Welt, die Situationen, die sich mir bieten? Wie behandle ich die Natur, meine Mitmenschen, mich selbst, meine Erfahrungen? Welche Handlungsimpulse verdränge ich? Was kann ich nicht loslassen, was nicht halten? Wo kann ich nicht an- oder zupacken? Wo nicht streicheln? Wo handle ich gegen meine innere Überzeugung?

Dies sind einige Grundfragen, die sich Betroffene stellen können.

Der Hautausschlag auf dem Handrücken hat eine andere Bedeutung wie der auf der Handinnenseite. Jeder Finger ist Ausdruck bestimmter Eigenschaften.

Nehmen wir den am häufigsten gebrauchten Finger als Beispiel: den Zeigefinger. Er ist der deutlichste Ausdruck unseres Egos und unseres Aggressionspotentials.

Wenn er in Aktion tritt, nehmen wir alle anderen Finger zurück. Durch ihn „zeigen" wir's den anderen, belehren und beherrschen wir sie, zeigen ihnen, wer der Größte ist, wer recht und wer unrecht hat, zeigen an, verurteilen, weisen andere und ihre Meinungen zurück. Von klein auf schieben wir „die Schuld" durch ihn auf die anderen.

Oft wird der Zeigefinger zum Sticheln gebraucht; dabei kann er zu einem verletzenden, ja sogar todbringenden Degen werden.

Manche klopfen damit an ihr Hirn wie der Specht an den Baum, um den anderen zu zeigen, daß sie keines hätten.

Im Zeigefinger drückt sich auch unsere Angst aus: Wir wagen es nicht, den Finger zu heben, uns bemerkbar zu machen.

Jedesmal, wenn wir auf jemand zeigen, manifestiert sich in derselben Hand das Gesetz der ausgleichenden Gerechtigkeit von Ursache und Wirkung: Was auch immer durch unseren Zeigefinger auf andere fließt bzw. ausstrahlt, es kommt sofort dreifach auf uns zurück, denn dabei zeigen wir immer mit drei Fingern auf uns selbst.

Natürlich weisen wir auch gelegentlich im positiven Sinne auf Menschen, Natur oder Dinge. Liebevolle Hinweisungen geschehen jedoch meistens mit der ganzen Hand.

Der Zeigefinger dient aber meist zum Mahnen, Auf-sich-aufmerksam-Machen, Schimpfen, oft auch zum Bohren in der Nase; dies hat ebenfalls eine tiefere Bedeutung.

Die Füße sind nicht ganz so ausdrucksvoll wie die Hände, aber auch sie können einiges erzählen: Wie wir zu uns selbst oder zu unseren Mitmenschen stehen, wie wir durch die Welt, durchs Leben schreiten, auf unsere Mitmenschen zugehen oder uns zurückhalten. Wie ver-*stehen* wir uns selbst – unsere Mitmenschen – die Welt?

Jeder Zeh spricht für sich, bis hin zu den kleinen. Gerade diese beiden lieben kleinen Kerlchen, der linke und der rechte Außenseiter unserer Füße, werden von den meisten grausam verstümmelt durch entartete, dem Menschenfuß nicht ähnliche Schuhgebilde. Wer die Sprache seiner Haut erlernen möchte, kommt an der Leidenswahrnehmung dieser verstümmelten Glieder nicht vorbei.

Hautausschläge an den Gelenken weisen auf Konflikte in bezug auf unsere Beweglichkeit und Verbindungsfähigkeit im weitesten Sinne hin.

Fragen Sie sich, ob Sie nach allen Richtungen hin offen und beweglich sind. Können Sie eine eingeschlagene Richtung oder Meinung leicht ändern, auch einmal in die entgegengesetzte Richtung gehen? Versteifen Sie sich oft? Beharren Sie auf Ihrer Meinung, auf Ihrem Standpunkt? Sind Sie flexibel oder unbeugsam – können Sie Ihre Knie nicht beugen?

Fällt es Ihnen schwer, etwas zu bereuen, der Reue auch Ausdruck zu verleihen, sich zu entschuldigen, sich und anderen einzugestehen, daß Sie sich geirrt haben? Bahnen Sie sich Ihren Weg mit den Ellenbogen?

Kennen Sie Ihre Ängste, auch die verborgensten? Bemänteln Sie diese mit Sturheit und Stolz?

Sind Sie sehr aktiv – hyperaktiv? Was verbirgt sich hinter dieser unentwegten Betriebsamkeit?

All das und vieles mehr kann sich in unseren Gelenken manifestieren und als Hautausschlag nach außen treten.

Rücken und Bauch

Die Säule, die unsere gesamte stoffliche Ausdrucksform, den Körper, trägt, an der alle Glieder und Organe buchstäblich hängen, das ist unsere Wirbelsäule. Sie ist die Säule unseres irdischen Lebens, die Säule unserer Gesundheit (siehe dazu mein Buch „Die Wirbelsäule – Säule der Gesundheit").

Hautausschläge im Rückenbereich zeigen Erfahrungen, die „hinter" uns liegen, als Konflikt jedoch gegenwärtig sind, allerdings unbewußt. Dabei sollte man sich fragen: Wie stehe ich zu meiner Vergangenheit, kann ich sie vor meinen Mitmenschen offenlegen? Kann ich transparent sein, oder habe ich einiges zu verbergen?

Wo scheue ich die Begegnung mit meinem wahren Selbst, mit meinem selbstverursachten Schicksal? Habe ich Angst, an meiner Vergangenheit zu rühren, oder rühren zu lassen? Bin ich also erpreßbar?

Erhebe ich mich über meine Mitmenschen, wenn ich von meinen Erfahrungen spreche, oder will ich ihnen dienen? Halte ich meine Lebenserfahrungen zurück? Stelle ich mein Licht unter den Scheffel?

Unsere Identität zeigt sich in der Wirbelsäule – die Basis unseres irdischen Daseins im unteren Bereich. Dort ist der Sitz des körperlichen Bewußtseins – des „Ich bin". Der Akupunkturpunkt am Ende des Steißbeins wird oft bezeichnenderweise „Gouverneur" genannt; an sich heißt er „Chang Qiang" = Wachsen der Kraft. Er ist der Sitz jenes Feuerrades, das die Yogis Muladhara-Chakra nennen, in dem die Kundalini-Kraft „schläft" und auf das Wachsen wartet.

Die Kelten erlebten dies als den großen Basis-Gau. Es ist der Ileo-*sacral*-Bereich, der heilige Bereich. In diesem Kreuzbein tragen wir *unser* Kreuz. Jeder von uns muß irgendwann seinen eigenen „Karfreitag" durchleben, durchleiden. Lassen wir diesen Läuterungsprozeß nicht zu, nehmen wir unser Kreuz, unsere Vergangenheit nicht an, dann kann es eines Tages anfangen zu jucken im Kreuzbeinbereich, und die Haut beginnt es herauszuschreien.

Bei Hautausschlägen im Bauchbereich können etwa folgende Grundfragen hilfreich sein:

Was kann ich nicht annehmen, was nicht verdauen? Wo habe ich Versorgungs- oder Existenzängste, Angst zu verhungern, das Leben nicht in vollen Zügen genießen zu können? Lebe ich meine Mitte, ruhe ich in der Mitte? Habe ich vielleicht eine verdrängte Wut im Bauch? Und vieles mehr.

Mit diesen bruchstückhaften Ausführungen über die Hautausschläge möchte ich zum Selbersuchen anregen. Ich habe bewußt einige Regionen nicht erwähnt wie den *wichtigen* Kopf-, den Brust- und den vorderen Beckenbereich, damit der Leser auch noch Bereiche hat, in die er völlig unbelastet von meinen Anregungen eindringen kann.

Allergischer Schnupfen,

Nasenkatarrh, Fließschnupfen, Rhinitis – vier Bezeichnungen für gereizte und geschwollene Nasenschleimhäute. Diesen Zustand finden wir bei allergischen Reaktionen auf Blütenpollen, Tierhaare, Hausstaub, Schimmelpilzsporen und einiges mehr.

Viele Menschen leiden zu jeder Jahreszeit an chronischem Schnupfen, der nicht durch sogenannte Allergene verursacht wird und daher auch nicht als allergischer Schnupfen bezeichnet werden kann. Bei der Suche nach der Ursache habe ich bei den meisten Betroffenen herausgefunden, daß es sich um eine „direkte" allergische Reaktion handelt, ohne den „Umweg" über einen Reiz- bzw. Auslöserstoff (Allergen).

Der eine hatte die „Nase voll", der andere hatte sie *gestrichen voll* – da mußte sie natürlich überlaufen. Wieder ein anderer konnte seinen Chef „nicht riechen" – nachdem die Nasenschleimhäute geschwollen waren, *roch* er ihn auch nicht mehr.

Keiner der Betroffenen traute sich, sein Unbehagen zu äußern, da mußte es die Seele über das der Situation entsprechende Körperorgan tun.

Verschnupfte sollten sich weiterhin fragen, *gegen* wen oder was sie „verschnupft" sind, wo sie sich ständig beleidigt fühlen, wo sie die Nase rümpfen bzw. hochmütig sind – sich ihren Mitmenschen gegenüber erhaben, sehr vornehm, ästhetisch, würdig fühlen.

Wo kann ich mir nicht genügend *Luft* machen? Wo gehe ich faule Kompromisse ein? Wo stinkt's mir? Was finde ich *anrüchig?* Wo gehe ich nicht mehr meiner Nase nach?

Allergische Augenbindehautentzündung

Besonders Blütenpollen-Allergiker sind davon betroffen, aber wie beim allergischen Schnupfen gibt es auch hier Betroffene, bei denen man keine äußeren Reizstoffe findet.

Vielen ist es zum *Heulen*, aber sie verdrängen die Tränen – in ihrem Unterbewußtsein sind Stauseen voller Tränen.

Betroffene sollten sich u.a. fragen: Was oder wer reizt mich? Was *muß* ich mit den Augen „schlucken"? Was von all dem, was durch die Pforten meiner Augen in mich hineinströmt, belastet mich, kann ich nicht „verwandeln"?

Die Augen sind in ihren seelischen Eigenschaften mit der Leber verbunden (siehe dazu das Kapitel „Die Leber" in meinem Buch „Ganzheitliche Therapie").

Hast Du etwas im Auge, sieht Dein Auge nicht klar
Hast Du Dein Denken gebunden, ist es unbeweglich
Ist Dein Ich stark
Ist Deine Orientierung schwach.

Weisheit eines Landstreichers

Nur mit dem Herzen sieht man richtig. Das Wesentliche
ist für das Auge unsichtbar.

Antoine de Saint Exupery

Allergisch auf Tiere

Die Tierseele im Menschen

Von manchen Menschen sagt man, sie seien sanft wie eine Taube, schlau wie ein Fuchs, verführerisch wie eine Schlange, geschmeidig wie eine Katze, dumm wie eine Gans, störrisch wie ein Esel, dreckig wie ein Schwein, gewitzt wie eine Maus, blind wie ein Huhn, ungeschickt wie ein Elefant im Porzellanladen und so manches andere. Man sagt auch: „Du armes Schwein", oder „Schwein gehabt", „Blöde Ziege", „Krummer Hund", „Raben-Eltern", „Stiehlt wie 'ne Elster" und vieles mehr.

Haben Tiere menschliche oder Menschen tierische Eigenschaften?

Der Mensch als Summe bzw. Krone der Schöpfung vereint *in sich* alle Elemente der Schöpfung in individuell unterschiedlichen Proportionen. Besonders von der Tierwelt, als letzte Entwicklungsstufe vor der Menschwerdung, hat fast jeder einen spezifischen Anteil. Oft ist dieser Tieranteil an bestimmten Verhaltensweisen, körperlichen Bewegungen, bis hinein in Gestalt und Physiognomie erkennbar.

Im Verlauf einer oder mehrerer Existenzen integrieren wir, bewußt oder unbewußt, bestimmte Tierseelen in unser Menschsein im Sinne einer Höherentwicklung. Viele Menschen behindern diese Entwicklung und lehnen, bewußt oder unbewußt, den Tierseelen-Anteil ihres Menschseins ab, manche bekämpfen ihn sogar. Auf die entsprechenden Tiere reagieren sie dann allergisch. Dies ist ein großer Komplex möglicher Ursachen für Tier-Allergien.

Das Tier als Sinn-Bild

Tiere haben auch Symbolcharakter sowohl im archaischen als auch im individuellen Sinne. Der größte Teil der Tier-Allergiker in meiner Praxis reagiert allergisch auf Katzen.

Seit Jahrtausenden ist die Katze ein Symbol für Freiheit, Kraft, Sinnlichkeit, Geheimnis und Magie. Falls Sie Tier-Allergiker sind, betrachten Sie die Tiere, auf die Sie allergisch reagieren, in ihrer Ganzheit. Achten Sie darauf, was Ihnen bei diesen Tieren besonders ins „Auge sticht". Beobachten Sie eingehend die Eigenschaften und das Verhalten dieser Tiere. Suchen Sie in sich nach Ähnlichem, das Sie jedoch ablehnen und verdrängen, oder nach entsprechenden unerfüllten, tabuierten Sehnsüchten und Wünschen.

Die Katze ist zwar ein Haustier, das wie der Hund die Nähe des Menschen sucht; sie beugt sich jedoch nicht dem Willen des Menschen, sie wird nicht unterwürfig und gehorsam wie der Hund. Man kann ihren Stolz kaum brechen. Sie bewahrt sich immer ein Höchstmaß an Eigenständigkeit und Freiheit. Sie ist ein anschmiegsames, kuscheliges, zärtlichkeitsbedürftiges, äußerst sinnliches Tier. Kaum ein anderes genießt derart sichtbar und hörbar das Gestreicheltwerden. Das zufriedene Schnurren einer Katze ist unübertroffen. Aber sie holt sich die Streicheleinheiten, die sie haben möchte; wenn es ihr zuviel wird, zeigt sie ihre Krallen oder geht einfach.

Betroffene sollten sich u.a. fragen: Habe ich Sehnsucht nach Zärtlichkeit? Sehne ich mich nach Freiheit? Traue ich mich nicht, meine Bedürfnisse und deren Grenzen offen und ehrlich zu zeigen?

Kann ich meinen Mitmenschen die Grenzen meiner Belastbarkeit rechtzeitig zeigen? Oder gehe ich zu viele Kompromisse ein, lade mir zuviel auf? Kann ich zur gegebenen Zeit auch NEIN sagen, oder schlucke ich den Unmut hinunter und mache mit „einer Wut im Bauch" weiter? Buhle ich um die Anerkennung meiner Mitmenschen, indem ich mich zwinge, „immer für sie DA zu sein"? Diktiert vielleicht ein selbstauferlegter frommer Leistungszwang mein Leben?

Fühle ich mich in einer Beziehung ausgenutzt, mißbraucht? Fehlt mir der Mut, zu mir selbst und meinen Bedürfnissen zu stehen? Nehme ich für mich genügend Zeit in Anspruch? Habe ich Hemmungen, mich auch mal auf die „faule Haut" zu legen und mir die liebe Sonne auf den Pelz scheinen zu lassen? Liebe ich meinen Nächsten wie mich SELBST?

Habe ich meine Sinnlichkeit verdrängt, tabuiert? Habe ich Freude am Leben, genieße ich es – ohne etwas Besonderes zu tun oder zu leisten?

Habe ich irgendwann eine unangenehme Situation im Zusammenhang mit einer Katze erlebt, an die ich durch den Symbolcharakter der Katzen immer wieder erinnert werde? Habe ich jemals Schreck oder Schmerz durch Katzen, auch durch Raubkatzen, erlitten? Bin ich abergläubisch in bezug auf Katzen?

Diese und viele weitere Fragen haben eine Beziehung zu dem, was uns Katzen durch ihr Wesen zeigen können – was sie sinnbildlich für uns darstellen. Auf diese Weise können wir durch eingehende Beobachtung den Symbolcharakter aller Tier-Allergien ergründen und die Ursachen von der Wurzel her lösen bzw. erlösen

Ursachen aus einer früheren Inkarnation

Eine Frau hatte von früher Kindheit an eine Allergie auf Vögel. Nachdem wir in einem seelischen Explorationsgespräch den Ursachen nicht auf die Spur gekommen waren, gingen wir zur Betrachtung der Seelenbilder über. Wobei sie plötzlich einen markerschütternden Schrei ausstieß, wild abwehrend um sich schlug und sich dabei immer wieder die Hände schützend vor die Augen hielt. Sie erlebte einen Überfall von großen, dunklen Vögeln, die ihr die Augen auspickten und -kratzten. Nach eingehender Prüfung fanden wir in ihrem jetzigen Leben weder einen tätlichen Vogelangriff noch irgendeine entsprechende bildhafte Einprägung durch Erzählung, Lektüre, Theater, Kino oder Fernsehen. Blieb uns nur anzunehmen, daß ihr dies in einer früheren Inkarnation zugestoßen war. Ihre Vogelallergie zeigte sich nur im Augenbereich durch Entzündung, Tränen und Schwellung.

Ähnliche Erlebnisse in meiner Praxis hatten auch Katzen-, Rinder- und Pferdeallergiker sowohl bei der Betrachtung ihrer unbewußten Seelenbilder als auch in Träumen. Sie wurden von den Tieren angegriffen, manche hatten dabei auch grausame Todeserlebnisse.

So vielschichtig können die wirklichen Ursachen der Allergien sein.

Wollallergie

ist oft keine Allergie im klassischen Sinne, sondern eine (Stoff-wechsel-)Reinigungsreaktion über die Haut, eine Ausleitung ähnlich wie beim Baunscheidtieren.

Manchen sogenannten Wollallergikern empfehle ich, mög-lichst ungereinigte Schafwolle als Wickel direkt auf die Haut zu legen. Der Reaktionsintensität und dem Allgemeinzustand des Betroffenen entsprechend kann man eine kleine Wollkompresse von der Größe eines Cantharidenpflasters (ca. 4 x 4 cm) bis hin zu einem Ganzkörperwickel empfehlen. Manche haben schon eine ganze Nacht nackt in frischgeschorener und unbehandelter Schafwolle „geschlafen", besser gesagt: mit großer Überwindung verbracht.

Erfolgt darauf keine allergische Reaktion, obwohl sie auf Woll-bekleidung allergisch reagieren, dann liegt eindeutig keine Schaf-wollallergie vor. Der Betreffende reagiert nicht auf das Schaf bzw. seine Wolle, sondern auf die Chemie in der Wolle. Bei der na-turwidrigen Massenzucht werden die Schafe innerlich und äußerlich gegen Krankheiten und Parasiten mit Chemikalien „be-handelt". In den Ländern der großen Wollieferanten wie Austra-lien und Neuseeland werden die armen Tiere in Mitteln gegen Wanzen, Zecken usw. gebadet, die wegen ihrer hohen Giftigkeit bei uns schon längst verboten sind.

Gegen Motten, Schimmel und andere Schäden, die durch La-gerung und wochenlangen Schiffstransport entstehen können, wird die Rohwolle mit dem hochgiftigen Dieldrin eingenebelt. Häufig wird noch zusätzlich das krebserregende Pentachlorphe-nol (PCP) als Antischimmelmittel eingesetzt.

Auch nach der industriellen Reinigung bleiben Rückstände dieser hochgiftigen Substanzen in der Rohwolle. Bei der üblichen industriellen Weiterverarbeitung der Wolle werden weitere che-mische Mittel eingesetzt.

Besonders beim Schwitzen gelangen diese Gifte über die Haut in die Lymph- und Blutbahnen. Wer sich gegen diese Gifte wehrt, ist kein Allergiker.

Wer auf den längeren Hautkontakt mit Rohwolle von einem heimischen Schäfer, der seine Schafe nicht mit Chemie behandelt, mit einem Hautausschlag reagiert, sollte sich nicht gleich als Wollallergiker einstufen. Wie schon erwähnt, kann es die Ausleitungsreaktion eines verschlackten Körpers sein. Durch tägliche Wollwickel und eventuell weitere unterstützende Ausleitungsmaßnahmen (siehe „Therapie") läßt sich bald erkennen, ob es sich um eine Allergie handelt oder nicht.

Die meisten „Wollallergiker", die ich in der Praxis erlebe, sind nach ein oder zwei Fastenkuren (siehe mein Fastenbuch), unterstützt durch Rohwollewickel und Schlafen in Wollbetten, geheilt.

Wer mit Atemnot (Asthma) auf Wolle reagiert oder schon beim Anblick eines Schafes einen Hautausschlag bekommt, der ist ein wahrer Wollallergiker. Hier sollte man, wie am Beispiel der Katze, nach dem Symbolcharakter des Schafes suchen:

Fragen Sie sich, wo Ihnen die Ruhe, die Gelassenheit, die Opferbereitschaft (das Lamm = archaisches Opfersymbol) fehlt. Oder wo lassen Sie sich widerstandslos wie ein Lamm zum „Schlachter" führen? Wo können Sie Ihr Kreuz nicht annehmen – Christus, das kreuztragende Lamm? Wo vermissen Sie Schutz und Wärme – oder können dies nicht geben? Was sagt Ihnen das „blöde" Schaf?

Betrachten Sie das Bild des Schafes in sich – jenseits des Denkens – Kontemplation – Meditation.

Durch die Meditation erkennen wir,
daß in allen Geschöpfen
ein und derselbe Geist Gottes wohnt und wirkt.

Sonnenallergie

Die Sonne ist der Mittelpunkt unserer kleinen Planetenfamilie in den Weiten des Universums. Die Sonne ist unsere große Licht- und Wärmequelle. Ohne sie gäbe es kein Leben in der Form, wie wir es auf unserem Planeten kennen.

Immer mehr Menschen „vertragen" ihre Lebensquelle nicht mehr – reagieren mit Haut"ausschlägen" auf die segensreichen Licht- und Wärmestrahlen der Sonne.

Seit Jahrtausenden nutzen Naturheilkundige die Heilkraft der Sonnenstrahlen u. a. auch für die Heilung von Hautausschlägen. Seit wenigen Jahren sehen weltweit immer mehr Menschen die Sonne als Verursacher von Hautausschlägen. Zunehmend bezeichnet man die Sonne – unsere Lebensquelle – schon als *lebensgefährlich!* Wie konnte es so weit kommen?

> *„In einem Sonnenstrahl ist mehr Energie enthalten*
> *als in allen Atomen der Materie...*
> *sie (die Sonnenenergie in ihrer Ganzheit)*
> *wird aber nur von dem gefunden,*
> *der sie mit Liebe sucht."*
>
> Guglielmo Marconi
> Forscher (1874 – 1937)

Das Wesen der Sonne und ihrer Strahlung ist aus meiner Sicht noch weitgehend unbekannt.

Vordergründig betrachtet kennt man das umfangreiche elektromagnetische Spektrum des Sonnenlichts mit seinen unterschiedlichen Wellenlängen, wobei der sogenannte ultraviolette Bereich der allgemein bekannteste ist. Dieser wurde in drei Zonen mit unterschiedlichen Wellenlängen eingeteilt.

Die UVA-Strahlen bilden den langwelligen Anteil, d. h. energetisch den schwächeren. Danach kommt der energetisch höhere UVB-Anteil, der vorwiegend für die Entstehung von Sonnenbrand und Hautkrebs „verantwortlich" gemacht wird. Den energetisch höchsten Anteil des UV-Spektrums haben die UVC-Strahlen. Unter normalen Bedingungen kommen sie nicht auf der Erdoberfläche an, da sie durch die Ozonschicht in der Stratosphäre abgefangen werden.

Seit der Entdeckung des Ozonlochs wird die vermehrte Einstrahlung hochenergetischer UVC-Strahlen auf die Erdoberfläche als Ursache für den rapiden Anstieg von Hautkrebs und Sonnenallergien angenommen.

Sonnenallergie – Angst vor Be-lichtung?
Durch-lichtung – Durch-leuchtung – Er-leuchtung

Photo-Allergie nennen die Wissenschaftler die allergischen Reaktionen auf elektromagnetische Strahlungen aus dem nicht-ionisierenden Wellenbereich. Das heißt, die Betroffenen reagieren allergisch auf Be-lichtung – ihre Haut schlägt „gegen" das Licht aus. Da die Menschen mit unterschiedlichen Ausschlagsformen reagieren, bezeichnet man die Photo-Allergie seit einigen Jahren als polymorphe Lichtdermatose, was sinngemäß „vielgestaltige Hauterkrankung durch Licht" bedeutet.

Wie bei der Wollallergie sollten die Betroffenen ergründen, ob der Hautausschlag die Folge einer Reinigung durch die Sonne ist, d. h. eine Ausleitung giftiger Stoffe über die Haut, oder ob es sich um eine „echte" Sonnenallergie handelt.

Die reinigenden Sonnenwesen

Wenn wir uns an einem Sonnentag mit wolkenlosem Himmel entspannt auf den Rücken legen und uns möglichst „absichtslos" in die Betrachtung des weiten, blauen Luftmeers vertiefen, dann sehen wir unzählige Heerscharen reinigender Sonnenwesen. Sie füllen den ganzen Äther. Sie erscheinen als winzige Lichtpunkte, die sich in Gruppen, tanzend nach einem bestimmten Muster und Rhythmus, bewegen. Im Gebirge in reiner Höhenluft sieht man sie besonders deutlich.

Ich kenne sie seit meiner Kindheit und nenne sie „Äthertierchen". Warum, weiß ich nicht. Vor wenigen Jahren habe ich gelesen, daß sie Anfang dieses Jahrhunderts von Wissenschaftlern „entdeckt", erforscht und als „Ätheroiden" benannt worden sind.

Diese „Mikrosonnen" durchdringen alle Erdorganismen und erwecken im Mikrobereich neues Leben. Zuvor oder gleichzeitig vernichten und „entsorgen" sie das Alte, das unbrauchbar Gewordene, das Belastende und Vergiftende.

Bei der Betrachtung dieser unentwegt tanzenden Sonnenwesen kommen mir immer wieder Bilder des tanzenden Shiva in der Sonne bzw. im Sonnenrad: diese schöpfenden, zerstörenden und wiedererzeugenden Aspekte der Gottheit, wie ich sie in Indien in Form von Bildern, Skulpturen und Tanzaufführungen erlebt habe.

Diese Sonnenwesen können nur lebendiges Gewebe in großer Anzahl durchdringen, das sich durch das Licht und die Wärme der Sonne erweitert und so lichtdurchlässig wird. Das heißt, daß sie in uns nur richtig wirken können, wenn wir uns nackt oder nur mit einem weitmaschigen Naturfasergewebe bekleidet eine bestimmte Zeit lang von der Sonne bestrahlen lassen.

Durch die erweiterten Hautgefäße fließt das Blut durch ein Lichtmeer. Legionen von Sonnenwesen dringen in uns ein. Sie beschleunigen den Stoffwechsel, regen die Blutbildung im Knochenmark an sowie alle vegetativen Funktionen. Sie bewirken auch die Bildung von Heilseren sowie von Antriebs- und Abwehrstoffen, die wir ohne sie nicht erzeugen könnten, und vieles mehr.

Aber vor allem reinigen sie uns gewaltig. Besonders im Darm, in den Schleimhäuten und den Drüsen werden Fäulnisherde und Gifte tief aufgewühlt. Wenn diese zur Ausscheidung in die Blut- und Lymphgefäße gelangen, kann es zu einem wirklichen „Shiva-Tanz" oder zu einem „Tanz auf dem Vulkan" kommen. Dabei können mächtige Eruptionen über die Haut stattfinden. Aber es kann auch zu Übelkeit, Erbrechen und Kopfschmerzen führen.

Solche reinigenden Hautausschläge kann man nicht als Sonnenallergie bezeichnen. Nach einigen Fastenkuren, dosierten Sonnenbädern und entsprechender Lebens- und Ernährungsumstellung finden diese Ausschläge bald nicht mehr statt.

Die „wahre" Sonnenallergie

kann einerseits reinen Symbolcharakter wie alle anderen Allergieformen haben, andererseits kann sie unbewußte Ängste vor einer Be-lichtung bzw. Durch-leuchtung ausdrücken.

Die Sonne als Symbol

Im ersten Fall sollten Betroffene den individuellen Symbolcharakter der Sonne in ihrem Unterbewußtsein erforschen.

Die Sonne – für jeden Menschen sichtbar und spürbar – ist der größte Licht- und Wärmekörper. Schon immer haben sich die Menschen vor der Dunkelheit gefürchtet und sich nach dem Licht gesehnt. Die Sonne besiegt mit jedem Tag aufs neue die Macht der Finsternis, und sie besiegt die Kälte mit ihrer Wärme, nach der sich gleichsam alle sehnen wie nach ihrem Licht.

Demzufolge ist es verständlich, daß die meisten Naturvölker die Sonne als Gott anbeteten. Außerdem wußten sie schon vor einigen tausend Jahren, daß es ohne Sonne (Gott) kein Leben auf Erden gäbe. Auch spätere Hochkulturen wie in Ägypten, Griechenland und Japan, wie die Inkas und die Azteken sahen in der Sonne einen personifizierten Gott. Die Inkafürsten und die Herrscherdynastie Japans führten ihre Abstammung auf den Sonnengott zurück.

Noch heute feiern fast alle Religionsgemeinschaften die Sonnenwende – jene Tage oder jenen Tag, an dem die lichtarme, die dunkle Zeit ihren Höhepunkt überschreitet, die Tage länger werden und die Strahlungsintensität der Sonne zunimmt.

Auch das Weihnachtsfest hat seine Wurzeln im Lichtfest der vorchristlichen Zeit. Gott selbst hat für seine Menschwerdung die dunkelste Zeit gewählt. Das Licht kam in die menschliche Finsternis.

Manche Christen des Mittelalters und danach erlebten die Sonne als Symbol für die Vollkommenheit in Jesus Christus. Damals gebrauchte man den Ausdruck „christo-sol" (Christus Sonne), der heute noch in manchen Kirchen zu lesen ist.

In den Gemälden des berühmten Isenheimer Altars von Matthias Grünewald (14. Jh.) begegnet uns die Auferstehung Jesu in der Sonne. Die Spuren der Mißhandlung sind verschwunden. Der Menschensohn hat nach hartem Kampf und unermeßlichem Leid die Vollkommenheit erlangt; sein Leib ist verklärt und strahlt wie eine gewaltige Sonne. Jesus ist Sieger: Segnend erhebt er seine Hände in der Sonne.

Dazu schreibt Schwester M. Martyria Madauss in ihrer Betrachtung über den Isenheimer Altar: „Wenn wir in Stunden dunkler Nacht, da Jesus zu schweigen scheint, im Glauben durchhalten, wenn wir bereit sind, Dornen mit Jesus, d. h. Schmähungen um Seinetwillen zu tragen, wenn wir uns verlachen und verhöhnen lassen, für IHN, dann lebt Jesus in uns, dann leuchtet uns Sein Trost – stark wie die Sonne."

Im selben Altargemälde begegnet uns auch Gott-Vater in der Sonne. Engelscharen kommen in den Strahlen des „Sonnen-Gottes" herab auf die Erde, zu Jesu Geburt. Hellsichtige Künstler aller Zeiten und Religionen haben die Köpfe ihrer Heiligen in der Sonne gemalt, in der Aura der Vollkommenheit. In Indien werden die Engel (Devas) als Sonnen dargestellt; auch ich habe sie so erlebt.

Zu allen Zeiten war und ist die Sonne das Zentralsymbol der Menschheit, Sinnbild der Ganzheit, des Heils, steht für höchste Reinigung, für Erleuchtung und Vollkommenheit, das Selbst, das Zentrum allen Seins – Symbol Gottes.

Sonnenallergiker sollten sich fragen: „Was wehrt sich in mir gegen die Entwicklung zum Geistigen hin? Was wehrt sich gegen die Ganzheit des Lebens, gegen die Vollkommenheit? Was in mir will Gott und Seine Ordnung nicht wahrhaben? Was stellt für mich die Sonne dar? Wo und warum wehre ich mich dagegen?"

Sonnenallergie – Rebellion gegen das Licht

Global gesehen befinden wir uns in einer Evolutionsphase (in der Offenbarungszeit), in der *nichts* mehr verborgen bleiben kann – alles wird offenbart, beleuchtet, durchleuchtet -, ob wir wollen oder nicht. Viele Eigenschaften (Wesens-züge bzw. Wesen) in uns scheuen das Licht, insbesondere das Sonnenlicht.

Deshalb gibt es immer mehr Menschen, bei denen nach längerer Sonnenbestrahlung innerlich, meist noch unbewußt, eine „Rebellion" dieser „dunklen", lichtscheuen Wesen gegen das Licht stattfindet. Dies kann sich u. a. auch in „Ausschlägen" über die Haut äußern. (Lesen Sie in diesem Zusammenhang auch das Kapitel „Das Ausrichtungs- oder Steuermannprinzip".)

Die Sonnenstrahlen sind ein abgeschwächtes Spektrum des reinen Lichts Gottes. Wer auf dieses Licht allergisch reagiert, wehrt sich irgendwo in seinem Wesen gegen Gott.

Wenn mein Stolz der Demut weicht,
mein reuevolles Herze einer Schale gleicht,
fließt Seine Liebe ganz in mich hinein,
dann kann Sein Leben in mir sein.

Das Feuer, das ihr kennt,
ist jenes, das verbrennt.
Das Feuer, das ihr meint,
das euch als Sonne scheint,
ist jenes, das vereint.

Entzündet Licht an Licht
in jubelndem Verzicht.
Verschenkt euch und erlebt,
wie sich aus Flammen hebt
das Ich, das ihr erstrebt.

Ephides

Metall-Allergie

Alle Metalle sind als Spurenelemente, d.h. in winzigen Mengen, im menschlichen Organismus enthalten. Größere Mengen wirken belastend und störend, und je nach Metallart können diese schon durch geringe Überdosierung zu gefährlichen Giften werden.

Die Dosis kann ein Gift zum Heilmittel und ein Heilmittel zum Gift machen!

Deshalb ist die Abwehr eines zum Beispiel nickelgesättigten Organismus gegen weitere Nickelzufuhr eine gesunde Reaktion zum Schutze der Gesundheit. Der größte Teil der Metall-Allergien sind nach meiner Erfahrung solche gesunde Abwehr- bzw. Schutzreaktionen. Durch die meisten Industriezweige werden wir heutzutage in fast allen Lebensbereichen mit zum Teil gewaltigen Überdosen von Metall „angereichert".

Die Nickel-Allergie ist wahrscheinlich die häufigste Metall-Allergie durch Hautkontakt (Kontakt-Allergie). Frauen sind durch das Tragen von nickelhaltigem Modeschmuck davon überwiegend betroffen.

Ich habe aber auch Metall-Allergiker erlebt, bei denen die Ursache ein Hilfeschrei der Seele war.

Bei einem Kupfer-Allergiker hat sich schon bei der ersten seelischen Tiefenexploration folgende Ursache gezeigt: Seit vielen Jahren arbeitete er im Büro einer Handelsgesellschaft. In den letzten Jahren hatten sich für ihn sehr unangenehme „Konstellationen" in der Firma ergeben, die er jedoch aus Angst, seinen altgewohnten Arbeitsplatz zu verlieren, peinlichst ins Unterbewußtsein verdrängte. Seine Seele geriet immer mehr unter Druck, bis schließlich der Ausbruch über die allergische Reaktion auf Kupfer erfolgte. Damit zeigte die Seele sehr deutlich, wo die Ursachen seiner unterdrückten Probleme lagen: die Firma, bei der er arbeitete, verkaufte Kabel, die ja bekanntlich aus Kupfer sind. Hierbei war das Kupfer ein individuelles Symbol für seinen Arbeitsplatz. Mit dem Metall selbst war er in all den Jahren in der Firma nicht in Berührung gekommen.

Nachdem er mit der Hilfe seiner Frau und seiner Kinder seine Existenzängste überwunden hatte und die für viele Mitarbeiter bedrückenden Arbeitsbedingungen in der Firma anging, verschwand seine Allergie.

Die Geschäftsleitung konnte die ungewohnte Offenheit und Zivilcourage dieses ehemals unterwürfigen „Duckmäusers" nicht lange ertragen. Er wurde bald entlassen.

Er fand einen interessanten Tätigkeitsbereich in einem kleinen, harmonischen Betrieb, der Kupferblech verarbeitet – Ironie des Schicksals!

Nun kommt er seit Jahren neben seiner Büroarbeit täglich in Kontakt mit dem warmen, sonnigen Metall, das er liebt wie kaum ein anderes und woraus er in seiner Freizeit selbst Kupfergegenstände anfertigt.

Allergien gegen Arbeitsplätze, die durch ein entsprechendes Metall symbolisiert werden, gibt es im Handwerk und in der Industrie häufig. Ein Teil der sogenannten Berufskrankheiten fällt darunter. Es gibt aber auch Metall-Allergien, bei denen die Seele ihre Symbolwahl auf Grund der spezifischen Eigenschaften und der Verwendung des jeweiligen Metalles trifft.

Nickel besitzt Anziehungskräfte (ist magnetisch), es kommt in Meteoriten vor, ist sehr widerstandsfähig und korrosionsbeständig (bleibt lange „jung"). Man verwendet es u.a. zur Herstellung von sogenanntem Neusilber (eine Mischung aus Nickel, Kupfer und Zink) und zum Überziehen unedler („minderwertiger") Metalle, vor allem zur Herstellung von sogenanntem Modeschmuck.

Betroffene sollten sich fragen, warum sie Schmuck tragen: aus Freude am Sich-Schmücken, oder um etwas zu kompensieren bzw. zu verbergen? Fühlen sie sich minderwertig und wollen sich mit einem „Anschein überziehen"? Haben sie Schwierigkeiten mit dem Altern bzw. mit ihrer „Korrossion"? Wo sind sie hart, kalt oder glatt wie Metall?

Schulallergie

Die schulische Erziehung der Industriegesellschaft orientiert sich an der Produktivität und wirtschaftlichen Leistungsfähigkeit des Individuums. Mit staatlichen, allgemein gültigen Erziehungsmitteln werden die Kinder anpassungsfähig an die „Werte" unserer Zeit – Erfolg und Besitz – *gestaltet*. Sie werden in ein vorgefertigtes Konzept hineingezwängt, so daß sie ihre individuellen, schöpferischen Kräfte nicht entfalten können.

In den meisten Schulen lernen die armen Kinder, ihre eigenen Interessen und Impulse zu unterdrücken, um sich Regeln und Ordnungsmustern zu unterwerfen, die wider die menschliche Natur und den Geist sind. Die Kinder werden ihres jeweiligen gegenwärtigen Bewußt-SEINs beraubt und gezwungen, ein wichtiges Entwicklungsstadium zu über-RENNEN. Dabei wird ihr sensibles Kind-SEIN auf dem Altar eines materialistisch-mechanistischen Leistungsprinzips brutal zum Opfer gebracht. Dies alles, damit sie später einmal – als gebrochene Wesen – auf irgendeinem isolierten Gebiet „Erfolg" haben, um die „Werte" unserer Zeit zu erringen: sprich Geld und Besitz.

Ein maßgebender Pädagoge unserer Zeit bezeichnet die Kinder als „Wissensrezipienten". Diesem Pädagogen-Papst scheinen die meisten nachzueifern, indem sie den armen, wehrlosen Kindern Ströme von Wissensballast, Verhaltens- und Gehorsamsregeln gewaltsam eintrichtern, um sie zu „braven", „mündigen" Bürgern zu formen, unterwürfig und leicht manipulierbar, anstatt ihre INDIVIDUELLE Entwicklung zu FREIEN, schöpferischen Menschen zu fördern. Den GANZEN Menschen in seinen drei Seinsaspekten Geist, Seele und Körper kennen diese „Lehrer" noch nicht.

Der Mensch kommt auf diese SCHULE Erde, um seine individuellen geistigen Fähigkeiten zu entwickeln und körperlich zum Ausdruck zu bringen, aber nicht, um in religiöse, wirtschaftliche und wissenschaftliche traditionelle Muster gepreßt zu werden. Erziehung soll dem Individuum dazu dienen, sein wahres geistiges Sein kennenzulernen, und ihm helfen, die in ihm angelegten Kräfte und Fähigkeiten zu entfalten.

Gott möchte sich in *jedem* Menschen in höchstmöglicher Vollkommenheit offenbaren. Es ist Aufgabe von Eltern und Lehrern, dem Kind die Umgebung zu bereiten, in der sich seine geistigen Kanäle öffnen können. Dann erleben wir, daß jeder Mensch GENIAL ist.

Im Grunde ihrer Seele und ihres Geistes leiden Schüler, Studenten und Lehrer gleichermaßen unter diesem leistungsorientierten Schulsystem, das an den wirklichen Lernbedürfnissen unseres geistig-seelisch-körperlichen Seins weitgehend vorbeigeht.

Seit zwei Jahrzehnten erlebe ich in meiner Praxis Schulkinder und Lehrer mit psychosomatischen Störungen, bis hin zu schweren Erkrankungen wie Krebs und Leukämie, deren Ursachen u.a. in unserem Schulsystem liegen. Ich habe dafür den Begriff „Staatsschulsyndrom" geprägt.

Die Schulallergie kann sich in allen bekannten und noch unbekannten Allergieformen manifestieren. Am häufigsten erlebe ich sie bei den Schülern und Lehrern, die zu mir kommen, in Form von Fließschnupfen, Kopfschmerzen, Migräne, Hautausschlägen, chronischer Bronchitis mit asthmatischen Zügen sowie chronischen Magen-Darm-Katarrhen, vegetativen Störungen und allerlei Nervenleiden. Das vom Tagesbewußtsein nicht wahrgenommene Leiden der Seele und des Geistes offenbart sich, wie bei allen allergischen Leiden, über den Körper.

Allergiekranke Schüler und Lehrer sind in den Ferien oft beschwerdefrei. Es kann jedoch auch umgekehrt sein: Ich kenne schuppenflechte-, neurodermitis- und asthmakranke Schüler und Lehrer, die ihre größten Allergiebeschwerden in den Ferien haben. Anscheinend ist die komplexe, unbewußte Seelenstruktur mancher Menschen durch Streß derart überlastet, daß sie „keine Zeit" hat, allergisch zu reagieren. In der Entspannungsphase der Ferien kann die Seele endlich die durch Streß blockierten Informationen bzw. ihre Hilfeschreie an die entsprechenden Körperregionen weiterleiten. Retardierte allergische Reaktionen sind die Folge.

Dieses Phänomen erlebe ich auch hin und wieder bei Allergikern, die gegen ihren Arbeitsplatz allergisch sind, aber erst im Urlaub krank werden. Wobei oft auch die Angst vor dem Verlust des „gesicherten" Arbeitsplatzes den Ausbruch der Krankheit während der Arbeit verhindert. Bei Schülern kann dies die Angst vor schlechten Noten sein und die sich daraus ergebenden Konsequenzen zu Hause und in der Schule.

Laut medizinischen und psychologischen Fachberichten ist der größte Teil der Kinder und Jugendlichen schulgeschädigt; nicht nur die auffallend psychisch und psychosomatisch Kranken, sondern auch der größte Teil der scheinbar „Gesunden". Sie sind ständig auf der Flucht nach vorne, um sich von dem Leistungsdruck nicht einholen zu lassen, weil sie es nicht verkraften könnten, nicht „gut" zu sein und dafür von Eltern und Lehrern gemaßregelt zu werden. Also „schaffen" sie die Schule „locker" und „cool", aber nur, weil sie dafür die Sensibilität für ihr wahres Sein und das ihrer Mitmenschen begraben.

Nicht auf das LEBEN hat unsere Jugend in zunehmendem Maße NULL-BOCK, sondern auf jene eitlen, mechanistischen, materialistischen Konzepte, die ihnen Pädagogen und Wissenschaftler als Leben vermitteln wollen.

Sie greifen zu Zigaretten, Alkohol und anderen Drogen, weil viele Eltern, Kirchen, Sekten und Lehrer den Sinn des Lebens und die Liebe Gottes nicht vermitteln können. In einer harmonischen, geistig orientierten Familie können auch schwere Schulkonflikte in Liebe aufgefangen werden. Leider ist dies in den wenigsten Familien noch der Fall. Die meisten Eltern fordern Leistungen und „gute Noten" von ihren Kindern und beschweren sich, wenn Lehrer kindgerecht unterrichten.

Zur Vertiefung dieses Themas habe ich unter „Buchempfehlungen" einige besonders aufschlußreiche Bücher angegeben. Auch ich schreibe an einem Buch zu diesem Thema – über meine Vision von Bildung aus ganzheitlicher Sicht.

116

Kinder

Sind so kleine Hände, winz'ge Finger dran.
Darf man nie drauf schlagen, die zerbrechen dann.
Sind so kleine Füße mit so kleinen Zeh'n.
Darf man nie drauf treten, können dann nicht geh'n.
Sind so kleine Ohren scharf, und ihr erlaubt:
Darf man nie zerbrüllen, werden davon taub.
Sind so schöne Münder, sprechen alles aus.
Darf man nie verbieten, kommt sonst nichts mehr raus.
Sind so klare Augen, die noch alles seh'n.
Darf man nie verbinden, könn'n sie nichts versteh'n.
Sind so kleine Seelen, offen und ganz frei.
Darf man niemals quälen, geh'n kaputt dabei.
Ist so'n kleines Rückgrat, sieht man fast noch nicht.
Darf man niemals beugen, weil es sonst zerbricht.
Gerade, klare Menschen wären ein schönes Ziel.
Leute ohne Rückgrat hab'n wir schon zuviel.

Bettina Wegner

117

„Dick-Werden" als allergische Reaktion

Viele allergische Reaktionen werden nicht als solche erkannt. Selbst das Dick-Sein kann eine allergische Reaktion gegen die Verurteilung der Dicken sein.

Ich habe einmal ein Mädchen erlebt, das jüngste von sechs Kindern. Es war eine reiche Großbauernfamilie. Alle waren gutaussehende, schlanke, stolze Menschen. Sie verachteten alle dicke Menschen, fanden sie unästhetisch und verurteilten sie als Menschen zweiter Klasse. Das Mädchen bekam eine, zunächst unbewußte, Aversion (Allergie) gegen diesen Schlankheitsfanatismus und die Verurteilung anderer Menschen, sodaß sie aus Protest (allergische Reaktion) die Freundschaft des dicksten Mädchens ihrer Klasse suchte – immer noch unbewußt. Als diese Freundschaft im Elternhaus bekannt wurde, war die Betroffenheit groß: „Wie kannst du dir die Greislichste aus der ganzen Schule als Freundin aussuchen? Schau sie dir doch an, so was Fettes, Häßliches!"

Nun begann die offene Konfrontation: Sie brachte die Freundin hin und wieder mit nach Hause. Diese „Provokation" verhärtete die Fronten. Die Abscheu gegen diese „vollgefressenen Säcke" wurde immer größer. Verbal kam das eher stille Mädchen gegen seine Eltern und Geschwister nicht an. Dieser liebenden Seele blieb also nur ein Ausweg, ihre mittlerweile geliebte dicke Freundin und alle Dicken vor den Angriffen ihrer Familie in Schutz zu nehmen: Sie äußerte sich über ihren Körper – die Seele befahl also gewissermaßen dem Körper dick zu werden. Dies geschah aber alles völlig im Unterbewußtsein. Verbal äußerte das Mädchen nichts mehr gegen die Attacken ihrer Familie, wurde aber von Tag zu Tag dicker zum Entsetzen der ganzen Familie, die nun alles unternahm, um diesen Schandfleck zu bereinigen.

Je mehr sie sich ihrer Tochter schämten, umso dicker wurde diese, obwohl sie nicht mehr aß als bisher. Man schleppte sie über Jahre von einem Arzt zum anderen, von einer Schlankheitskur zur anderen, auch mit Null-Diät nahm sie noch zu – sozusagen aus Luft und Liebe zu den verschmähten Dicken.

Irgendwann landete sie bei mir. Die Seele offenbarte sich und machte uns die Zusammenhänge ihres Leidens deutlich.

Atopische Erkrankungen

Hin und wieder kommen Patienten in meine Praxis und sagen mir, sie seien atopisch krank. Andere behaupten, sie hätten eine „tropische" Krankheit. Es gibt auch welche, die sagen, sie hätten keine Neurodermitis, sondern ein a-„tropisches" Ekzem.

Leider bauen viele Schulmediziner mit ihrem spärlichen Griechisch und Latein immer noch Mauern gegen das einfache Volk. Ähnlich hat es die Kirche über Jahrhunderte getrieben, bis endlich einer (Luther) die Bibel ins Deutsche übersetzt hat.

„Atopia" ist ein griechisches Wort und bedeutet „das Wunderbare" oder „das Sonderbare". Die Mediziner verwenden dieses Wort für viele bekannte allergische Erkrankungen wie Asthma, Heuschnupfen, Ekzeme u.a. Damit wird die diagnostische Verwirrung unter den Patienten immer größer. Die Bezeichnung selbst, die neben „sonderbar" auch „WUNDERBAR" bedeutet, ist für die Betroffenen wie ein Schlag ins Gesicht.

Leider wollen auch immer mehr Kollegen ihre paar lateinischen oder griechischen „Brocken" an den Mann bzw. an die Frau bringen.

Lassen Sie sich also nicht verwirren: Eine atopische Erkrankung ist eine allergische Erkrankung.

Ist Allergie vererbbar?

Ja, sagen viele Forscher in bezug auf Bronchialasthma, Ekzeme und Fließschnupfen, die sie alle als „atopische Erkrankungen" bezeichnen. Sicherlich haben sie aus ihrer Sicht recht. Alles hat mindestens zwei Seiten, meistens noch viel mehr.

Ich erlebe jeden Menschen als individuelles Geist-Seele-Wesen, das so oft auf diesem (mitunter auch auf anderen) Planeten inkarniert, bis eine bestimmte geistige Entwicklungs-"Stufe" erreicht ist und es nicht mehr in die grobstoffliche Welt „eintauchen" muß.

Wir inkarnieren immer dort, wo wir etwas zu lernen, zu ergänzen oder wiedergutzumachen haben. Dazu brauchen wir andere, die uns unsere unbewußten Fehlverhalten von klein an „spiegeln". Da jede Krankheit im Grunde die exakte Manifestation eines Fehlverhaltens im kosmischen Sinne ist, finden sich oft (nicht immer) ähnlich strukturierte Menschen in einer Familie zusammen.

Wir tragen die Informationen aus allen Inkarnationen in uns, darunter auch solche von Krankheiten, die von der Wissenschaft dann als Erbanlagen bezeichnet werden.

Das Ausrichtungs- oder Steuermannprinzip

Bei allen Erkrankungen spielt die seelisch-geistige Lebensausrichtung eine große Rolle. Die alte Dame mit der Avocado-Allergie (siehe Kapitel „Lebensmittel-Allergie") ist zum Beispiel eine liebevolle, sensible Frau. Sie hat ihr Leben auf Gott ausgerichtet und versucht, nach der Liebeslehre Jesu Christi zu leben. Dies bedeutet: Alles anzunehmen, was uns im Leben begegnet – Freud oder Leid – gleichermaßen. Was auch immer wir erfahren, erleiden, es ist nur die Folge unserer Gedanken, Worte und Handlungen. In diesem ehernen Gesetz von Ursache und Wirkung bzw. Saat und Ernte gibt es keine Willkür. Es ist das Gesetz der absoluten Gerechtigkeit. Daher sollten wir auch niemanden in seinem Wesen verurteilen – *mit dem Maß, mit dem du andere mißt, wirst du selbst gemessen.* Wir sollten sogar jene lieben, die uns schwerstes Leid zufügen. Sie geben uns nur das zurück, was wir einst in diese Welt hinein verursacht haben. Das wäre die konsequente Verwirklichung der göttlichen Liebe.

Diese Dame hat also als innere Lebensausrichtung diese höchste und schwierigste aller Lehren, durch deren Verwirklichung selbst die krassesten Gegensätze in der Einheit der Liebe verschmelzen (von der These/Antithese zur Synthese). Demzufolge suchte sie stets die liebe und lichte Seite ihres Vaters und vermied es, gegen seine Schattenseite zu reagieren.

Ebenso erging es ihr mit dem Zwitter und mit den dickbäuchigen Männern. Sie wollte sie lieben und nicht ablehnen. Aber von der Ausrichtung bis zur *Verwirklichung* dieser Liebeslehre bis hinein in all unsere Gedanken, Gefühle, Worte und Werke ist es ein langer Weg.

Sie konnte weder den Vater noch den Zwitter und die „Schmierbauch-Männer" so annehmen, wie sie sind. Ihr Liebesideal konnte jedoch ihr wahres Empfinden nicht zulassen. Diese unterdrückten Reaktionen erzeugten unbewußt einen zunehmenden seelischen Druck. Das stellvertretende Reagieren ist dann die Notlösung. Daß diese Reaktionen auf Avocados im Alter zunahmen, kann man als Signale aus dem Unterbewußtsein betrachten, da der Konflikt noch nicht gelöst ist und, gemessen an der zunehmenden geistigen Ausrichtung, immer unerträglicher wird, denn diese Ablehnungen lassen sich damit nicht mehr vereinbaren. Daher ihre bewußt-unbewußt gesuchte Konfrontation mit dieser Frucht. Hätte sie diese geistige Lebensausrichtung nicht, dann würde sie die Ablehnung bzw. Verurteilung von Zwittern und Männern mit dicken Bäuchen als völlig normal und belanglos empfinden. Sie würde auf ihre Abscheu- und Ablehnungsgefühle weder bewußt noch unbewußt allergisch reagieren. Soweit das Beispiel der „Avocado-Dame".

Ähnlich kann es einem Angestellten gehen, der seinen Vorgesetzten haßt, aber aus Angst, seinen Arbeitsplatz zu verlieren, diesen Haß nicht zum Ausdruck bringt. Auch hier gerät die Seele unter Druck und sucht nach stellvertretenden „Allergiereaktionen". Erstens, um sich „Luft" zu machen, zweitens, um die Aufmerksamkeit des Tagesbewußtseins auf den unerträglichen Konflikt im Unterbewußtsein zu lenken.

Das Maß bzw. Ausmaß einer Krankheit entspricht dem Maß der Diskrepanz zwischen unserer inneren Ausrichtung und unserem davon abweichenden Denken, Sprechen und Handeln.

Wer sein Leben innerlich auf die Lehre der vollkommenen Liebe Jesu Christi ausrichtet, aber in seinem Denken, Sprechen und Handeln noch davon abweicht, indem er andere verurteilt und vieles mehr, sondert sich von *seinem freigewählten* Weg ab und „fällt" in die „Sünde" = Sonderung, deren Konsequenzen er dann erleidet.

Wer sein Leben danach ausrichtet: „Alles, was mir dient ist richtig", kann seinen Weg leichter einhalten. Im Streben nach der Erfüllung egoistischer Lebensziele läuft man weniger „Gefahr", durch selbstlose Liebesgefühle für seine Mitmenschen von seinem „Erfolgsweg" abgelenkt zu werden.

Hingegen wer den Dienst an seinen Mitmenschen ohne Vorteile für sich selbst als Lebensziel wählt, wird in jedem Augenblick seines Denkens, Sprechens und Handelns von seinem Egoismus befallen. Unser Egoismus ist immer da, um ihn brauchen wir nicht ringen wie um unsere Liebesfähigkeit.

Unser Erbe ist der Egoismus, unser Ziel – irgendwann – Gott, unsere Mitmenschen und alle Wesen der Schöpfung zu lieben ohne Vorteile für uns selbst. Zwischen diesen Polaritäten gibt es eine große differenzierte Verhaltensskala, der entsprechend sich die Vielzahl und Vielgestalt jener Störungen an der Harmonie von Geist-Seele-Körper ergeben, die wir Krankheit nennen.

Bewußt oder unbewußt erheben wir Menschen uns zum Maßstab aller Dinge, aller Mitmenschen, aller Wesen. In jedem Augenblick unseres Daseins werden unsere Re-aktionen durch diesen selbstgeschaffenen Maßstab bestimmt. Durch unsere Ausrichtung werden wir ge-richtet, von Augenblick zu Augenblick, vom Sein zum Werden, von Existenz zu Existenz durch Raum und Zeit.

Indes ihr tastend eure Füße setzt im Ungewissen,
ist eures Erdenschicksals Bild schon längst umrissen,
nur Licht und Schatten füget ihr noch ein.
Ihr geht den vorgeschriebnen Weg, ob willig, ob gezwungen,
und eure Freiheit ist, daß ihr um ihn gerungen,
bevor ihr niederstiegt ins Erdensein.

Durchs dunkle Tor der Erde schreitend schlosset ihr die Lider.
Den Weg, den ihr erwählt, erkennt ihr nun nicht wieder,
weil ihr verblendet und erblindet seid.
Doch müßt ihr's sein? Könnt, Träumer ihr, des Schlafs
            euch nicht entraffen,

um schon hienieden euer Schicksal umzuschaffen,
zum Gold des Glücks zu glühen euer Leid?

                                        Ephides

Ursachen aus dem Jenseits

Wenn wir unsere Haut-, Fleisch- und Knochenhülle nach dem irdischen Tod abstreifen, dann stehen wir „nackt" da. Wir können weder vor uns selbst noch vor anderen etwas verbergen. Haben wir die nun hinter uns liegende Erdenwanderung auf die Liebe Gottes ausgerichtet, dann fühlen wir uns befreit von der Schwere des Erdenleibes. Mit Leichtigkeit lassen wir alles Irdische los. Wir erleben unvorstellbar schöne „Welten" voller liebevoller, lichter Wesen, treffen viele wieder, um die wir getrauert haben und ziehen gemeinsam weiter in der „Schule" der Evolution zu Gott. Dies kann auch im Liebesdienst an den Erdbewohnern bestehen.

Wer sein Erdenleben überwiegend zur Befriedigung seines Egoismus, zum Aufbau seiner weltlichen Persönlichkeit genutzt hat, nach dem Motto: „Alles, was mir dient, ist richtig", wer überwiegend die Befriedigung seiner Habgier und Leidenschaften angestrebt hat, der ist nach dem Erdentod ein Gefangener seiner irdischen Zwänge.

Die Welt, die er nun erlebt, ist seine *eigene* Welt. Er hat sie geschaffen mit seinen Gedanken, Wünschen, Vorstellungen, Worten und Handlungen. Da alles erd- und ichbezogen war, kann er kein Jenseits erleben. Er hat ja auch nie an Reinkarnation oder an ein Weiterleben geglaubt. Nun fühlt er sich seines Körpers beraubt. Ohne ihn kann er seine nach wie vor bestehenden Begierden nicht befriedigen. Wie soll er ohne Körper eine Zigarette rauchen, essen, trinken, mit einer Frau sexuell verkehren? Wie seinen Heißhunger nach Süßigkeiten stillen? Wie seiner Geltungssucht, seiner Rechthaberei frönen? Wie seinen Zorn äußern, seinen Besitz verteidigen, Auto fahren? Unendlich viele Wünsche, die nicht erfüllt werden können. Arme Seele! Ja, das sind sie: Milliarden von armen, erdgebundenen Seelen, in ihrer eigenen Vorstellungswelt gefangen!

Sie „leben" in grauen, nebligen Zonen, zum Teil mitten unter uns. Sie versuchen, *durch uns* weiterzuleben, weiterzuhandeln, ihre Zwangsvorstellungen und Süchte auszuleben.

Nach dem Ähnlichkeitsprinzip suchen sie Menschen, die wenigstens im Ansatz ähnliche oder gleiche Neigungen haben. So entsteht oft ein Verlangen, etwas zu tun, was man im Grunde verabscheut. Wer noch nicht wahrnehmen kann, daß solche *Eingebungen* oft von erdgebundenen Seelen in uns hinein-gegeben werden, verdrängt dies, und es kann zu Juckreiz und zu Hautausschlag kommen. Aber auch Asthma-Anfälle sowie alle bekannten allergischen Reaktionen können durch das Einwirken jenseitiger, verzweifelter Seelen verursacht werden.

Hüten wir uns jedoch davor, alle Ursachen unserer „Schattenseiten" auf jenseitige Wesen zu schieben. Nur wer die Geister wirklich durch Gottes Gnade unterscheiden kann, sollte hier differenzieren!

Wenn wir bei allem, was uns geschieht, ans Ende der Ursachenkette gelangen, landen wir *immer* bei uns selbst. Auch wenn die Kette durch alle Dimensionen und Wesen führt.

Dessenungeachtet sollten wir diesen notleidenden Schwestern und Brüdern durch Gebet und Aufklärung in der Liebe Gottes helfen.

Wer von der Innensonne Licht,
  Das im erwachten Herzen flammt,
Im Sterben sich erleuchtet sieht,
  Kehrt heim zum Reich des höchsten Seins.

Doch wer, des innren Lichtes bar,
  Mondgleich von fremdem Lichte lebt
Und unerhellt von dannen geht,
  Der kehrt in diese Welt zurück.

Der lichte wie der dunkle Pfad
  Besteht seit Ewigkeiten schon:
Der eine führt zum höchsten Sein,
  Der andre führt zur Welt zurück.

Krishna
Bhagavad-Gita, achter Gesang

Stellvertretende Kranke

Eine Bäuerin (42 Jahre) wurde von ihrem Mann und ihren drei Kindern zu mir gebracht. Wie eine formlose Masse „lag" die Frau im Rollstuhl, alle Gelenke waren durch Polyarthritis schwer deformiert, und obendrein hatte sie noch Knochenerweichung.

Folgende Ursachenkonstellation ergab sich: Bis vor sieben Jahren hatten sie einen „normalen" Bauernhof mit freilaufenden Milchkühen und Schlachtvieh. Verführt durch Materialismus und Gewinnsucht (er glaubte zwar, daß ihm keine andere Wahl bliebe) stellte er den Hof auf intensive Kälbermast um.

Die armen, zarten Tierlein wurden einige Monate lang, bis zur Schlacht-"Reife", in enge Käfige einzeln eingesperrt, so daß sie sich nicht einmal umdrehen konnten; damit ihr Fleisch durch keinerlei Bewegung die „Zartheit" verliere, die der Konsument vom Rinderbaby-Fleisch erwartet.

Aus demselben Grund durften ihre großen Augen nie das Licht der Sonne schauen, weder ihre Körper noch ihre Seelen die Wärme der Sonne spüren. Nie auf einer sonnigen, warmen Wiese umhertollen. Nicht in das tiefe Blau des Himmels blicken. Nicht die Wolken ziehen sehen, nicht Wind und Regen im Fell spüren.

Die armen Tierchen wurden nach einem Computer-Mastplan gemästet, bekamen Knochenerweichung und Gelenkdeformierungen, so daß sie während der letzten Etappe vor dem grausamen Transport zur Massenvernichtung nur noch liegend das tun konnten, zu dem man sie programmiert hatte: fressen.

Diese Familie war innerlich auf Gott ausgerichtet, deshalb traf sie ihr Verbrechen an der Natur entsprechend. Keineswegs als Strafe Gottes – denn Gott, die Liebe, straft nicht – nur der Mensch straft sich durch sein Handeln selbst; nach dem Gesetz von Ursache und Wirkung und nach seiner inneren Lebensausrichtung (siehe dazu das entsprechende Kapitel).

Der Mann war der eigentliche Initiator des grausamen Kälbermast-Projekts, er hatte sich dazu verführen lassen. Seine Frau gestand mir, daß sie innerlich nie richtig dabei gewesen wäre und als Mutter immer mit den armen Tierlein gelitten hätte. Sie hat es ihrem Mann aber nie gezeigt, nur am Anfang hatte sie einige leise Einwände dagegen erhoben.

Nach dem Verursacherprinzip, nach dem ehernen Gesetz von Ursache und Wirkung müßte doch der Mann das Schicksal der von ihm gequälten Tiere erleiden. Warum hat es seine Frau getroffen? Warum hat er keinerlei körperliche Beschwerden?

Seine Frau liebt ihn sehr und hat sich unbewußt für ihn geopfert. Wann und in welcher Form er die Konsequenz seines Handelns erleiden wird, weiß ich nicht.

Solche stellvertretend Leidenden erlebe ich oft, bisher waren es immer Frauen. Schmerzübertragungs-Phänomene von einem Verletzten oder Kranken auf einen ihm nahestehenden Gesunden werden in der Schulmedizin öfters beobachtet und als „Sympathie"-Schmerz bezeichnet. Bei manchen Naturvölkern teilen sich Frau und Mann das Gebären, indem der Mann die Schmerzen übernimmt.

Nicht immer ist die Motivation Liebe. Oft erlebe ich abhängige Frauen, die ihren Mann als Versorger und Grundlage ihrer materiellen Existenz betrachten. Er darf natürlich auf keinen Fall erwerbsunfähig werden, daher nehmen sie ihm unbewußt auf der Seelenebene einiges ab.

Mein Leben

Du planst ein Werk von Ewigkeit –
Du gabst ihm Leben in der Zeit.
Gott – mein Gestalter!
Gott – mein Erhalter!
Laß mich Dein heil'ges Werk nicht stören,
laß mich nur Deinen Willen hören
und nimm zu allem, Herr,
ein freudig „Ja!"
Du großer Künstler! Forme!
Ich wehre nicht des Meißels Schlag.
Gib nur,
daß ich an meinem letzten Tag
so bin
wie Du mich schaust von Ewigkeit:
ein Gotteswerk –
geworden in der Zeit.

DER EIGENE KÖRPER ALS FEIND

Autoimmunerkrankungen

Immer mehr Menschen „fallen sich selbst zum Opfer".

Die Wissenschaftler erklären das so: Durch Störungen im körper-eigenen Immunsystem kann dieses nicht mehr zwischen „Selbst" und „Feind" unterscheiden. Dies führt zur Entwicklung schädlicher Immunreaktionen auf körpereigene Strukturen. Durch fehlgeleitete Signale greift das Immunsystem gesundes, körpereigenes Gewebe an und zerstört es. Derartige Krankheiten werden als „autoimmun" oder „Autoimmunopathien" bezeichnet.

Darunter fallen rheumatische Erkrankungen, besonders Arthritis und die sogenannte Polyarthritis sowie eine Reihe von Hauterkrankungen (Sklerodermie, Lupus erythematodes, Dermatomyositis, Pemphigus vulgaris, bullöses Pemphigoid und andere mehr), Muskelerkrankungen wie die Myosthenia gravis, eine fortschreitende Muskellähmung, die meistens zum Tod durch Lähmung der Atemmuskulatur führt – an sich ist sie eine Nervenkrankheit, ähnlich wie die Multiple Sklerose, die ebenfalls eine Autoimmunerkrankung ist. Ferner das Erythematodes visceralis, auch als Lupus erythematodes bekannt; dabei bildet der Körper Antikörper gegen Zellkernbestandteile des eigenen Gefäßbindegewebesystems. Der Angriff richtet sich dabei gegen fast alle inneren Organe, insbesondere gegen die Nieren, aber auch gegen Leber, Darm und die Gelenke. Auch die Enteritis regionalis Crohn (früher Morbus Crohn), eine chronische Darmentzündung, ist nach meiner Überzeugung eine Autoimmunerkrankung, ebenso die Parodontose. Es gibt sicherlich noch mehr, aber dies sind derzeit die bekanntesten.

In den neueren Lehrbüchern werden Autoimmunerkrankungen nicht mehr zu den Allergien gezählt, da der Allergiebegriff auf Krankheiten, die durch körperfremde Substanzen ausgelöst werden, begrenzt worden ist.

Auf dem Gebiet der Autoimmunerkrankungen liefert die medizinischen Forschung, derzeit die meisten neuen wissenschaftlichen Erkenntnisse. Es ist erstaunlich, welche Vielzahl von komplexen Fehlsteuerungen in immer winzigeren Bereichen des Mikrokosmos Mensch entdeckt, exakt beobachtet und beschrieben werden. Aber die Ursache, warum diese Mikrowesen ihren eigenen „Kosmos" – die eigene Lebensgrundlage – angreifen und zerstören, ist bisher anscheinend noch nicht entdeckt. Hier kann man einmal wieder mit Goethe sagen: „Sie haben alle Teile in der Hand, doch fehlt ihnen leider das geistige Band." Deshalb behandelt die Schulmedizin die Autoimmunerkrankungen, wie alle anderen Krankheiten, nach ihren alten Bekämpfungsmustern, vor allem mit der Methode der Immunsuppression: Mit cortisonähnlichen Stoffen oder Azathioprin versucht man, das körpereigene Abwehrsystem und damit auch die Bildung von Antikörpern und Immunkomplexen zu lähmen.

Aber das Leben zeigt uns täglich, daß man eine Aggression mit einer Gegenaggression bzw. durch Bekämpfung auf Dauer nicht lösen kann. Auch wenn eine vorübergehende Unterdrückung des „Aggressors" gelingt, wird dieser alle Kräfte sammeln, um irgendwann eine Gegenoffensive zu starten. Vielleicht geht es den Patienten, die ständig immunsupressive Medikamente einnehmen, am Ende schlechter als den unbehandelten.

Der „Bruder-Krieg" im Menschen

Da ich für meine Erkenntnisgewinnung nicht das Forschungs-
labor gewählt habe, kann ich nicht genau beschreiben, welche
Angriffstaktiken und welche „Waffen" die aggressiv gewordenen
Mikrowesen benutzen, um ihre Brüder zu vernichten. Aber ich
erkenne zunehmend deutlicher, WARUM sie es tun und WIE
man „ihre" Aggressionen abbauen kann, damit sie wieder zu
einem harmonischen Zusammenleben in ihrem Kosmos Mensch
finden. Dies kann niemals durch *Bekämpfung* erreicht werden,
sondern nur durch LIEBE.

Die Bezeichnung Auto-aggressions"krankheit" ist deutlicher,
denn sie drückt die Ursache klar aus: Es handelt sich um Aggressionen gegen sich selbst. Der Mensch reagiert allergisch auf sich
selbst, das heißt, daß im Grunde jede allergische Reaktion der
Ausbruch einer unterdrückten Aggression ist.

Wie bei allen allergischen Erscheinungen liegen auch hier die
Ursachen – die Aggressionen – im Unterbewußtsein. Nur deshalb, weil sie nicht beachtet werden, sehen sie sich gezwungen,
derartig zu reagieren, um auf diese Weise die Aufmerksamkeit
auf sich zu ziehen. Ein Hilfeschrei der Seele also!

> *Was du nicht willst, das man dir tu,*
> *das füg auch nicht dir selber zu.*
> Udo Derbolowsky

Dieses aggressive Verhaltensmuster benutzen die meisten
Menschen im Umgang mit ihren Mitmenschen, die einen mehr,
die anderen weniger, um sich zu be-haupten und die Aufmerksamkeit auf sich zu lenken. Dadurch bekommen sie einen Zugang zur Energie der anderen, um Macht über sie zu erringen.

Seit Jahrtausenden ist der größte Teil der Menschheit „freiwillig" in diesem Grund-Verhaltensmuster gefangen und kommt
daher nicht weiter in seiner geistigen Evolution. Im Kleinen wie
im Großen genießen die meisten irgendwo dieses Machtspiel-
chen. Wir benutzen dazu bewußt oder unbewußt eine Vielzahl
von Masken oder spielen eine Rolle, z.B. den armen, Mitleid er-

heischenden Leidenden, den Schüchternen, den Unnahbaren, den gemeinnützigen Wohltäter, den Keuschen, den jederzeit bereiten Helfer, den Überfürsorglichen, den Betbruder, den Schulmeister, den großen Meister, den Guru, den Heiligen, den Pfarrer, den Kontrollbeamten, den Mächtigen und viele mehr.

Ich möchte damit nicht sagen, daß alle Menschen, die ihren Mitmenschen dienen, damit bewußt oder unbewußt eine Rolle spielen, um als Dank deren Energie zu bekommen und sie dabei versteckt beherrschen zu können.

Wer sein Leben wirklich in der Liebe zu Gott und seinen Mitmenschen lebt, ist in seinen Handlungen wahrhaftig.

In jedem Erscheinungsbild einer Autoaggressions"krankheit" liegen eine Grundstimmung sowie verschiedene Fehlverhalten, die zur Entstehung und Erhaltung der Aggression führen. Mit etwas Sensibilität, Beobachtungsgabe und Übung können wir an Ort und Art des Geschehens im Körper die seelischen Entsprechungen erkennen und somit die wahren Ursachen. Anhand der bekanntesten Autoaggressionserkrankungen gebe ich Ihnen einige Anregungen zum Selbst-Weiterforschen.

Wer in den Lebewesen all
   Den gleichen Lebensgeist erkennt,
Der, wenn sie sterben, nicht vergeht,
   Der hat die Wahrheit recht erkannt;

Denn wer den Lebensgeist begreift
   Als den, der allem innewohnt,
Schmäht nicht sein Selbst im andern Selbst.
   Er wandelt so den Pfad zur Höh'.

Krishna
Bhagavad-Gita, dreizehnter Gesang

134

Multiple Sklerose

abgekürzt MS, ist mittlerweile eine der häufigsten Nervenerkrankungen. Frauen sind häufiger betroffen als Männer. Der Ausbruch der Krankheit geschieht zwischen dem 20. und 40. Lebensjahr. Der innere Entstehungsweg reicht meistens bis in die Kindheit zurück, oft weit darüber hinaus – in eine Vergangenheit, die jenseits des jetzigen Erden-Menschseins liegt.

Körpereigene Abwehrkräfte greifen die Umhüllung (Markscheide) der Nerven an, dies führt zur Entzündung. Die sensible, leicht fetthaltige Substanz (Myelin) der Markscheide wird zerstört. Anschließend werden Narben, Verhärtungen, „Verknöcherungen" gebildet; daher die Bezeichnung „Sklerose". Da man diese sogenannten „Entmarkungsherde" (Plaques) über das ganze zentrale Nervensystem (ZNS) verstreut findet, wird diese Nerven"verhärtung" als „Multiple" (vielfache) bezeichnet.

An den zerstörten und verhärteten Stellen ist die Weiterleitung von Signalen und Informationen gestört. Wird die Ursache der Selbstzerstörung nicht gefunden und erlöst, kommt es immer wieder zu neuen Angriffen, die als „Schübe" bezeichnet werden. Das Ausmaß der Zerstörung zeigt sich an den Ausfallserscheinungen von Organ- und Gliederfunktionen (neurophysiologische Störungen).

Wie bei allen „Krankheiten" (Gesundheitsstörungen) zeigt uns die Erscheinungsform und der Verlauf der Erkrankung die genauen seelischen Ursachen. Alles Vergängliche ist nur eine Entsprechung. Der Körper ist der vergängliche Anteil unseres ewigen geistigen Seins, alle seelisch-geistigen Störungen kommen durch ihn und in ihm zum Ausdruck. – Es drückt nach draußen, was nicht länger verborgen bleiben darf.

Unser Nervensystem stellt den sensibelsten Teil unseres Erdenkörpers dar. Es ist das Hauptverbindungssystem innerhalb unserer Körperorganisation und verbindet uns *außerhalb* über die Sinnesorgane mit unserer Umwelt.

Die seelisch-geistigen Entsprechungen dieses empfindsamen Wahrnehmungs- und Weiterleitungssystems sind Erkenntnis, Wahrnehmung der Gegenwart, Offen-Sein für die Zukunft, Sensibilität für sich selbst, für die Mitmenschen (liebe deinen Nächsten wie dich selbst), für die Natur, für Gott. Die Offenbarung des ewigen Lebensstroms in Mensch und Natur wahrnehmen – erkennen. Nichts halten wollen im Kreislauf des Lebens. Offen sein für das Neue (... siehe, ich mache alles neu), das Alte loslassen.

In den weichen Substanzen unserer Nerven sind unsere Erkenntnisse, unser Wissen, unsere Weisheit ständig im Fluß von Selektion und Wandel.

In den starren Kiesel-Kalk-Strukturen unserer Knochen sind die Erkenntnisse, das Wissen unserer Vergangenheit bis zum Ursprung unseres Seins gespeichert; wie in den Mikrochips eines Computers, deren Informationsträger ebenfalls Kiesel (Silizium) ist. Der Mensch kann, auch technisch, nur das *äußern,* was er in sich hat.

In den harten Knochen und in den weichen Nerven manifestiert sich das dialektische Gegensatzpaar der Erkenntnis. Die beiden gegensätzlichen Substanzen sind weiß, daran erkennen wir wieder einmal die metaphysische Bedeutung der deutschen Sprache, wenn wir von Weis-heit sprechen.

Der MS-Kranke ist in erster Linie dort *hart,* wo er *weich* und formbar sein sollte – in seiner geistigen Entwicklung. Er hat Angst vor neuen Erkenntnissen, die seine bisherigen in Frage stellen könnten. Um sich dagegen zu wehren, „festigt" er seine Meinung immer mehr.

Sensibilität, Sanft-*Mut,* Weichheit, Einfühlungsvermögen, Zartheit sind Eigenschaften des archetypischen weiblichen Pols im Menschen. Deshalb werden Frauen häufiger unbewußt aggressiv gegen sich selbst, wenn sie hart, unnachgiebig, lieblos, rechthaberisch und dogmatisch handeln, da sie ja dabei gegen ihre ureigenen Eigenschaften handeln. Dies ist der Grund, daß es überwiegend weibliche MS-Kranke gibt.

Die zunehmenden Lähmungen sind körperliche Entsprechungen der seelisch-geistigen Unbeweglichkeit sich selbst und anderen gegenüber. Wenn der MS-Kranke dies nicht erkennt und sein Grundproblem nicht löst, kann es bis zur völligen Handlungs- und Bewegungsunfähigkeit kommen, die seiner inneren Haltung entspricht. Dann muß er sich von anderen bewegen *lassen*.

Wenn man einen sensiblen Menschen hart anpackt, angreift, „einmauert", empfindet er besonders starke Schmerzen. Dementsprechend reagiert auch das angegriffene, vernarbte, verknöcherte, „eingemauerte" Nervensystem des MS-Kranken mit zum Teil sehr starken Schmerzen.

Unter den MS-Kranken, die ich erleben durfte, waren die religiösen am schlimmsten dran. Das ist klar, wenn man das Ausrichtungs- oder Steuermannprinzip kennt (siehe das gleichnamige Kapitel).

Gott *ist* die vollkommene Liebe, die in Jesus Christus Mensch geworden ist – von dem C. G. Jung sagte, er sei der Archetypus der Liebe. Gott – die Liebe liegt jenseits jeglicher menschlicher Logik, denn SIE lehrt uns, selbst unsere Feinde zu lieben. Jesus hat uns mit seinem Tod am Kreuz u.a. gezeigt, daß wir auch noch jene lieben sollten, die uns oder unsere „Liebsten" töten.

Gott ist die Liebe und „scheint" wie die Sonne allen Menschen gleichermaßen. ER läßt uns völlig frei – verurteilt und straft niemanden. Wir Menschen bestrafen uns SELBST, indem wir nach unseren engen, egozentrischen Vorstellungen leben, anstatt den Weg der Liebe zu gehen, den uns Jesus vorgelebt hat. Nach dem Gesetz von Ursache und Wirkung kommt ALLES auf uns zurück, was von uns ausgegangen ist – viele betrachten diese sogenannten „Schicksalsschläge" als Strafe Gottes. Die meisten Menschen, besonders religiöse, empfinden dies als Ungerechtigkeit. Auch von MS-, Krebs-, Bechterew- und Polyarthrits-Kranken höre ich häufig den Vorwurf: „Wie kann Gott das zulassen? – Warum ausgerechnet ich und nicht der böse Nachbar?"

Wer den grenzenlosen Gott, der alles in allem IST, auf ein kleinkariertes Dogma reduziert (egal welcher Couleur) und IHM sämtliche menschliche Untugenden wie Verurteilung Andersgläubiger und Andersdenkender, Haß, Parteilichkeit, Rache, Eifersucht usw. verleiht, der kann sich und seine Mitmenschen

weder annehmen noch lieben, wie er IST bzw. wie sie SIND. Er
sieht sich und seinesgleichen als die einzigen Rechtgläubigen.

In den vielen Jahren meiner Praxis habe ich keine größeren
Leiden und Autoaggressionen kennengelernt als von jenen Menschen, die unbewußt an ihrem grausamen Gottes-*Bild* zu*grunde*
gegangen sind. Häufig flüchten sie sich obendrein in Märtyrer-
Rollen.

Der Glaube ist für den Mensch unentbehrlich.
Ohne ihn könnte er auf seinem Weg durch das Unbekannte
nicht vorwärtsgehen.
Der Glaube darf ihm jedoch nicht aufgezwungen werden.
Er sollte vielmehr als ein freies inneres Schauen
oder als eine gebietende Weisung
aus seinem eigenen inneren Geist kommen.

Sri Aurobindo

Morbus Bechterew

Ähnliches liegt dieser buchstäblichen Verknöcherung der Wirbelsäule zugrunde. Für mich ist diese Erscheinung, deren genaue medizinische Bezeichnung Bechterew-Strümpell-Marie-Krankheit lautet, ebenfalls eine gezielte Selbstzerstörung. Sie beginnt, auch wie die MS, mit einer Entzündung und endet mit einer Verknöcherung. Anstatt der Nerven greift der Organismus hier den gesamten Bandapparat der Wirbelsäule und des Beckens an. Dieser Prozeß vollzieht sich schubweise, wie bei der MS, über viele Jahre hinweg. Im Gegensatz zur MS, von der überwiegend Frauen betroffen sind, liegt der Anteil der Männer bei der Becken-Wirbelsäule-Verknöcherung bei ca. 90 %.

Die Wirbelsäule ist die Säule, an der unsere ganze irdische Organ-Glieder-Zellorganisation buchstäblich hängt; mit Ausnahme des Hauptes, das von ihr *getragen* wird. Andererseits ist sie schlangenförmig und weist auf Kräfte hin, die bei den meisten an der Basis der Wirbelsäule noch „eingerollt schlafen".

Im Aufbau der Wirbelsäule erleben wir einen häufigen Wechsel der Polaritäten – hart (knöcherne Wirbelkörper = männlich) und weich (elastische, wäßrig-gallerte Bandscheibe = weiblich) – wie sonst nirgendwo im Körper. In der Wirbelsäule erleben wir u.a. unser polares weiblich-männliches ICH BIN. Hier manifestiert sich unser Selbstbewußtsein (starke Wirbelsäule) oder auch nicht (schwache Wirbelsäule).

Sieben Energiezentren, die von den Kelten als „Gau", „Gäu" oder „Gou" und von den Indern als „Feuerräder" bzw. „Chakras" bezeichnet werden, befinden sich in der Wirbelsäule. In ihnen manifestieren sich die sieben Hauptenergien bzw. Eigenschaften Gottes in der Entsprechung der sieben Erzengel.

Die Basis der Wirbelsäule bildet das Kreuzbein („os sacrum" = heiliger Knochen) mit seinem „canalis sacralis" (heiliger Kanal). Am Kreuzbein „hängen" die großen Beckenknochen, verbunden durch das Iliosacralgelenk. Genau in dieser Gelenkspalte beginnt der autoaggressive Verknöcherungsprozeß – im „heiligen" Kreuzbein-Becken-Gelenk. In jenem heiligen Basisenergiezentrum, das die Inder „Muladhara-Chakra" nennen. Jene Energie, die darauf wartet, durch den „canalis sacralis" aufzusteigen, um unsere polaren Wechselfelder zum Heil-Sein zu führen, zur Heimkehr zu Gott.

In der Weichteilzerstörung und Verknöcherung der Wirbelsäule kommt eine unbeugsame Haltung gegenüber der eigenen und/oder der fremden weiblichen Polarität sowie gegenüber der Vielfalt Gottes zum Ausdruck. Am Ende hat der „Unbeugsame" eine stark gebeugte Haltung.

Oft sind es religiöse Dogmatiker. Vielen fehlt es an Flexibilität und Demut. Andere tragen schwere Lasten durchs Leben, um anerkannt zu werden. Nicht zu der eigenen bewegten Vergangenheit stehen zu können, Angst Vergangenes aufzuarbeiten, weil es weh tut, und viele weitere Fehlverhalten können das Grundmuster vielschichtig überlagern.

Ach, daß wir doch dem reinen stillen Wink
Des Herzens nachzugeh'n so sehr verlernen!
Ganz leise spricht ein Gott in uns'rer Brust;
Ganz leise, ganz vernehmlich, zeigt uns an,
Was zu ergreifen ist und was zu flieh'n.

Goethe

Polyarthritis

auch progredient- oder primär-chronische Polyarthritis (PCP) genannt. Die neuere Bezeichnung ist rheumatoide Arthritis. An dieser Gelenkzerstörung erkranken wieder häufiger Frauen, ca. dreimal mehr als Männer. Befallen werden einzelne oder alle Gelenke der Extremitäten, jeweils den seelisch-geistigen Ursachen entsprechend (siehe dazu das Kapitel „Glieder und Gelenke").

Der Verlauf dieser Erkrankung erstreckt sich ebenfalls mit entzündlichen Schüben über Jahrzehnte und führt schließlich zur Deformierung und Versteifung der Gelenke. Das Grundmuster ist hier, wie könnte es anders sein, die Beweglichkeit.

Die Polyarthritiskranken bilden den größten Teil der Autoaggressionskranken in meiner Praxis. Im allgemeinen sind es aktive bis überaktive Menschen, die ständig von einer inneren Unruhe getrieben werden. Sie *müssen* dauernd etwas tun, schaffen von früh bis spät, „opfern" sich für andere auf, haben einen großen Versorgungsdrang. Ihre größte Angst und Sorge ist, daß sie einmal nichts mehr tun können und sich von anderen versorgen lassen müssen. Viele sind oder waren sehr sportlich, bis hin zum Leistungssport. Beweglichkeit ist für sie ALLES.

In Wirklichkeit ist dieser extreme äußere Bewegungsdrang eine Kompensation innerer Unbeweglichkeit. Die meisten dieser Patienten sind in vielen Zwängen gefangen. Allen voran liegt das Helfer- und Opfersyndrom, gefolgt vom Perfektionismus und vielen, vielen weiteren MUSS.

Auch hier ist die Krankheit selbst die Haupttherapie: Über die äußerliche Unbeweglichkeit gelangt der Kranke irgendwann zur Erkenntnis seiner inneren Zwänge und Starrheit sowie seines vernachlässigten Innenlebens. Spätestens wenn er im Rollstuhl sitzt und andere ihn *bewegen,* wird er erkennen, daß die äußerliche Beweglichkeit nicht alles ist. Danach sieht er hoffentlich, daß nur Gott ALLES ist und daß man IHN in sich findet, in jenen Bereichen, für die man nie Zeit hatte.

Parodontose

Die Zähne sind das Härteste in uns. Ihr „Durchbruch" bereitet so manchem in der Kindheit oft starke Schmerzen. Mit ihnen beißen, zerbeißen und mahlen wir unsere Lebensmittel. Oft beißen wir uns auch durchs Leben. Hin und wieder zeigen wir auch einmal die Zähne, nicht nur beim Lachen. Manche fletschen sogar mit den Zähnen wie drohende Bestien. Zu-*packen*, zu-*beißen* und sich *durch-beißen* klingt nach aggressivem Raubtierverhalten. Viele bremsen ihre Aggressionen durch Zähneknirschen, oft die halbe Nacht hindurch.

Das Zahnfleisch gibt den Zähnen Halt; sie sind darin eingebettet. Bei der Parodontose zieht sich das Zahnfleisch von den Zähnen zurück. Es stellt die Zähne bloß. Das Zahnfleisch will die Zähne nicht mehr stützen – will das aggressive Verhalten nicht mehr unterstützen.

Im stark durchbluteten Zahnfleisch manifestiert sich ein Aspekt der Liebe, in den Zähnen die Härte. Bei den Betroffenen ist die Liebe nicht mehr bereit, die Härte zu stützen bzw. zu unterstützen in der Durchsetzung egoistischer Vorstellungen. Wird diese Diskrepanz nicht innerlich gelöst, kommt sie im Zahnfleischschwund und am Ende durch die Lockerung und den Ausfall der Zähne zum Ausdruck.

Wie bei allen autoaggressiven Erkrankungen geht dieser Prozeß auch mit Ent-*zündungen* einher, in denen sich die inneren Reibungen spiegeln.

Der Ausbruch der Selbstzerstörung wird, wie bei allen Autoaggressionskrankheiten, nicht durch das Maß an Aggressionspotentialen bestimmt, sondern durch die Relation zur inneren Lebensausrichtung des Betreffenden (siehe dazu das Kapitel „Das Ausrichtungs- oder Steuermannprinzip").

Zöliakie

Die Bezeichnung kommt vom griechischen „koliakos" und bedeutet „an der Verdauung leidend". Es handelt sich um schwere Schleimhautstörungen des Dünndarms, wobei die Darmzotten angegriffen und im Laufe der Zeit völlig zerstört werden. Dies führt zur sogenannten „Malabsorption", d.h. zur schlechten Nahrungsmittelaufnahme, was wiederum zu Mangelerscheinungen bis hin zu gefährlicher Unterernährung führen kann. Betroffen sind überwiegend Säuglinge und Kleinkinder, beim Erwachsenen nennt man dasselbe Krankheitsbild einheimische (im Gegensatz zur tropischen) Sprue.

Als Verursacher dieser Darmzottenzerstörung hat man das Gluten (lateinisches Wort für „Kleister", „Kleber") im Getreide gefunden, besonders in Weizen, Roggen und Gerste.

In Anbetracht einer derartigen Dünndarmwand-Zerstörung gehört diese Krankheitserscheinung für mich zu den Autoaggressionskrankheiten, wobei das Gluten nur Symbolcharakter hat. Ich habe zwar schon einige Zöliakie- und Sprue-Kranke gesehen, aber noch keine behandelt; deshalb belasse ich es bei dieser Kurzbetrachtung.

Enteritis regionalis Chron

Dünndarm heißt auf griechisch „enteron", „-itis" = Entzündung, „enteritis" = Dünndarmentzündung, „regionalis" = auf eine bestimmte Region des Darmes bezogen, und „Chron" ist der Name des Arztes, der dieses spezifische Krankheitsbild in die medizinische Wissenschaft eingebracht hat; deshalb bezeichnete man sie früher als Morbus (lateinisch = Krankheit) Chron. Da sich bei der Hälfte der Betroffenen die Erkrankung im Endbereich des Dünndarm bis zum Übergang in den Dickdarm manifestiert, ist sie auch unter der lateinisch-griechischen Bezeichnung „Ileitis terminalis" bekannt. Verschiedene Bezeichnungen für eine chronische Schleimhautentzündung, die den gesamten Verdauungstrakt erfassen kann. Speiseröhre und Magen sind jedoch selten betroffen. Frauen und Männer erkranken gleichermaßen, meist zwischen dem 20. und 40. Lebensjahr.

Ähnlich wie bei der Zöliakie und der Sprue, jedoch unabhängig von Gluten, wird die chronisch entzündete Darmschleimhaut allmählich zerstört. Vernarbungen entstehen, deshalb bezeichnet man das Geschehen auch als sklerosierende chronische Enteritis. Das Krankheitsbild hat für mich eine Ähnlichkeit mit dem der Multiplen Sklerose. In beiden Fällen VERHÄRTEN zarteste und sensibelste Gewebsstrukturen des Organismus. (Ich sehe im weitesten Sinne auch Ähnlichkeiten mit der Mukoviszidose bzw. Zystischen Fibrose.) Schubweise treten Fieber, Durchfall, Darmschmerzen und Koliken auf.

Die Darmschleimhaut bildet u.a. eine energetische „Schranke" zwischen Innen- und Außenwelt. Sie läßt nur jene Stoffe aus dem Darm in den Körper hinein, die unserer jeweils gegenwärtigen seelischen Stimmung energetisch entsprechen (siehe dazu das Kapitel „Die seelisch-geistigen Aspekte der Lebensmittelaufnahme" in meinem Buch „Mittel zum Leben – Mittel zum Heil-Werden"). Die Entzündung der Darmschleimhaut signalisiert uns u.a., daß wir angenommene und assimilierte Eigenschaften, Lebenssituationen bzw. -umstände sowie die Eigenart anderer schwer und mit großem Widerstand in unserer Seelenstruktur assimilieren können. Wir „reiben" uns bis zur Ent-"zündung" an dem Andersartigen.

Dabei spielt meist auch ANGST eine Rolle. Angst etwas NEUES, Unbekanntes in sich hineinzulassen. Im Volksmund drückt man dies sehr deutlich aus, wenn jemand vor etwas „Schiß" hat oder gar „vor Angst in die Hose macht". Durch-fall ist ein Symptom aller entzündlichen Darmerkrankungen.

Betroffene sollten sich fragen: Wo läßt man das Leben und seine Werte „ungenutzt", sinnlos an sich vorüberziehen bzw. durch sich „hindurchfallen"? In welchen Bereichen und Situationen ist man dem Leben, den Anforderungen der Zeit nicht gewachsen? Wo fühlt man sich überfordert? Wo und wie oft ist man in der Schule des Lebens „durchgefallen"? Gegen wen oder gegen was ist die Aggression, die Wut im Bauch so groß, daß man auf alles sch..... könnte?

Die vernarbte bzw. sklerosierte Darmschleimhaut kann keinerlei Mittel zum Leben mehr aufnehmen, d.h. sie verweigert die Erhaltung und die Kontinuität des Lebens. Schleim ist Lebenssymbol, unser irdisches Leben beginnt mit Schleim (Sperma-Ei) im Schleim (Scheide, Eileiter, Uterus). Die autoaggressive Zerstörung der Darmschleimhaut signalisiert eine Zerstörungswut gegen das irdische Leben – eine tiefe unbewußte Lebensverzweiflung.

Oft sind Gelenke, Leber und Augen ebenfalls betroffen. In den Gelenken manifestieren sich Verbindung und Beweglichkeit (siehe dazu das entsprechende Kapitel). Augen und Leber bilden eine energetische Funktionseinheit. Solange wir noch nicht die Fähigkeit der geistigen Relativierung der Werte erreicht haben, bewerten wir alles, was wir sehen. Seelisch betrachtet ist die Leber das Organ der Be-wertung und der Ver-wandlung (Metamorphose). Wir ur-teilen, teilen das UR und ver-ur-teilen mittels der Augen und der Leber. Nur durch die VER-WANDLUNG gelangen wir zur LIEBE – zur UR-RELIGIO – zur Einheit in GOTT! Longinus der Centurio stieß seine Lanze *durch* die Leber in das HERZ CHRISTI! Die wertfreie Betrachtung mit den Augen der göttlichen Liebe heilt Augen und Leber.

Colitis ulcerosa

Eine chronische, entzündliche, Geschwüre (lateinisch „ulcera") bildende, autoaggressive Erkrankung des Dickdarms (lateinisch „colon"). Sie unterscheidet sich von der Enteritis regionalis u.a. dadurch, daß sie sich auf Dick- und Enddarm (lateinisch „colon" und „rektum") „beschränkt", Geschwüre bildet und mit den Durchfällen viel Schleim und oft auch Blut aus-geschieden wird.

Periodisch treten immer wieder Geschwüre und blutige Schleimdurchfälle auf, bis schließlich in großen Bereichen des Darms die Schleimhaut völlig zerstört ist. Die Darmwände sklerosieren bzw. vernarben, dadurch wird der Darm kürzer und enger. In manchen Fällen wird der gesamte Dickdarm zu einem engen, starren Rohr, das keinerlei Darm- bzw. Lebensfunktionen mehr hat.

Bei solchen Patienten denke ich oft an die psychosomatische Volksmund-Diagnose: *Schleimscheißer!* Der Volksmund bezeichnet damit einen Menschen, der anderen *hinten rein kriecht*. Das ist ein Mensch, der jeder Konfrontation aus dem Weg geht, immer anerkannt und bei jedem *brav* und *lieb* Kind sein möchte. Dafür unterdrückt er seine eigene Persönlichkeit, sein individuelles Wesen, das sich im Blut manifestiert. Diesen kostbaren Saft, sein Blut – SEIN Wesen, scheidet er in und über den Darm aus. Das Blut, höchstes Symbol der Individualität und des Geistes – Arkanum des irdischen Lebens – wird mit dem „Niedrigsten", dem übelriechenden Kot im „Totenreich", vermengt und durch die „dunkelste" Pforte des Tempels (Körper) ausgeschieden.

Manche Menschen die von Unten nach Oben kommen wollen, benutzen dazu die unbewußten Seelenkräfte ihrer Mitmenschen. Da sie nicht offen von vorne auf sie zugehen können, kriechen sie von hinten in sie hinein, um auf dunklen Wegen durch deren Darmkanal aufzusteigen. Oft höhlen sie ihre meist sehr geschmeichelten Opfer seelisch förmlich aus.

Ich habe auch Menschen erlebt, die Angst hatten vor dem Leben allgemein und daher auch nicht fähig waren, ihr eigenes Leben zu leben. Sie suchten Schutz und Geborgenheit und versuchten IN einem oder mehreren anderen Menschen, dessen bzw. deren Leben mitzuleben. Da sie nicht den Mut hatten, vor ihren Mitmenschen ihre Lebensängste und ihre Sehnsüchte zu offenbaren, krochen sie ihnen ängstlich „hinten rein" und versuchten, eine Lebensgemeinschaft in den unbewußten Seelenregionen des Dickdarmes ihrer Mitmenschen aufzubauen.

Weitere mögliche Ursachen können in Störungen des Gleichgewichtes von Geben und Nehmen liegen, wobei Verstopfung ein Sinnbild für Festhalten-Wollen ist, und Durchfall für Nichts-be-halten-Wollen oder -Können.

Kot ist u.a. ein „niedriges" Symbol für Geld. In verschiedenen Kulturen gibt es Märchen, in denen Tiere vorkommen, die Goldstücke oder -münzen „scheißen". Bei uns ist das Grimm-Märchen mit dem Goldesel bekannt. Daher kommt vielleicht der Ausdruck Geldscheißer. Da gibt es Menschen, die Geld förmlich sch..... und andere, die sagen: „Ich sch..... auf's Geld!" Wiederum andere sagen einfach: „Scheiß Geld", wobei es auch ein „Scheißgeld" gibt, das man auf manchen öffentlichen Toiletten entrichten muß, wenn man mal eben sch..... MUSS. Wenn einer „zufällig" in Hundesch.... tritt, sagt er zunächst auch Sch....! aber der Volksmund tröstet ihn, daß ihm demnächst unerwartetes Geld „zufallen" wird.

Da diese Erkrankung auf die beiden letzten Darmabschnitte begrenzt ist, hat sie auch mit *End*-situationen zu tun, die verdrängt bzw. nicht angenommen werden. Sei es, weil sie unerträglich schmerzhaft sind oder weil man sie aus vielerlei Gründen nicht wahrhaben will. Meist handelt es sich um das ENDE zwischenmenschlicher Beziehungen durch Trennung oder unerwarteten Tod. Aber es kann auch das unverhoffte ENDE einer Tätigkeit, eines langjährigen Aufenthalts, eines Lebens-*abschnittes* sein.

Die Fragen zur Ursachensuche bei der Enteritis regionalis kann man auch bei der Colitis ulcerosa miteinbeziehen. Es ist ein kleiner Teil meiner Betrachtungen und Erfahrungen in bezug auf diese Art von selbstzerstörerischen Darmerkrankungen, die nur als Hinweis und Anregung dienen sollen, um in der Vielfalt der seelischen Labyrinthe die EIGENEN Krankheitsursachen zu finden. Diese können völlig anders sein, als alles, was hier geschrieben steht.

Der gemeinsame Sinn aller Autoaggressionen

Jeder dieser selbstzerstörerischen „Bruder-Kriege" hat ein spezifisches Grundmuster und beschränkt sich gezielt auf ein bestimmtes System im menschlichen Organismus: MS auf das Nervensystem, Bechterew auf Becken und Wirbelsäule, Polyarthritis auf die Gelenke der Extremitäten, Parodontose auf das Zahnfleisch die anderen auf den Darm.

Alle beginnen mit Entzündung, d.h. zuerst kommt die innere Konfrontation zwischen geistiger Wahrheit und menschlicher Vorstellung. Beide unterschiedlichen Strukturen reiben sich gegeneinander und entflammen zur Entzündung, die sich körperlich manifestiert.

Auf der Basis des jeweils spezifischen Grundmusters entwickeln die Betroffenen über Jahrzehnte, meist von Kindheit an, ihre individuellen, oft sehr komplexen Fehlverhaltensmuster in bezug auf sich selbst, zu den Mitmenschen, zur Natur und zu Gott. Mit diesem Fehlverhalten bekämpft der Betroffene häufig aufs härteste unbewußt ständig *sich selbst* auf seelisch-geistiger Ebene.

Sobald das Leid für Geist und Seele unerträglich wird, manifestiert sich der Kampf auf körperlicher Ebene. (Ähnlich entstehen die Kriege zwischen den Menschen im einzelnen und im Kollektiv.)

Wer innerlich nicht auf sein Gewissen, auf die „Stimme" Gottes in sich *hören* will, der muß irgendwann *fühlen*.

Bei der Betrachtung seines inneren Selbstvernichtungsdrangs hat mancher jenen verzweifelten Ausruf in der Offenbarung des Johannes (Apokalypse) nachvollziehen können, der sinngemäß lautet: „Berge stürzt euch auf mich, denn ich kann den Anblick Gottes in meiner Härte nicht ertragen!"

Eine andere Perspektive zeigt uns die Autoaggression als eine Vernichtungskraft, die ursprünglich gegen andere gerichtet war, jedoch zwanghaft beherrscht (nicht durch Liebe erlöst) worden ist und sich so gegen den Verursacher selbst entlädt.

Erweitert man diese Sicht, so erkennt man wie aggressive Gedanken-Wesen, die wegen eines anderen erzeugt worden sind, auch ohne daß sie in die fühlbare Tat umgesetzt werden, zu ihrem „Schöpfer" zurückkehren und den Befehl ausführen, der für andere gedacht war. Die Schmerzen, die der Betroffene empfindet, zeigen ihm, was er einem anderen zufügen wollte.

So wie die Kräfte der Erkenntnis in den Knochen gespeichert – *gefestigt* – sind und in den Nerven *fließen*, sind unsere Muskeln ein Ausdruck der Liebe. Das Herz als „Haupt"-Muskel ist das Zentrum der Liebe im Menschen.

Die Muskeln umschließen unsere Erkenntnisse und ermöglichen unsere Handlungen. Wer bewußt oder unbewußt die Liebe – Gott – als Lebensziel und -inhalt hat, aber egozentrisch gegen seine Mitmenschen handelt, d.h. seine Muskulatur *gegen* sie einsetzt, gerät in Spannungen, Verkrampfungen und Verhärtungen, die sich im Muskel entsprechend ausdrücken. Häufig werden die Muskeln derart mit aggressiven Kräften *geladen*, daß es zu sehr schmerzhaften Muskelentzündungen kommt. Oft werden diese Kräfte auf die Gelenke *entladen*, greifen diese an und verhindern somit weitere Handlungen der bisherigen Art.

Daran erkennen wir, daß alle Krankheiten, besonders die selbstzerstörerischen, die Therapie schon in sich enthalten.

*Ein wissender Mensch
kann nicht glauben,
daß Glück und Leid
ohne Ursache
entstehen können.*

Buddha

Bist Du zur Ruh gelangt, wird Dir
Zuteil der Stille Seligkeit;
Gestillt, vom Haften frei, entsühnt,
Wirst mit dem Ewigen Du eins.

Wer so dem Ewigen sich eint,
Vom Sonderwollen sich befreit,
Der wird, voll Wonne, sich bewußt
des Innengottes Gegenwart.

In allem Sein sieht er sich selbst
Und aller Wesen Heer' in sich,
Wer sich nur mir vereint und nun
Die Welt mit meinen Augen sieht.

Wer mich in jedem Sein erblickt
Und alles in mir seiend sieht,
Dem bleib ich gegenwärtig stets,
Und nie mehr wird er mir entrückt.

Wer mich in allen wesen ehrt,
In allem nach dem Einssein strebt,
Der lebt in mir und ich in ihm,
Wohin sein Schicksalsweg auch führt.

Wer eins sich allem Leben weiß,
Eins auch mit fremdem Weh und Glück,
und dabei doch gelassen bleibt,
Der hat des Yoga Ziel erreicht.

Krishna
Bhagavad-Gita, sechster Gesang

THERAPIE

Tagtraum-Therapie
Vorstoß in das Unbewußte

Die körperlich-seelischen Äußerungen, die wir Krankheit nennen, sind, wenn wir ihren Ursprung betrachten, Gleichgewichtsstörungen innerhalb unserer geistig-seelisch-körperlichen Seins-Einheit. Um die wirklichen Ursachen der Krankheiten zu finden, muß man jene Seinsebenen kennenlernen, die dem „normalen" Tagesbewußtsein nicht zugänglich sind. Sie liegen *unter* der Schwelle des Bewußtseins, deshalb nennt man diesen Bereich auch Unterbewußtsein.

Das, was ein „normaler" Mensch von sich, von seinen Mitmenschen und seiner Umwelt weiß, steht in Relation zu dem, was er nicht weiß, wie ein Stecknadelkopf zu allen Sonnen des Universums.

Diese *eigenen*, noch unbekannten seelisch-geistigen Dimensionen kennenzulernen, gehört zu den wesentlichen Aufgaben unseres Lebens. (Leider wird dies noch in keiner Staatsschule unterrichtet, nicht einmal in den sogenannten Universitäten.)

Die Krankheit ist der Lehrmeister, der eine Tür in das Verborgene öffnet. Viele brauchen dazu etwas Hilfe. Seit über dreißig Jahren versuche ich, durch Meditationskurse meinen Mitmenschen zur Einheit in sich selbst zu verhelfen und seit ca. 18 Jahren versuche ich, in meiner Praxis den Hilfesuchenden durch eine Art „Tagtraum"-Therapie einen möglichst schnellen Zugang in die noch unbekannten „Räume" ihres Seins zu ermöglichen. Dabei öffnen wir gemeinsam Raum für Raum, betrachten, was darin alles enthalten ist und lernen auch die Wesen kennen, die darin wohnen und zum Teil eingesperrt sind. Viele dieser Wesen scheuen das Licht des Bewußtseins und das Licht der Sonne. Dort, wo wir das Licht nicht hineinlassen, wo wir nicht durchsonnt, gesonnt sind, dort sind wir nicht gesund. Auf diese Weise findet man meistens relativ schnell die *wahren* Ursachen der jeweiligen Erkrankung.

Vor Jahren therapierte ich einen Herrn, der sich als Psychiater entpuppte. Seitdem weiß ich, daß man diesen Einstieg ins Unterbewußtsein in der Fachsprache der Psychotherapeuten als katathymes (emotionales) Bilderleben bezeichnet.

Ich brauche einen Ort
ohne Raum,
eine Zeit,
ein Versteck
vor mir.

Wohin?

Könnte ich in der Bedrängnis
meiner selbst
einen Raum
entdecken,
der mir die Ruhe schenkt,
vor mir selbst zu
stehen.

Karin Fritschmann

Vorsicht mit Hypnose und Rückführung!

Hypnose

Meine eigene Erfahrung mit Hypnosetherapie und die Erfahrungen mit Patienten anderer Hypnotherapeuten führten dazu, daß ich von der Hypnose abrate. Dazu habe ich verschiedene Gründe, deren Erörterung vom Thema dieses Buches zu weit wegführen würde. Nur so viel sei gesagt: Bei der Hypnose ist der Patient in seinem Seelenbereich dem Therapeuten – aber auch jenseitigen Wesen – weitgehend schutzlos ausgeliefert.

Für einen Laien ist es sicherlich erstaunlich, wenn durch eine hypnotische Suggestion schlagartig ein Hautausschlag unter die Oberfläche verschwindet, ein Konflikt aus dem Bewußtsein „verschwunden" ist und vieles mehr. Dies wird ebenso als Heilung bezeichnet wie die Beseitigung eines Hautausschlages mit Cortison. Beide Effekte beruhen nur auf Verdrängung der Symptome.

Rückführung

Das Bewußtsein, schon mehrmals auf diesem Planeten, aber auch schon auf anderen gelebt zu haben, ist mir seit Beginn meiner jetzigen Inkarnation wohl vertraut. Seit 1962 gebe ich diese Erkenntnis an meine Mitmenschen weiter. Vielen, die von Verzweiflung geplagt wurden, weil sie sich von ihren Mitmenschen, von ihrem Schicksal ungerecht behandelt fühlten, wo sie in ihrem Leben doch stets bemüht waren, Gutes zu tun, hat es geholfen zu erfahren, daß es keine Ungerechtigkeit gibt. Sie ernten in diesem Leben, was sie in einem früheren Erdenleben verursacht (gesät) haben. Durch diese Erkenntnis hört man auf, andere zu beschuldigen oder gar zu hassen.

Wenn die Menschheit dieses Bewußtsein erlangt, wird es weder Mord noch Krieg geben. Für Menschen, deren Krankheitsursachen offensichtlich auf eine frühere Inkarnation hinweisen, ist es oft wichtig, wenigstens an die Wahrscheinlichkeit einer früheren Inkarnation zu glauben, um *ihre* Krankheit annehmen zu können.

WER wir in einem früheren Leben waren und WAS wir getan haben, wie wir das Letztemal gestorben sind usw., das sollten wir nicht aus Neugierde durch eine „therapeutische" Rückführung erfahren WOLLEN. JEDEM Menschen wird diese Erkenntnis zur RECHTEN Zeit von GOTT G E G E B E N ! Sobald es wichtig für ihn ist und er die spirituelle Reife und Kraft hat, mit den Er-inne-rungen seiner früheren Inkarnationen entsprechend umzugehen.

Einen Menschen vor SEINER Zeit zu *erwecken*, kann für ihn gefährlich werden. Meistens wird er dabei betrogen und irregeführt. So erlebe ich es mit vielen Patienten aus Rückführungspraxen.

Die Erde ist bevölkert von Milliarden entkörperter, erdgebun-dener Seelen, die dringend unsere Hilfe brauchen in Form von lie-bevoller Zuwendung, Gebet und Hinführung zu Gott, an den sie während ihres Erdenlebens nicht geglaubt haben. Sobald jemand seine Aufmerksamkeit über die Grenzen dieser materiellen Ebene hinauspojiziert, sei es „rück"- oder „vorwärts" in seinem Leben, zieht dies allerlei Wesen aus der Seelenwelt an. Diese vermitteln ihm *ihre* Seelenbilder aus früheren Inkarnationen, die natürlich auch nachprüfbar sind, da sie ja wirklich hier gelebt haben.

Ähnlich geschieht es beim größten Teil der medialen Durchga-ben. Das sogenannte Jenseits ist nicht nur von armen, grauen Seelen bevölkert, sondern auch von sehr bunten, schlauen „Vö-geln" sowie Illusionisten, die in JEDE gewünschte Gestalt und Rolle schlüpfen und jede irdisch nachprüfbare Information er-bringen können. Ihre Lieblingsrollen sind strahlende Engel und leuchtende Meister. Damit beschäftigen sie tausende von Medien, meist Frauen, rund um den Erdball. Unzählige, zum Teil sensa-tionelle und berühmte Bücher basieren auf solchen Täuschungen.

Selbstverständlich gibt es Menschen, die mit Engeln und an-deren Wesen aus den Regionen des REINEN Geistes in bewußter Verbindung stehen. Am besten ist es, wenn jeder seine EIGENE direkte Verbindung zu GOTT in seinem Herzen findet.

Durch die zunehmende Sensibilisierung der Menschheit für das Übersinnliche nehmen auch die Täuschungen zu, die ich im Rahmen dieses Buches nur andeuten kann. Für weitere Informa-tionen stehe ich gerne zur Verfügung.

Seelische Ursachen beheben – befreien – auflösen – der Erlösung – dem Erlöser zuführen

Die wahren Ursachen einer Allergie oder einer anderen Erkrankung entdeckt man nach meiner Erfahrung relativ schnell. Oft schon beim ersten ein- bis zweistündigen seelischen Explorationsgespräch; spätestens nach drei bis vier Tagtraum-Sitzungen bzw. -"Liegungen" (Betrachtung der bisher unbewußten Seelen-Räume).

Mit den Hinweisen und Anstößen, die ich in diesem Buch vermittle, kann man die Allergie-Ursachen auch leicht selbst finden.

Von der Entdeckung der Ursachen in den tiefen „Räumen" der Seele bis hin zur Behebung derselben bzw. zum Heilwerden der Seele ist es oft ein langer Weg. Dieser WEG zur wahren HEIL-WERDUNG sollte als Haupttherapie erkannt werden. Ihn zu beschreiten, bedarf viel Geduld und Ausdauer.

Es gibt viele seelische Therapiewege. Wer die Notwendigkeit eines solchen erkannt hat und ohne Vorstellungen ehrlich danach sucht, wird (auch) seinen *eigenen* finden. Nach meiner Erfahrung führen alle Wege, die von der Sehnsucht nach Wahrheit, Klarheit, Reinheit, Liebe und Heilung geprägt sind, zu Gott. Unabhängig davon, welchen Namen oder Begriff wir persönlich für Ihn haben.

Mein Weg in dieser Inkarnation begann bei den Sternbrüdern und den Indianern, führte zu den Yogis und den Buddhisten und schließlich zu dem, der von sich sagen konnte: „Ich BIN *der* WEG, *die* WAHRHEIT und *das* LEBEN." – JESUS, in dem der CHRISTUS – in dem Gott, in dem *die* LIEBE SELBST, Mensch geworden ist. Carl Gustav Jung sagte von ihm: „ER IST der Archetypus der Liebe."

Heil-sein bedeutet GANZ sein. Diesen Zustand erreichen wir im Irdischen nur, wenn wir endlich aus dieser materiellen Illusion – aus dem Maya (so nennen es die Yogis) – erwachen. Dann erlangen wir unser geistiges Bewußtsein und durchdringen bzw.

verbinden damit unsere Seele und unseren Körper. Somit erlangen wir volles Bewußtsein auf allen drei Ebenen, alle Grenzen fallen, und die Vereinigung wird vollzogen.

Damit dieser Prozeß stattfinden kann, müssen alle trennenden Kräfte und Wesen in uns befreit und erlöst werden. Wir müssen eine „General Amnestie" für *alle* verurteilten und gefangenen Gedankenwesen in uns anordnen. Auch für jene Gedanken, die wir oft mit scheußlichen Aufgaben gegen unsere Mitmenschen in die Welt geschickt haben, die nach vollbrachter Tat durch andere Menschen auf uns zurückgekommen sind und von uns dann als ungerecht, scheußlich usw. verurteilt wurden.

Diese, dem Licht und der Liebe entgegengesetzten Kräfte (Wesen) haben wir als Werkzeuge unseres Egos geschaffen. Es sind unsere Gedanken-"Kinder", wir haben sie an dunkle Absichten gebunden. Nun wollen wir dafür sorgen, daß sie, wie in den Märchen, erlöst werden – sich die Verwandlung von der Bestie in den Prinzen vollziehen kann.

Das Gebundene erlösen, kann – nach meiner Erfahrung – nur Gott der ERLÖSER – die absolute Liebe, die *alle* Gegensätze aufhebt bzw. erlöst, die in Jesus Christus MENSCH geworden ist. Wir können das Heil – das Ganze – nicht machen. Heil kann man nur WERDEN durch die Vollkommenheit dessen, der das Ganze IST – GOTT – all-gegenwärtig, all-mächtig, all-bewußt!

Die schnellste Therapie ist, all unser Un-Heil vor Gott auszubreiten, uns GANZ auf IHN auszurichten (ohne Fanatismus und Dogmatismus) und seine Anweisungen bzw. Ratschläge zu befolgen.

Gott ist uns näher, als wir uns selbst sind. Wir finden IHN in unserem Herzen – in der „Stimme" unseres Gewissens. Wir müssen uns leer machen von allem, was uns von IHM trennt, dann begegnen wir IHM in unserer WÜSTE.

Einige Bücher, die auf diesem Weg eine große Hilfe sind, finden Sie unter Bücherempfehlungen". Lesen Sie auch das Kapitel „Meditation" in meinem Buch „Ganzheitliche Therapie".

Sobald die Allergie-Ursachen vom Betroffenen selbst klar und eindeutig im seelischen Bereich erkannt wurden, ist der Weg zur

HEIL-WERDUNG *die* Therapie. Wie lange dieser Weg sein wird, liegt nur bei uns. Oft ist dieser Heilweg ein oder gar mehrere Erdenleben lang. Wenn WIR die entsprechenden Voraussetzungen schaffen, kann sich dieser Heilprozeß in einem Augenblick vollziehen.

Seelische Konflikte können nicht mit Mitteln wie Medikamenten usw. gelöst werden. Sie lassen sich damit zwar, mitunter sogar lebenslänglich, verdrängen, umso massiver begegnen sie uns aber dann im Jenseits. Dabei fallen mir zwei Ratschläge Jesu ein, die etwa so lauten:

„Wirket solange es Tag ist, denn dann kommt die Nacht, und die Nacht ist lange!"

„Was ihr hier bindet und löst, das tut ihr für die Ewigkeit!"

Hören wir also auf, die Allergie zu bekämpfen und mit Mitteln zu unterdrücken. Lernen wir, die Ursachen und alle sich daraus ergebenden Konsequenzen bedingungslos anzunehmen. Alle Ängste und die daraus entwickelten, zum Teil perfekten Abwehr- und Rechtfertigungssysteme müssen restlos abgebaut werden. Die ständig befürchteten Verletzungen unserer Seele sollten wir endlich zulassen. Wir müssen erst einmal verwundbar werden, um das Wunderbare erleben zu können. Wirklich verletzbar ist ohnehin nur unser Ego. Wir müssen unser *eigenes* Kreuz annehmen, unseren *eigenen* Karfreitag durchleben – unsere *eigene* Höllenpein an Seele, Fleisch und Blut erleben.

Oft erlebe ich, daß nach der Harmonisierung einzelner Seelenbereiche, in denen das Allergieproblem wurzelte, die Allergie verschwindet. Wie bei einem Puzzle kann man sich selbst wieder Stück für Stück NEU zusammensetzen und dabei unterwegs schon „große" Erfolge erleben. Für diesen seelisch-geistigen Therapieweg bieten sich aus dem reichen Erfahrungsschatz der Naturheilkunde viele unterstützende Begleitmaßnahmen und Therapien an.

Nimm dich an.
Sei du die, die du bist.
Sei du der, der du bist.
Erst dann fängst du an, zu werden,
was du sein möchtest.

Versteh deine Schwächen,
erst dann kannst du mit ihnen arbeiten
und sie zu Stärken verwandeln.
Setz deine Stärken so ein,
daß du noch zerbrechlich bleibst,
und niemand unnötig abschreckst.
Achte auf deine Unsicherheiten,
sie öffnen dir Wege in neues Land.

Ulrich Schaffer

Ganzheitliche Kommunikationsübungen

Allergie-Ursachen sind in irgendeiner Weise immer gestörte Beziehungen: innerhalb unseres eigenen körperlich-seelisch-geistigen Bezugssystems, zu unseren Mitmenschen, zu den Elementarwesen der Natur in uns und um uns – Luft, Feuer, Wasser, Erde – zu den Pflanzen, den Tieren, zu allen Wesen des Kosmos, der Seelenwelt, zu der geistigen Welt und letztendlich zu Gott selbst.

Wer es selbst nicht schafft, seine gestörten Beziehungen wieder in das für seine Gesundheit nötige Gleichgewicht zu bringen, der sollte die Hilfe Erfahrener suchen. Dazu gibt es heutzutage immer mehr Kommunikations-Übungsseminare. Ideal sind jene Seminare, in denen alle unsere Bezugssysteme angesprochen bzw. aktiviert werden. Wir sollten auch wieder die Leichtigkeit unseres Seins erleben: tanzend, singend, weinend, lachend, musizierend, betend, meditierend, berührend und loslassend können wir unsere Blockaden erfahren und lösen.

Meine Frau als Tanztherapeutin und ich bieten solche ganzheitlichen Kommunikations- bzw. Beziehungsseminare an. Wir versuchen dabei, mit Gottes Hilfe unseren Mitmenschen zur GANZHEIT ihres Seins zu verhelfen.

In einem kleinen Zimmer
allein,
verschlossene Türen, verriegelte Fenster,
sitze ich,
renne mit dem Kopf gegen die Wand,
warte,
warte darauf, daß du mich rausholst,
und weiß doch, daß die Tür
verriegelt ist,
von innen!

Thomas Binz

Klangtherapie

Wenn es Materie an sich nicht gibt und im Grunde alles Schwingung ist, dann sind Krankheiten Schwingungsstörungen – musikalisch gesprochen Mißtöne, Dissonanzen. Demzufolge ist Klangtherapie höchste Therapie. Da wir selbst Klang und Rhythmus SIND, brauchen wir ihn nur zu äußern.

Dazu haben wir Luft und Stimmbänder zum Singen, Hände zum Klatschen, Füße zum Stampfen. Wer das Glück hat, ein Instrument zu spielen, sollte sich zeitweise von Noten und anderen Vorgaben befreien und täglich mindestens eine halbe Stunde (nach oben keine Grenzen) seine Schwingungen in sein Instrument einfach hineinfließen lassen.

Stören Sie sich nicht daran, wenn neben harmonischen Klängen auch Dissonanzen erklingen, das ist Ihre Krankheit, die Sie herausspielen.

Viele Menschen behaupten, sie seien unmusikalisch und könnten auch kein Instrument spielen. Das stimmt aber nicht – es gibt keine unmusikalischen Menschen!

Jeder hat eine Klangwelt in sich. Wir brauchen manchmal nur Mut und etwas Anregung, um sie herauszulassen, sie in für unsere Außenwelt hörbare Töne umzusetzen. Außer unserer Stimme kann dazu jeder Gegenstand um uns her zum Instrument werden. Überall sind Töne drin, denn ALLES ist Schwingung. Jedem Glas können wir durch Reibung oder Anschlagen Töne entlocken, jedem Topf, Stuhl, Tisch, Kasten usw.

Ich selbst hatte in dieser Existenz weder Musikunterricht noch gelernt, ein Instrument zu spielen. Aber ich spiele gern auf allem, was mich umgibt. Darüber hinaus auf allerlei Trommeln, besonders auf denen der Hopi-Indianer, die ich jedem Allergiker, aber auch anderen Kranken, empfehle.

Diese Trommel spricht sehr sanft die im allgemeinen verkrampfte Mitte der Europäer an und öffnet sie behutsam. Sie ist eine Friedenstrommel! Mindestens eine halbe Stunde täglich sind erforderlich, um einen Erfolg zu spüren. Sie setzen sich hin und lassen Ihre Hände auf der Trommel einfach spielen, ohne etwas dabei zu denken. Auch Holzxylophone kann man leicht spielen.

Baden Sie in der Klangwelt, lauschen Sie mit jeder Zelle Ihres Körpers, lassen Sie sich ganz von der Musik durchdringen. Nehmen Sie jeden Tag ein musikalisches Heilbad, auch von der Konserve (Cassette, CD, Radio). Gehen Sie oft in Konzerte. Finden Sie die geeigneten Klänge und Rhythmen, die Ihren drei Ebenen Körper – Seele – Geist wieder zum Ein-klang verhelfen.

Viele sagen, das Leben gelange mit Hilfe der Musik in den menschlichen Körper.

Doch in Wahrheit ist das Leben selbst Musik.

Inayat Khan

Die Musik ist die wahrhafte, lebende Geschichte der Menschheit, von der wir sonst nur tote Teile haben. Man braucht aus ihr nicht zu schöpfen, denn sie ist immer schon in uns da, und es genügt, schlicht zu hören, da man sonst vergeblich lernt.

Elias Canetti

Die Atmung des Asthmatikers

Neben den Erläuterungen im Kapitel über Asthma ist der Atemvorgang auch ein Beispiel zum Problem „Machen-" oder „Geschehen-Lassen". Deshalb sind Atemübungen in der Behandlung des Asthmatikers bedenklich, da der Betroffene sich ausgerechnet dort auf ein „Machen-Wollen" bzw. „Machen-Müssen" fixiert, wo er es *geschehen lassen* sollte. Man sollte den Asthmatiker in Situationen hineinführen, in denen er irgendwann erlebt, daß er die Atmung nur zuzulassen, geschehen zu LASSEN braucht, aber niemals „machen" muß.

Ganzheitliche Kommunikationsübungen sind nach meiner Erfahrung die wichtigste Therapie für den Asthmatiker.

In dem „Möglichst-viel-Luft-Einbehalten" drückt sich u.a. auch das „Festhalten" in vielerlei Hinsicht aus: z.B. an bestimmten Menschen, an Verhaltensschematas und -formen, religiösen Dogmen, Traditionen, Systemen usw. Auch das „Verhalten-auf-Vorrat" kann die Atmung behindern.

Deshalb sind die Loslaß-Übungen besonders wichtig. In dieser Hinsicht sind einfache Ballspiele, indem man einen Ball fängt und ihn gleich wieder einem anderen zuwirft, besonders empfehlenswert. Dabei ist wichtig, daß der Asthmatiker sich nicht auf den Ball fixiert und ihn jedesmal mit Spannung erwartet, sondern locker auf sich *zukommen läßt*. Ich rate, dabei möglichst Bälle in verschiedenen Größen und Farben zu verwenden.

Für betroffene Kleinkinder sind u.a. auch Loslaß- und Hergebe-Spiele und Märchen wie „Sterntaler" und „Hans im Glück" – besonders zum Selbstspielen, aber auch als Erzählung und Puppentheater – sehr hilfreich.

Für die unbewegliche Mitte und das starre Zwerchfell ist tägliches Trommeln sehr empfehlenswert, besonders mit der großen Trommel der Hopi-(Friedens-)Indianer. Man legt die Trommel im Sitzen auf einen Oberschenkel und umarmt sie mit einem Arm. Auch im Liegen, mit der Trommel auf dem Bauch (bequeme, entspannungsfördernde Lagerung mit großer Knierolle ist dabei wichtig), erreicht man erstaunliche Erfolge. Aber nur, wenn man täglich trommelt.

Die Behandlung der gestörten Körperorganisation

Sobald wir anfangen, die Verbindung und gegenseitige Durchdringung von Geist, Seele und Körper wahrzunehmen, werden uns die *wahren* Bedürfnisse unseres irdischen Erfahrungsleibes – als Instrument des Geistes – immer klarer. Irgendwann brauchen wir keine Anweisungen mehr von außen, denn unser innerer Arzt weiß *wirklich*, was wir brauchen und was wir meiden sollen.

Solange diese Wahrnehmungsfähigkeiten noch nicht vorhanden sind, ist es empfehlenswert, neben dem seelisch-geistigen Weg auch den Körper für den Prozeß der Heilung (des Heilwerdens) vorzubereiten. Dafür gibt es aus dem großen Erfahrungsschatz der Natur- und ganzheitlichen Heilkunde viele therapeutische Möglichkeiten.

Jene Therapien, mit denen ich bei Allergiepatienten gute Erfahrungen gemacht habe, versuche ich im folgenden in Kurzform darzustellen. Wobei einige davon nur von einem erfahrenen Heilpraktiker bzw. Arzt durchgeführt werden sollten.

Der Sinn dieser mehr körperlich bezogenen Therapien ist die Wiederherstellung der Ordnung in unserem Körper. Wobei es keine rein körperliche Therapie geben kann, da der Körper ja die Manifestation, der Ausdruck, von Seele und Geist ist.

Deine Zellen sind permanenter Austausch
Dein Blut ist permanenter Fluß
Dein Hirn ist permanente Reaktion
Deine Idee ist der Versuch, alles anzuhalten.

Weisheit eines Landstreichers

Vor der Therapie steht die Diagnose

Dies ist ein altbekannter Leitsatz, den jeder Therapeut beherzigen sollte. Durch das aufmerksame Anhören und Analysieren der Lebens- und Krankheitsgeschichte (= Anamnese, griech.: „ana-mneme" = Erinnerung) und eine gründliche körperliche Untersuchung gelangt man zur Diagnose (vom griechischen „diagnosis": „dia" = durch, „gnosis" = Kenntnis), d.h. zur Erkenntnis der gestörten Körperfunktionen. Die Diagnose führt uns zur therapeutischen Entscheidung. Wobei wir bei der Wahl der therapeutischen Maßnahmen neben der Diagnose auch Konstitution (Form und Struktur bzw. Beschaffenheit des Körpers), Temperament (Sanguiniker, Phlegmatiker, Choleriker, Melancholiker) und Disposition (vom lateinischen „dispositio" = planmäßige Anordnung = Veranlagung zu bestimmten Organschwächen und zu bestimmten Krankheitsformen) des Patienten berücksichtigen sollten.

Es gibt eine wachsende Zahl verschiedener Allergietests mittels Haut- und Schleimhauttests, mittels Laboruntersuchungen, energetischer Messungen und vieles mehr. Ich habe sie bisher weder zur Diagnose noch zur Therapie gebraucht. Deshalb kann ich darüber keine eigenen Erfahrungen weitergeben. Jeder Therapeut arbeitet eben mit seinen „Werkzeugen".

Als Therapeuten versuchen wir, möglichst viele eigene Erfahrungen und die anderer zu sammeln, um sie an unseren Patienten anzuwenden. Dies ist eine menschliche Verfahrensweise, aber nur bedingt richtig. In der Regel führt dies zu vielen unnötigen Behandlungen, ja sogar Fehlbehandlungen. Eine der wichtigsten Erfahrungen, die uns leiten sollte, ist die: „Was dem einen hilft, kann einem anderen schaden." Jeder Mensch ist ein vielschichtiges Einzelwesen mit unterschiedlicher Prägung und reagiert dementsprechend individuell auf alles, was ihm aus der Außen- und seiner Innenwelt begegnet.

Der Kranke sollte versuchen, mit seinem „inneren Arzt" in Verbindung zu treten, denn allein dieser weiß, welches Mittel und welche Anwendung zu welcher Zeit richtig ist. Diese Verbindung findet er durch die Übung der Stille, der Meditation und des Gebets.

Auch der Therapeut sollte lernen, seine Gedanken und seine Erfahrungen bei der Begegnung mit einem Kranken zeitweise völlig „abzulegen". Die geistig-seelisch-körperliche Einheit eines Menschen und seine Nöte kann man nur erleben, wenn man ihm unvoreingenommen, ohne gedankliche Einordnung begegnet. Ich wende mich dabei immer an Gott und bitte Ihn um Seine Führung. Wenn möglich, tue ich dies gemeinsam mit dem Kranken. Wenn uns bei der Suche nach der eigenen Therapie die Befreiung von allen Vorstellungen und jeglichem Machen-Wollen gelingt, dann kann der Geist Gottes in das entstandene „Vakuum" einströmen. Dabei erfährt man klare Therapieempfehlungen, sei es aus dem eigenen Erfahrungsschatz, sei es, daß einem etwas völlig Neues gezeigt wird.

Keine Therapie sollte im voraus über einen längeren Zeitraum *festgelegt* werden. Der Kranke sollte immer auf die Reaktionen seiner Seele und seines Körpers lauschen, um Mittel und Anwendung zur rechten Zeit zu ändern. Auch der Therapeut sollte die Therapie öfters auf die obenbeschriebene „intensive" Art überprüfen und täglich all seine Patienten im Gebet vor Gott bringen.

Meine therapeutische Maxime ist der Brückenschlag von innen nach außen und von außen nach innen, von oben nach unten und von unten nach oben, bis sich die Begegnung in der Mitte ergibt.

Heilfasten

ist die natürlichste Heil-Reaktion eines kranken, toxisch überlasteten Organismus. Die meisten haben leider den Instinkt und
die Intuition für dieses Bedürfnis ihrer kranken Natur und ihrer
leidenden Seele verloren.

Im Heilfasten verwirklicht sich das altbewährte therapeutische Prinzip „Weniger ist oft mehr" wie in keiner anderen Therapie.

Wiederholtes Heilfasten, begleitet vom Aufbruch zu seelisch-
geistigen Dimensionen, führt oft erstaunlich schnell zum ersehnten Erfolg.

Besonders diejenigen, bei denen keine direkten seelischen
Allergie-Ursachen vorhanden sind (indirekt ist die Seele immer
beteiligt), sondern die aufgrund von toxischer Überlastung ihres
Körpers allergisch reagieren, sind mitunter schon nach der ersten
14- bis 21tägigen Heilfastenkur von ihrem Leiden befreit.

Durch ganzheitliches Heilfasten werden die körpereigenen
Ordnungs- und Abwehrkräfte angeregt und gestärkt. Fasten ist
vielleicht die wirkungsvollste seelisch-körperliche Umstimmungstherapie.

Zum Fasten empfehle ich Ihnen mein Buch „Fasten und Heil-
fasten aus ganzheitlicher Sicht – Mit acht milden Kuren aus der
Naturheilpraxis". Lesen Sie darin besonders auch das Kapitel
„Fasten belebt und stärkt die körpereigenen Abwehrkräfte".

Wenn das Leben an sich selber leidet
Heilt sich das Leben
Schiebt sich eine Vorstellung dazwischen
Bleibt Dein Leiden steril.

Weisheit eines Landstreichers

Eure Nahrungsmittel seien eure Heilmittel
und eure Heilmittel seien eure Nahrungsmittel.

Hippokrates

Ganzheitliche Ernährung – Heilkost

Die richtige Ernährung, die für jeden Menschen eine andere sein kann, ist, nach der seelischen Therapie und dem Heilfasten, die dritte „Therapiesäule".

Nach der großen Reinigung durch Fasten sollten Sie anfangen, sich für die wahren Nahrungs- bzw. Lebensmittelbedürfnisse zu sensibilisieren. Im allgemeinen sollten Sie einmal die Auswirkung einer reinen lakto-vegetarischen Vollwertkost mit viel Frisch- und Rohkost über drei Monate hin erleben. Versuchen Sie es auch einige Tage ohne Milchprodukte. Probieren Sie die acht milden Kuren, die ich in meinem Fastenbuch beschrieben habe. Alle Lebensmittel sollten weitgehendst unbelastet sein von Schadstoffen jeglicher Art.

Als Anleitung zu einem ganzheitlichen Ernährungsbewußt-sein emp-fehle ich Ihnen mein Buch „Mittel zum Leben – Mittel zum Heil-Werden. Eine außergewöhnliche Ernährungsbetrach-tung". Mit Hilfe dieses Buchs können Sie Ihre individuelle Heil- und Alltagskost finden, gemäß den sich stets wandelnden Bedürfnissen ihrer Geist-Seele-Körper-Einheit.

Suchkost

Um genau festzustellen, auf welche Nahrungs- bzw. Lebensmittel Sie allergisch reagieren, essen Sie einige Tage lang nur eine Gemüseart roh oder gedünstet, z.B. Sauerkraut (milchsauer) oder gedünstete rote Bete. Nehmen Sie schrittweise jeden zweiten Tag etwas Neues in Ihren Speiseplan auf, z.B. Dinkel, Hirse, Buchweizen, Reis, Kartoffeln und andere Gemüsearten. Nachdem Sie alle denkbaren Gemüse- und Getreidesorten getestet haben, fahren Sie mit Hülsenfrüchten fort. Danach beginnen Sie mit Obst. Zum Schluß tasten Sie sich vorsichtig an Milch-, Fleischprodukte und Eier heran. Beachten Sie dabei auch die Wirkung der verschiedenen Gewürze. Natürlich testen Sie auch alles, was Sie sonst noch essen und trinken, besonders Ihre Such(t)mittel.

Diese Suchdiät bezeichnet man auch als Provokations-Test. Sobald Sie auf diese Weise herausgefunden haben, gegen welche Lebensmittel sich Ihr Körper durch eine allergische Reaktion wehrt, entschlüsseln Sie deren Symbolcharakter.

Manche Allergologen raten den Lebensmittel-Allergikern, die allergieauslösenden Nahrungsmittel ca. vier bis fünf Jahre lang zu meiden, dann würde sich die Allergie „verlieren".

Meine Sicht dazu ist: Wenn wir jene Mittel meiden, über die unsere Seele uns ihre Not mitteilen will, sucht sie andere Wege oder schweigt eine Zeitlang. Es ist natürlich auch möglich, daß sich das zugrundeliegende seelische Problem in so einem Zeitraum durch Verhaltens- und Lebensänderungen unbewußt gelöst hat.

Nahrungsergänzungsmittel

Allergiker, insbesondere jene, die unter Asthma und Neurodermitis leiden, befinden sich aufgrund ihrer seelischen Probleme und ihres körperlichen Zustandes in einer Situation der permanenten Überreizung. Dabei ist u.a. der Bedarf an Vitaminen, Mineralien und Spurenelementen so groß, daß er selbst durch eine vitalstoffreiche Vollwertkost aus weitgehend gesunder Erde oft nicht gedeckt werden kann.

Unser ausbeuterisches Verhalten gegenüber Natur und Mutter Erde hat weltweit zu großen Mangelerscheinungen geführt, auch hinsichtlich der Mineralien, Spurenelemente und Vitamine in unseren Lebensmitteln. Deshalb empfehle ich im allgemeinen oft auch gute Nahrungsergänzungsmittel in Form von Säften, Elixieren, Mineralstoff- und Spurenelement-Mischungen, aber auch gezielt einzelne Vitamine, Mineralien und Spurenelemente als therapeutische Mittel.

Sehr gute Erfahrungen mache ich auf diesem Gebiet bei allen Patienten mit „Basica" nach Ragna Berg (schwedischer Ernährungsforscher), eine Mischung von zwanzig Mineralien und Spurenelementen in einem ausgewogenen Verhältnis, wie man dies in natürlich gewachsenem Gemüse und Obst findet. Magnesium und Calcium sind die Mineralstoffe, die ich am häufigsten einzeln gezielt empfehle; Calcium als Sofortmittel bei fast allen akuten allergischen Reaktionen.

Ebenso empfehle ich Ölkapseln mit hochwertigen ungesättigten Fettsäuren. Dabei mache ich sehr gute Erfahrungen, besonders bei allen Hautkranken, mit den „Sirmia Linolkapseln" von Dr. Niedermaier in Verbindung mit „Coriosta" (ein hervorragendes pflanzliches Konzentrat zur Anregung der Drüsentätigkeit und des Stoffwechsels). „Coriosta" im Wechsel mit „Sirmia Sarsaparilla-Hautkur" (ebenfalls ein pflanzliches Konzentrat zur Förderung einer gesunden Hautfunktion).

Das Element Selen setze ich ebenfalls häufig ein, kombiniert mit Carotin, Vitamin E und C, wie es in den „Sirmia Selenium-Kapseln" enthalten ist. Eine weitere Vitaminkombination, die ich in zwei Jahrzehnten schätzen gelernt habe, ist die von B1, B2 und B6 in der harmonischen Form, wie sie in „Bryonon N" von Dr. Klopfer enthalten ist.

Auch die „Taiga-Eleutherokokk-Kur" (ein Pflanzenkonzentrat zur Steigerung der körpereigenen Abwehrkräfte) von Bio-Energetic zähle ich zu den wertvollen Nahrungsergänzungsmitteln.

Unter der Vielzahl der guten naturreinen, biologischen Säfte empfehle ich überwiegend die Beutelsbacher Frucht- und Gemüsesäfte (Demeter). Den Allergikern rate ich besonders zu folgenden milchsauer vergorenen Säften: zu Karottensaft, Rote-Bete-Saft und Gemüse-Cocktail.

In den Reformhäusern, Naturkostläden, Apotheken und im Firmen-Direktvertrieb finden wir eine beinahe unüberschaubare Anzahl guter Nahrungsergänzungsmittel. Doch wächst die Schattenseite dieser Branche unaufhaltsam. Das Verlangen nach dem „Zaubertrank" – nach jenem „Fabelfläschchen des Dr. Eisenbart aus der Verjüngungsquelle", das „alles" enthält -, ist in unserer gestreßten Leistungs- und Ewig-jung-bleiben-wollen-Gesellschaft groß. Diese Nachfrage wird zunehmend von vielen Geschäftemachern ausgenutzt, die zum Teil unnütze bis gesundheitsschädliche Mittel auf den Markt bringen. Ihre Werbung ist natürlich immer „wissenschaftlich" fundiert. Augen auf beim „Zauber-Kauf"! Vorsicht bei den Firmen, die ihre Produkte als vollkommen preisen und behaupten, kein Mensch könne mehr *ohne* sie gesund leben!

Wer in Harmonie mit Gott und allen Wesen der Schöpfung lebt, braucht sicherlich keinerlei Zusätze zu seiner natürlichen Kost, um gesund zu leben. Wer aber kann dies von sich sagen?

Herdsuche und -beseitigung

Herdinfektionen, auch Fokalinfekte genannt, sind chronische Entzündungs- und Eiterherde, die über Jahre, Jahrzehnte, oft das ganze Leben lang unterschwellig „glimmen", ohne einmal heftig auszubrechen. Meistens finden wir sie in den Mandeln, an den Zähnen, in den Stirn- und Nebenhöhlen, in den Ohren, in der Gallenblase, in den Eierstöcken, in der Vorsteherdrüse (Prostata), im Darm, in den Nieren und in der Lunge.

Um solche Herde aufzuspüren, hilft mir u.a. das „Spenglersan Kolloid Dx".

Fasten und andere Umstimmungstherapien, Ausleiten, Darmsanierung und physikalische Maßnahmen sowie das Finden der seelischen Ursachen und Lösen derselben führen zur Beseitigung dieser schädlichen Herde und zur Sanierung der betroffenen Körperregionen.

Die Darmschleimhaut-Schranke

Bei der Auslösung allergischer Reaktionen spielen Zustand und Funktion der Haut- und Schleimhaut-Schranke unseres Organismus eine entscheidende Rolle. Daher ist die Wiederherstellung und Aufrechterhaltung normaler Haut-/Schleimhautfunktionen die Basis einer körperlich orientierten Allergietherapie.

Auf rein körperlicher Ebene betrachtet sind allergische Reaktionen nur möglich, wenn Allergene in einen entsprechend allergisch reagierenden Organismus gelangen; dazu müssen sie die physiologische Haut- bzw. Schleimhautschranke passieren.

Auf unserer Außenhaut und auf den Schleimhäuten im Körper leben viele Billionen Mikro-Wesen (Mikroben). Ihre Anzahl ist größer als die Zahl aller unserer Körperzellen zusammen. Diese Mikroorganismen bilden einen großen und wichtigen Teil unseres körperlichen Immun- bzw. Abwehrsystems und erbringen vielfältige Leistungen für unseren gesamten Stoffwechsel. Der größte Teil lebt in unserem Darm, dessen Oberfläche ca. 300 Quadratmeter beträgt, die der Haut dagegen ca. 2 Quadratmeter.

Nicht nur ihre Anzahl, auch die Artenvielfalt dieser Kleinlebewesen ist groß. Es gibt darunter auch „schmarotzende" und „krankmachende", die ebenso wichtig sind wie die anderen. Unter anderem regen sie fortwährend unser körpereigenes Abwehrsystem an und halten damit unsere Abwehrkräfte ständig „in Form". Daher nennt man sie auch scherzhaft „Gesundheitserreger". Sie dürfen nur nicht überhandnehmen, dafür sorgen die anderen. Alle *miteinander* bilden ein sehr sensibles mikroökologisches System, das uns nur optimal dienen kann, wenn es sich im Gleichgewicht befindet.

Der Mensch als Mikrokosmos und seine Mikrobewohner (Bakterien, Viren, Pilze und viele mehr) bilden eine natürliche Lebensgemeinschaft, eine Symbiose. Das harmonische Zusammenleben mit unseren Mikrobewohnern ist für unsere Gesundheit von außerordentlicher Bedeutung.

Eine gott- und naturwidrige Lebens- und Ernährungsweise, Umweltgifte, Medikamentenmißbrauch, chemische Körper-"Pflegemittel" und vieles mehr stören und zerstören das Gleichgewicht und die Ordnung innerhalb dieser Mikro-"Völkergemeinschaft" und deren Beziehungen zu ihrem Kosmos Mensch. Die Disharmonie, die Dysbiose, der Lebensgemeinschaft zwischen Mensch und Mikroorganismen führt dazu, daß die „Friedlichen" gewissermaßen rebellieren und die „Krankheitserregenden" sich vermehren und gar überhandnehmen.

Diese Entwicklung kann sehr langsam vor sich gehen, so daß man jahrelang nicht bemerkt, wie die Harmonie der Lebensgemeinschaft zwischen Mensch und Mikroorganismen zerfällt. Nebenbei bemerkt, ohne seine Mikroorganismen ist die Organisation, die wir als Mensch bezeichnen, kein Mensch mehr.

Darmsanierung – Symbioselenkung

Die Besiedelung des Darms nennt man Darmflora. Weder die Stuhluntersuchung noch die daraus auf künstlichem Nährboden gezüchteten Bakterien, die zur Diagnose „Dysbakterie" führen, können die wahren Ursachen der Symbiosestörung zwischen Mensch und Mikroorganismen aufdecken. Diese Befunde können zwar wertvolle Hinweise geben, aber sie sollten den Therapeuten nicht zur reinen Darmbakterien-Substitutionstherapie verleiten.

Symbioselenkung ist mehr, als nur Darmbakterien zuführen; die Beziehung zu ihnen muß auf breiter Ebene wiederhergestellt werden. Der Mensch muß seinen geistigen Evolutions-"Stand"ort innerhalb der göttlichen Ordnung finden, dementsprechend leben und sich ernähren (siehe dazu mein Buch „Mittel zum Leben – Mittel zum Heilwerden", u.a. das Kapitel „Die seelisch-geistigen Aspekte der Verdauungsorgane").

Auf dem Weg dahin können wir die gestörte bzw. geschädigte Darmflora therapeutisch unterstützen. An erster Stelle steht eine ausgewogene, möglichst vegetarische Vollwertkost, wobei der Rohkostanteil sich nach dem Grad der noch vorhandenen Verdauungsfähigkeit richten muß. Oft ist zu Beginn eine leichte, einfache Vollwertschonkost ohne Rohkost angezeigt, und danach ist gesunde Frischkost anzuschließen (siehe dazu mein obenerwähntes Buch).

Wenn ich Mittel gebrauche, setze ich meistens zuerst „Sulfredox" ein zur Normalisierung des pH-Wertes und des Redox-Potentials im Darm. Oft gebe ich Myrrhinil-Intest dazu, besonders bei unspezifischen Darminfektionen, -entzündungen, -reizungen, bei Durchfall, Krämpfen, Koliken usw.

Als nächstes achte man auf einen gutfunktionierenden Magen mit entsprechendem Säure- und Enzymmilieu sowie auf eine Unterstützung von Leber und Bauchspeicheldrüse (Ventracid, Unexym MD, Stacho-Zym N usw., sowie guter Lebertee und Leberkompressen).

Danach folgt die Anwendung eines Präparates, das Zellbestandteile oder Stoffwechselprodukte von Darmbakterien enthält (Repalysin, Hylak, Pro-Symbioflor, Colibiogen), um den Organismus an die Aufnahme bakterieller Substanzen zu gewöhnen.

Ist dies geschehen, folgt der Einsatz von lebenden Bakterien (Symbioflor I, Mutaflor, Acidophilus-Jura, Eugalan Töpfer forte; siehe auch das Kapitel „Darmregulierung" in meinem Buch „Ganzheitliche Therapie") sowie von Bioghurt, Sanoghurt, Buttermilch und Dickmilch und bei Bedarf auch Bierhefe flüssig oder in Kapseln (Merz, Perenterol).

Heilerde (Luvos, Colina) und Trinkmoor (Palsaneu, Neydhartinger) spielen bei der Darmsanierung eine wichtige Rolle sowie tägliche Sonnenbestrahlung, damit die Ätheroiden in den Darm gelangen und dort ihre Reinigungskräfte walten lassen (siehe dazu das Kapitel „Sonnenallergie").

Die Symbioselenkung ist eine Langzeittherapie, die der Anleitung eines erfahrenen Therapeuten bedarf. Diese Wiederherstellung der Darmschleimhaut-Schranke gehört zur Basis-Therapie jeder Allergieform aus physiologischer Sicht.

Pilzbefall

Die sogenannten Mykosen oder Pilzbefälle sind eine der „modernen" Seuchen der Menschheit. Ein großer Teil der Allergiekranken ist von Pilzen befallen.

Vordergründig betrachtet sind die Pilze eine „Antwort" der menschlichen Natur auf die globale toxische Situation sowie den Mißbrauch von Antibiotika, Cortison und anderen chemischen Medikamenten.

Im Grunde hat jedoch alles seine seelisch-geistigen Ursachen, auch der Pilzbefall. Wenn wir das Verhalten der Pilze in unserem Körper genau betrachten, dann erkennen wir, daß der oder die Pilze uns ein spezifisches Fehlverhalten gegenüber unseren Mitmenschen und der Natur zeigen.

Häufig erlebe ich, daß Patienten mit Pilzbefall nicht gegenwärtig sind. Unbewußt weigern sie sich, die Vergangenheit loszulassen, werden von ihr beherrscht und können dadurch IHRE Gegenwart nicht wahrnehmen. Aus unterschiedlichen Gründen halten viele an überholten Strukturen und Traditionen fest. Schimmelpilze sind u.a. ein Symbol für das Festhalten an „Verschimmeltem". Vielen fällt es schwer, bewußt – gegen-wärtig – zu SEIN, stets WACH und OFFEN für ERNEUERUNG.

Bei jedem einzelnen sind es ganz individuelle Ursachen. Wenn wir diese finden und erlösen, wird den Pilzen der energetische Nährboden entzogen; damit verlieren sie ihre Lebensgrundlage und verschwinden. Ihre sinnbildliche Aufgabe ist beendet.

Neben der seelischen Ursachentherapie empfehle ich: Unterstützung der Darmflora, rein vegetarische und weitgehend glucosefreie Vollwertkost, rohe Zwiebeln, Knoblauch sowie Meerrettich, rohe Möhren usw. (siehe mein Buch „Mittel zum Leben – Mittel zum Heilwerden"). Keine isolierten Kohlenhydrate, vor allem keinen Zucker, denn Pilze lieben Zucker. Vorsicht! Der Zucker ist versteckt in tausenderlei „Nahrungsmitteln", die uns als Ersatzbefriedigung dienen. Diese strenge Diät einhalten, bis keine Pilze mehr nachweisbar sind. Bisher habe ich keinen

Pilz erlebt, der eine massive, konsequent durchgeführte Zwiebel-Knoblauch-Meerrettich-Kur überlebt hätte.

Den Organismus vom Pilzbefall zu befreien, gehört ebenfalls zur Basistherapie jeder Erkrankung. Wenn nötig, würde ich auch einmal ein Nystatinpräparat einsetzen; bis jetzt habe ich aber keines gebraucht.

Wenn wir die rein göttliche Energie in all unsere Zellen einströmen lassen, dann kann kein Wesen mehr darin wohnen, das uns schadet.

Desensibilisierung

Da Allergie als Empfindlichkeit auf bestimmte Stoffe gedeutet wird, versucht man, den Organismus für den Kontakt mit diesen Stoffen bzw. Allergenen unsensibel zu machen.

Dazu gibt es verschiedene Methoden, auf die ich hier nicht eingehe, da ich sie nicht anwende.

Ich sehe die allergischen Reaktionen als einen Hilfeschrei der Seele; deshalb kann ich keinem raten, sich GEGEN die Not seiner Seele unsensibel zu machen bzw. ihren Hilfeschrei zu „ersticken".

Gelingt die Ver-hinderung der allergischen Reaktionen durch die De-sensibilisierung, dann ist der Patient zwar beschwerdefrei aber keineswegs geheilt. Im Gegenteil, seine Heil-Reaktion wurde unterbunden ins Unterbewußtsein zurückgedrängt.

Dies geschieht auch häufig durch die Einnahme homöopathischer Hochpotenzen.

Umstimmungstherapien

Die heilsame Wirkung des „Tapetenwechsels" ist allgemein bekannt: Endlich mal raus aus dem bedrückenden Alltagstrott, raus aus dem alten „Verhaltensmuster der täglichen Pflichterfüllungen" (das gleichmäßige Tapetenmuster, das man jeden Tag vor Augen hat, ist ein Sinnbild dafür), raus aus der gewohnten Umgebung, in der man träge und stumpfsinnig geworden ist. Da stimmt vieles in uns nicht mehr – eine Um-stimmung ist dringend nötig.

Reisen in unbekannte Landschaften und Länder: andere Umgebung, andere Menschen, andere Luft, anderes Klima. Diese äußere Veränderung von Ort, Lebensumständen und -gewohnheiten versetzt uns geistig-seelisch und körperlich in eine andere, oft eine neue Stimmung.

Ähnliche Wirkungen haben innere Veränderungen, die ohne Ortswechsel stattfinden, z.B. der Aufbruch in neue seelisch-geistige Dimensionen, ausgelöst durch bestimmte Lektüre, Vorträge, Seminare, Fasten, Meditation, Gebet, Psychotherapie usw.

Eine der bewährtesten naturheilkundlichen Therapien ist die körperliche Umstimmung durch eine schlagartige Veränderung (von einem Tag zum anderen) der bisherigen Ernährungsweise. Dazu dienen Obst- und Rohkostkuren, Sauerkrautkuren, Dinkel-Möhren-Kuren, Kartoffelkuren und viele mehr (siehe „Acht milde Kuren aus der Naturheilpraxis" in meinem Fastenbuch) bis hin zum Heilfasten als stärkste Umstimmung.

Für einen bewegungsarmen bzw. trägen Menschen bedeutet Umstimmung ebenso: körperliche Arbeit, Leibesübungen, Tanzen, Wandern, Laufen, Schwimmen, Massagen, Trockenbürsten, Kalt- und Warmwasseranwendungen, Sonnen-, Luft- und Schneebäder usw.

Baunscheidtieren, blutiges Schröpfen und Blutegel dienen ebenso der Umstimmung wie Einspritzungen und Hauteinreibungen von Eigen- oder Fremdkörpersubstanzen sowie das Trinken des eigenen Harns.

Klimatisch bin ich völlig unempfindlich,
nur Hitze und Kälte vertrage ich nicht.

Karl Valentin

Klimatherapie

Unser Leben steht in Wechselwirkung mit allem, was uns innerlich und äußerlich umgibt und begegnet. Die klimatischen Eigenschaften bilden einen großen Teil der Einflüsse, auf die wir in der Außenwelt reagieren; sie haben eine große Wirkung auf unser seelisches und körperliches Wohlbefinden. Die heilsame Wirkung des „Tapetenwechsels" ist allgemein bekannt.

Pollen- und Hausstaubmilben-Allergikern wird der Aufenthalt am Meer oder im Gebirge über 1.500 m wegen der weitgehenden Allergenfreiheit empfohlen, also zur Schonung.

Ich rate, Klimawechsel nicht als jährliche Flucht vor Symptomen zu betreiben, sondern als Umstimmungstherapie zu betrachten und dafür entsprechende klimatische Eigenschaften bzw. Klimazonen zu wählen.

Zur Klimatherapie gehört auch das bewußte Kennenlernen der „Therapeuten". In diesem Falle sind es die verschiedenen Elemente bzw. Elementarwesen, die das Klima ausmachen. Sprechen Sie diese gewaltigen Geistwesen („Naturengel") an, bitten Sie sie um ihre Hilfe, hören Sie aber auch auf ihre Nöte mit uns Menschen.

Raumluft und Raumklima

Besonders Asthmatiker, aber auch andere Allergiker sollten auf eine gesunde und einwandfreie Raumluft achten. Jede zusätzliche Schadstoffbelastung der Luft sollte vermieden werden.

An erster Stelle steht, daß der Betroffene selbst und alle, die mit ihm Wohn- und Arbeitsräume teilen, das Rauchen vermeiden. Kohle- und Ölöfen sollten nicht als direkte Heizquelle im Raum stehen.

Die Luft sollte weitgehend staubfrei sein. Die Räume trocken, sauber, gut durchlüftet und durchsonnt. Die Luftfeuchtigkeit sollte unter 60 % liegen.

Bei der Reinigung der Räume sollten die schwer zugänglichen Flächen, Ecken und Nischen besonders beachtet werden, um keine „Brutstätten" von Milben, Schimmelpilzen und anderen „Mikro-Hausbewohnern" entstehen zu lassen.

Vermeiden Sie die Vergiftung Ihrer Räume durch künstliche Baustoffe, Farben, Lasuren, Kunststoffböden und Kunststoffmöbel.

Vermeiden Sie so weit wie möglich den ebenso gesundheitsschädlichen Elektrosmog in Ihren Wohn- und Arbeitsräumen, d.h. vermeiden Sie die „Anhäufung" von Elektrogeräten. Versuchen Sie, so natürlich wie möglich zu leben, ohne Mikrowellenherd und Funktelefon sowie dosiertes Fernsehen (ein Apparat im Haus ist mehr als genug). Beurlauben Sie öfters den Computer und schreiben Sie wieder einmal mit der Hand.

Wenn möglich, meiden Sie die Nähe von Hochspannungsleitungen sowie anderer Spannungsfelder.

Zum Thema Erd- und Kosmosstrahlen lesen Sie das Kapitel „Strahlen" in meinem Buch „Ganzheitliche Therapie".

Die künstliche Raumbeleuchtung beeinträchtigt ebenfalls das Raumklima; vermeiden Sie möglichst Neonleuchtröhren und Halogenlampen.

Zünden Sie öfters eine Kerze an: aus reinem Bienenwachs oder „Kokos"- und „Kristall-Kerzen" aus reinem pflanzlichem Stearin ohne chemische Zusätze.

Duftlampen mit entsprechenden ätherischen Ölen reinigen, erfrischen und harmonisieren die Raumluft und einiges mehr. Auch bestimmte Steine sorgen für ein besseres Raumklima. Ebenso dienen Pflanzen wie die Hauswurz, der Philodendron, der Efeu, die Grünlilie und viele mehr einem gesunden Raumklima

Im Winter, wenn geheizt wird, ist es wichtig, für regelmäßige Lüftung und eine optimale Luftbefeuchtung zu sorgen. Neben Wasserschalen mit einigen Tropfen ätherischem Öl haben sich, besonders bei Hauterkrankungen, Wasserschalen mit jeweils ein bis zwei Eßlöffeln Meersalz, auf den Heizkörper gestellt, gut bewährt.

Darüber hinaus gibt es Ionisatoren und andere Klima- und Luftverbesserungsgeräte, über die ich aber nichts sagen kann, da ich bisher keine Erfahrungen damit gemacht habe.

Mit der Liebe zu unserer Umgebung, zur Natur und zu den Mitmenschen schaffen wir uns ein gesundes und harmonisches Wohn- und Arbeitsklima. – Die Kraft der Liebe verwandelt jedes Gift. Die Strahlen der Liebe verwandeln jede andere Strahlung.

Sonne – Luft – Wasser – Erde

sind die Elemente des irdischen Lebens (Feuer und Licht sind in der Sonne enthalten). Ihre Kräfte und Eigenschaften ermöglichen das Erdenleben und regen es mit jedem Atemzug aufs neue an. Der sinnvolle Umgang mit diesen Lebens- und Heilungs-"Reizen" bildet seit Jahrtausenden die Grundlage und den Kern der wahren Naturheilkunde. Bei der Behandlung jeder Krankheit bzw. jedes Kranken sollten diese Lebens-Elemente neben der seelisch-geistigen Therapie an erster Stelle stehen.

Die ausführliche Beschreibung der vielfältigen Anwendungen nebst ihrer Indikationen würden den Rahmen dieses Buches sprengen. Wie bereits erwähnt, möchte ich nur auf die verschiedenen Therapiemöglichkeiten, die ich seit langem anwende, hinweisen und Sie als Betroffenen oder als Therapeuten dazu anregen, EIGENE Erfahrungen mit den verschiedenen Therapiemöglichkeiten zu machen. Falls Sie weiterer Anregungen bedürfen, empfehle ich Ihnen meine Bücher „Krankheit – Ursache, Sinn, Entstehung und Heilung aus ganzheitlicher Sicht" und „Ganzheitliche Therapie". Außerdem gibt es eine Fülle von Erfahrungsliteratur weiser Heilkundiger.

Alle Elemente (Elementarwesen) der Schöpfung wollen uns Menschen – ebenso wie Gott – helfen. Durch den liebevollen Umgang mit ihnen erleben wir den Segen ihrer Heilkräfte. Im „Dialog" mit ihnen erfahren wir, *wie* wir mit diesen gewaltigen Kräften umgehen sollen.

Luft und Sonne

Tägliche, dosierte Luft- und Sonnenbäder sind für Hautkranke besonders heilsam. Lassen Sie zunehmend Luft und Sonne an Ihre Haut. „Macht eure Körperhaut zur Gesichtshaut", sagte der weise Heilkundige Pfarrer Kneipp. Mit unserem Gesicht gehen wir NACKT durch die Welt. Schadet es etwa diesem empfindlichen Hautareal, daß es nicht angezogen ist? Wenn wir schon nicht körpernackt gehen, dann sollten wir darauf achten, daß unsere Kleidung, je nach Jahreszeit, weitgehend luft- und sonnendurchlässig ist. Auf alle Fälle Kunststoffkleidung meiden, dazu zählen auch Nylonstrümpfe bzw. -strumpfhosen.

Sorgen Sie immer für frische Luft in allen Wohn-, Arbeits- und Schlafräumen. Luftdurchlässiges Bettzeug ist ebenfalls empfehlenswert, um die nächtliche Selbstvergiftung durch Hautausdünstung und Darmgase unter der Bettdecke weitgehend zu verringern. Deshalb ist morgendliches Trockenbürsten und Tautreten wichtig. Dabei sollte man ein Luftbad nehmen, egal ob es stürmt, regnet oder schneit.

Geschwächte sollten anfangs vorsichtig mit diesen starken Elementen umgehen, um sich wieder langsam an *das Leben* zu gewöhnen.

Die Heilwirkung von Licht und Sonne vollzieht sich nicht nur über die Haut, sondern auch durch die Augen; deshalb verwehren Sie diesem göttlichen Licht nicht die Einstrahlung in Ihren Körper-Tempel durch Sonnenbrillen. Wie können Ihre Augen sonnenhaft werden, wenn Sie sie die Sonne nicht schauen lassen? Fragen Sie sich einmal, was Sie hinter dieser dunklen Brille verbergen wollen.

Wasser

Das irdische Leben im „stofflichen Sinne" kommt aus dem Wasser. Der Aufbau unseres Körpers findet im mütterlichen Wasser statt. Unser Körper selbst besteht zum großen Teil aus Wasser. Mutter Erde ist zum größten Teil mit Wasser bedeckt.

Therapeutische Wasseranwendungen aktivieren und regulieren die Blut- und Lymphzirkulation, sämtliche Organfunktionen, das Nervensystem, die Hautfunktionen und den Wärmehaushalt. Darüber hinaus hat das Wasser, wie alle Elemente, große Wirkungen auf die Seele – Wasser ist das Symbol der Seele.

Die Wasseranwendungsmöglichkeiten sind vielfältiger als alle anderen physikalischen Therapien: Voll- und Teilbäder, Reibebäder, Dampfbäder, Wechselbäder, Berieselung, Dauerbrause, Güsse, Wickel, Auflagen, Warm- und Kaltanwendungen, Wickel und Bäder mit Zusätzen verschiedener pflanzlicher, mineralischer, tierischer und menschlicher Heilstoffe.

Hierbei sollten Sie auf Ihre Re-aktionen achten – nur sie sollten uns den Weg zur heilsamen Wassertherapie zeigen.

Erde

Die Nachkommen des Erden-Urvaters „Adam", was auf hebräisch „Erdenmann" bedeutet, haben heutzutage kaum noch Kontakt zur Mutter Erde: keine Erde mehr unter den Fußsohlen, nur dicke Kunststoffsohlen. Kinder dürfen sich mit Erde nicht „schmutzig" machen. Selbst nach dem Tod scheut der Homo technocraticus noch den Kontakt zur Erde und läßt seinen Erdenkörper entweder verbrennen oder in einen dicken Sarg packen.

Es ist also höchste Zeit, wieder direkten Kontakt mit Mutter Erde aufzunehmen – beginnen wir mit häufigem Barfußgehen. Was allein schon dadurch geschieht, würde einige Seiten füllen. Durch die „Erdung" können wichtige Energien aus dem Kosmos durch uns in die Erde fließen und Energien aus der Erde durch uns hindurch in den Kosmos.

Täglich sollten wir etwas Erde essen (Luvos Heilerde innerlich); am besten trocken essen, lange und gut einspeicheln. Äußerlich können wir die Erde in Form von Packungen, Wickeln und Bädern anwenden. Dazu dienen uns verschiedene Formen von Heilerde sowie Schlamm (Fango) und Moor.

Kranke Kinder

Im Sinne der Schöpfung wird der Mensch in die Natur mit ihren lebensanregenden und stärkenden Wechselwirkungen von Wärme, Hitze, Kühle, Kälte, Wind, Sturm, Regen und Schnee hineingeboren.

Im Sinne des „Fortschritts" wird der kleine Homo technokraticus computericus in ein nahezu gleichbleibendes, künstliches Klimamilieu hineingeboren, gewährleistet durch Zentralheizung und Thermokleidung.

So wachsen viele Kinder isoliert von der Natur in einem „Treibhaus" auf, sorgsam behütet von angstvollen „Erwachsenen". Diese Kinder haben kaum Abwehrkräfte. Es genügt ein kalter Luftzug oder durchnäßte Kleidung, und schon sind sie krank, was die ebenso schwachen Eltern in ihrer Angst vor der vermeintlichen Schädlichkeit der Naturelemente bestärkt.

Sind die Kinder krank, dann läßt man ihnen weder Zeit zum Kranksein noch zum Gesund-WERDEN. Die meisten Eltern haben weder Zeit noch Erfahrung, um ihre Kinder auf natürliche Weise mit Bettruhe, Wickeln und Hausmitteln zu pflegen. Daher werden die Ärmsten schon bei geringen Banalinfekten „vorsorglich" mit Antibiotika vollgestopft, bis sie ihre Pilze in Darm, Lunge und Blut haben.

Sogar bei Schulproblemen (Vergewaltigung der kindlichen Seele durch den Leistungszwang von Eltern und Schule) werden diese wehrlosen Opfer unserer kranken Leistungsgesellschaft zunehmend mit Kopfschmerztabletten und Psychopharmaka gefüttert, anstatt ihnen Zuwendung und BEFREIUNG aus der Wohlstands-Zwangsjacke zu geben.

Daher ist es besonders für allergiekranke Kinder wichtig, daß sie behutsam und liebevoll, aber zügig, zu einer einfachen, gesunden, naturgemäßen Lebens- und Ernährungsweise hingeführt werden. Der buchstäblich NACKTE, wohldosierte Körper-"Dialog" mit den Elementen kann Wunder wirken. Die seelisch-körperliche Stärkung durch den bewußten, freudigen Umgang mit den Naturelementen nennt man allgemein „Abhärtung". Wir sollten jedoch nicht hart gegen die Natur werden, sondern stark *mit* ihr und *durch* sie.

Freude erzeugende, körperliche Betätigung in der Natur ist für kranke Kinder sehr wichtig: Singen, Tanzen, Wandern, Baden, Musizieren, besonders mit Rhythmusinstrumenten wie Trommeln und Orff-Instrumenten.

Wichtig ist, daß die Eltern, insbesondere die Mutter, das Leiden ihres Kindes *ganz* ANNEHMEN lernen. Bedenken Sie dabei immer, wenn Sie die Krankheits-Äußerungen (Symptome) ihres Kindes ablehnen oder gar bekämpfen, dann lehnen Sie einen Persönlichkeitsteil ihres Kindes ab bzw. bekämpfen ihn. Ausgerechnet jenen Teil, der gegenwärtig am meisten Hilfe braucht! Diesen Hilfeschrei, der in der allergischen Reaktion zum Ausdruck kommt, sollten wir, wie jeden Hilfeschrei eines in Not geratenen Menschen, voll annehmen.

Vermeiden sie Gedanken wie: „Mein armes Kind, wie schlimm ist das alles. Hoffentlich ist es bald geheilt" und dergleichen mehr. Vermeiden sie ebenso die „heimlichen" Vergleiche mit gesunden Kindern, die eine schöne Haut haben usw.

JEDER Gedanke wird vom Unterbewußtsein des Kindes aufgenommen und in entsprechende Reaktionen umgesetzt, oder diese werden aus Liebe zur Mutter unterdrückt und erzeugen neues Leid. Jede Heilungs-Vor-stellung und -Erwartung erzeugt Streß, Spannung und Druck in der Kinderseele. Dies verstärkt die allergischen Reaktionen. Die Grundlage für die Heilung allergischer Kinder ist ein Umfeld, das weitgehend frei ist von Vorstellungen, Erwartungen, Ungeduld sowie anderen Spannungen.

Wenn man sich ehrlich prüft, kommen derartige innere Haltungen aus unserem Egoismus, weil wir es irgendwann satt haben, ständig ein unter Juckreiz leidendes, sich blutig kratzendes oder anderweitig leidendes Kind zu ertragen.

Besonders kranke Kinder brauchen viel Geduld sowie die VOLLE Aufmerksamkeit der Eltern, LIEBE und Hinführung zu GOTT. Hautkranke Kinder, vor allem Kleinkinder und Säuglinge, brauchen in der Regel viel Hautkontakt mit der Mutter, ebenso mit dem Vater. Ein guter Schutz ist langes Stillen, wenn möglich ohne jedes Zufüttern, bis zum fünften Monat (siehe dazu das Kapitel „Kinderernährung" in meinem Buch „Mittel zum Leben – Mittel zum Heil-Werden").

Familiäre Konflikte

Wie schon an anderer Stelle erwähnt, liegen die Allergie-Ursachen der Kinder oft in Konfliktsituationen der Eltern oder der ganzen Familie untereinander, im engen Sinne wie im weitesten Sinne, d.h. die ganze „Sippe", Onkel, Tanten und Großeltern, einbezogen. Wenn man Eltern allergiekranker Kinder endlich überzeugt hat, daß die Krankheitsursachen im seelischen Bereich liegen, dann sind die meisten darauf bedacht, die Ursachen nur außerhalb der Familie zu suchen, damit sie im eigenen „trauten" Heim ja nichts verändern müssen. Führt die Fährte der Ursachen doch in den familiären Bereich, dann wehren sich die Familienmitglieder anfangs sehr häufig gegen eine seelische Exploration der Familienstruktur aufgrund von unbewußten Familien-Kollektivängsten vor „Enthüllungen".

Ich habe schon schwer asthma- und neurodermitiskranke Kinder in Familien erlebt, die einen sehr harmonischen und liebevollen Eindruck machten. Eingehende Untersuchungen mit seelischer Exploration aller Familienmitglieder enthüllen oft eine Reihe komplizierter seelischer Selbst"schutz"-, Täuschungs- und Verdrängungsmechanismen, die es ermöglichen, über Jahre – wenn sie unentdeckt bleiben, auch ein ganzes Leben lang – eine heile, glückliche Familie zu spielen. Demaskiert man die „Akteure", dann platzt der sorgsam aufgebaute Scheinhimmel wie eine Seifenblase. Die ängstlich verdrängten Konfrontationen und Konflikte brechen hervor – das Zusammenleben wird zur Hölle.

Werden die Allergie-Ursachen der Kinder in diesen vielschichtigen, verdrängten Familien-Beziehungskonflikten gefunden, können diese meistens durch eine tiefgreifende Familientherapie gelöst werden, und die Allergie verschwindet – der Hilfeschrei der Seele wurde erhört!

Weitere physikalische Maßnahmen

für deren Durchführung zum Teil einfache Geräte gebraucht werden, sind das ansteigende Schiele-Fußbad und die Lofi-Klopfmassage. Beide finden seit Jahrzehnten eine stets wachsende Verbreitung durch zufriedene Anwender; mehr darüber in meinem Buch „Ganzheitliche Therapie".

Das Trockenbürsten hat sich ebenfalls bestens bewährt, wenn der Zustand der Haut es zuläßt.

Auch die Farblichtbestrahlung hat eine sanfte, spürbar positive Wirkung auf viele Allergiker. Möglichst gute Farbfilter verwenden, z.B. von Vitacolor, oder einfach ein natürlich gefärbtes Seiden- oder Baumwolltuch vor einer Lampe befestigen (damit habe ich jedoch keine Erfahrung, ich benutze einen Vitacolor-Farbstrahler). Täglich 2 x 30 Min. die betroffenen Körperstellen bestrahlen.

Bei Hautleiden hilft allgemein Rot, bei Asthma Hellgrün und Rot im Wechsel, bei Heuschnupfen und Fließschnupfen Blau, bei Bedarf auch einmal mit Rot wechseln.

Wegen der anregenden Wirkung sollten die warmen Farben Rot, Orange und Gelb nicht nach ca. 17 Uhr angewendet werden.

Bei allen physikalischen Anwendungen sollten wir zwei Grundregeln beachten:

1. Die seelisch-körperliche Re-aktion auf die therapeutische Aktion soll den Verlauf der weiteren Anwendungen bestimmen. Nicht die Aktion (die Anwendung), sondern die Reaktion (die Antwort darauf) bewirkt die Heilung.

2. Kleine Reize regen an, große stumpfen ab – und töten.

Eigenharn-Therapie

Neben Sonne, Luft, Wasser und Erde sind Speichel und Harn die ältesten Heilmittel der Menschheit. Beide stehen zu jeder Zeit kostenlos zur Verfügung.

„Logisch-theoretisch" gesehen sollte man eine Aus-scheidung des Körpers nicht mehr ein-nehmen, schon gar nicht den Harn mit all seinen Stoffwechselschlacken und den vielen Giftstoffen der heutigen Zeit. Aber die wunderbaren Erfolge der Eigenharn-behandlung über Jahrtausende bestätigen einmal wieder, daß die Paradoxie, nicht die Logik, der Weisheit letzter Schluß ist, und die praktische Erfahrung (die Empirie) weit über allen „grauen" Theorien steht. Nebenbei bemerkt ist unser Urin u.a. eine wahre Fundgrube von allerlei Hormonen, Enzymen, Vitaminen, Antikörpern, Antigenen und vielem mehr.

Bei fast allen allergischen Erscheinungen steht für mich der Eigenharn als Mittel an erster Stelle. Besonders gute Erfahrungen mache ich damit bei: Schwangerschaftstoxikosen (Schwangerschaftserbrechen), Migräne, Asthma, Heu- und Fließschnupfen sowie bei allen Hautkrankheiten.

Man kann den Harn oral (über den Mund), rektal (über den After) und als subcutane (unter die Haut) oder intramuskuläre (in den Muskel) Injektion in den Körper einbringen. Darüber hinaus wirkt er auch als Bad und Wickel, wie bereits geschildert.

Für eine Injektionstherapie brauchen Sie einen erfahrenen Auto-Uro(Eigenharn)-Therapeuten (Heilpraktiker bzw. Arzt); deshalb beschreibe ich diese Anwendungsart nicht näher. Den Kollegen empfehle ich entsprechende Erfahrungsliteratur.

Die „natürlichste" und einfachste Anwendung ist die orale, also das Trinken des Harns. Morgens, bevor Sie das erstemal urinieren, waschen Sie den Genitalbereich, urinieren ein wenig, unterbrechen kurz, um ein Glas vor die Harnröhre zu halten (dabei Schamlippen auseinander halten), Sie lassen etwas Harn in das Glas, nehmen es weg und urinieren zu Ende. Dies wird als Mittelstrahlharn bezeichnet.

Beginnen Sie mit ca. 1 ml Harn und vermischen ihn mit einem halben bis einem vollen Glas Wasser. – Na dann Prost! Später bei größeren Harnmengen schmeckt es, je nach der Ernährung, oft wie Weißbier. Steigern Sie täglich intuitiv die Harndosis, bis Sie Erfolg haben. Im allgemeinen liegt die Erfolgsdosis bei der oralen Einnahme zwischen 3 und 30 ml Harn. Auch hierbei gilt: Jeder sollte seine Dosis finden, die jeden Tag anders sein kann.

Nach meiner Erfahrung wirkt bei den meisten Mitteln eine wechselnde Dosierung (Schaukeldosierung) besser als eine ständig gleichbleibende (konstante). Das gleiche gilt auch für die Häufigkeit der Einnahme: täglich, jeden zweiten, dritten oder vierten Tag. Versuchen Sie, bei allem Ihre Intuition wahrzunehmen. Nur unser innerer Arzt kennt unsere genaue Dosis und schemafreie Therapie. Im allgemeinen ist der Erfolg schon nach einigen Tagen spürbar, manchmal erst nach einigen Wochen.

Wer sich zum Trinken des eigenen Harns nicht überwinden kann, sollte diesen durch den After (rektal) mit einem Klistierballon einführen. Dabei kann der Harn unverdünnt verwendet werden, wobei die Menge, die zum Erfolg führt, meist höher liegt als beim Harntrinken. In seltenen Fällen habe ich schon bis zu 300 ml Eigenharn täglich rektal empfohlen, um eine sicht- und spürbare Heilwirkung zu erreichen.

Man kann den Harn auch für die jeweiligen Anwendungsformen potenzieren, d.h. ein homöopathisches Mittel daraus herstellen. Ich habe dies schon öfters getan, aber beim Harn bevorzuge ich meist die verdünnte „Urtinktur".

Unser Harn ist sowohl ein altes Heilmittel, als auch ein altes diagnostisches Medium. Lange bevor es Labors gab, konnten heilkundige „Harn-Schauer" alle Krankheiten im Harn erkennen. Noch heute können diese begabten Kundigen im Harn weitaus mehr erkennen als alle Labors der Welt.

Speichel als Heilmittel

Der Speichel dient nicht nur den Tieren als Reinigungs- und Heilmittel, sondern auch uns Menschen.

Sie können kranke Haut, besonders bei Juckreiz, mit Ihrem Speichel benetzen. Besonders gut wirkt der Speichel in Verbindung mit Heilpflanzen für die Haut: einen Mund voll Blätter von Wegerich und Melisse (jeweils einzeln), zu einem feinen Brei zerkauen und gut einspeicheln, anschließend auf die Haut auftragen. Bei Heuschnupfen auf die geschwollenen Augen legen und in die Nase einziehen. Ebenso empfehlenswert: einen gehäuften Teelöffel Luvos Heilerde in den Mund nehmen, gut mit Speichel durchmengen und auftragen.

Mit Ihrem Speichel und den genannten Zusätzen können Mütter auch Säuglinge und Kleinkinder behandeln.

Bei einer gesunden Ernährung und einer auf Gott ausgerichteten Lebensführung hat unser Speichel eine enorme Heil- und Reinigungskraft.

Machen Sie auch damit Ihre eigenen Erfahrungen. Man sagt ja, daß mit etwas Spucke alles besser geht.

Eigenblut-Therapie

wirkt bei den meisten Allergien sehr gut. Dabei wird etwas Blut aus einer Vene entnommen, mit einem dem Zustand entsprechenden Injektionsmittel vermischt und wieder intramuskulär injiziert.

Ich habe schon oft nach 10 bis 12 Spritzen (1x wöchentlich) das Verschwinden der allergischen Erscheinung erlebt. (Die seelische Ursache ist damit jedoch nicht behoben.)

Es kommt u.a. auf die Mittel an, die man dem Blut beimischt. Einige biologische Arzneimittelfirmen stellen solche Präparate in Ampullen her, wobei es sich meistens um homöopathische Einzel- oder Komplexmittel handelt. Die Wahl des richtigen Mittels für den jeweiligen Patienten muß jedesmal neu entschieden werden.

Man kann auch das Blut potenzieren und somit in homöopathischer Form injizieren oder in Tropfenform oral einnehmen. Diese Therapie sollte nur vom erfahrenen Heilpraktiker bzw. Arzt durchgeführt werden.

Blut ist ein ganz „besonderer Saft", darin liegt das Wesen und die Wahrheit eines jeden Wesens.

Heilmittel

gibt es neben den bisher beschriebenen noch sehr viele im großen Reich der Natur. Alle Naturwesen wollen dem auf Gott ausgerichteten Menschen dienen – energetisch und stofflich. Diese Kräfte finden wir in der freien Natur, aber auch in harmonisch zubereiteten Teemischungen, Säften, Essenzen, Tinkturen, Pulverisierungen, Dragees, Kapseln, Ölen, Salben und vielem mehr in allerlei Zubereitungsformen. Noch haben wir eine Anzahl von Naturheilmittel-Firmen, die bei der Herstellung die Natur nicht vergewaltigen.

Die Wahl der Mittel für jeden einzelnen kann ich hier nicht treffen; nur Phytocortal (Fa. Steierl) erwähne ich, da es die Produktion der körpereigenen Corticoide in den Nebennieren anregt, was ja für fast jeden Allergiker wichtig ist, und die Spenglersan-Einreibe-Kolloide T und G als entgiftende Konstitutionstherapie. Darüber hinaus ist der Einsatz gezielter Nosoden bei Bedarf empfehlenswert. Die Ameisensäure in homöopathischer Form (D12, D6) sollte man bei Allergien nicht vergessen. Beachten Sie die Heilmittelempfehlungen in den Kapiteln „Heuschnupfen" und „Innere Mittel für Hautausschläge".

Die Bachblüten unterstützen sanft die Harmonisierung seelischer Störungen, besonders bei Kindern und sensiblen Menschen. Ich empfehle jedem, selbst seine Blüten herauszufinden – intuitiv und in Verbindung mit einem Bachblütenbuch, in dem die seelischen Eigenschaften der jeweiligen Blüte und mögliche Störungen beschrieben sind (siehe Bücherempfehlungen).

Wir können uns „Bach"-Blüten selbst aus der Natur holen – teilweise sogar direkt aus dem Kelch der Natur trinken. Seit meiner Kindheit trinke ich gern den Morgentau von Blüten und Blättern und aus dem Kelch mancher Blume. Lernen Sie, jeden Tautropfen einzeln auf der Zunge zu schmecken. Finden Sie Ihre Blüten und Blätter. Gehen Sie barfuß durch das kostbare Naß – dabei „trinken" Ihre Füße den heilsamen Morgentau. Ermuntern Sie Ihre Kinder dazu, allergiekranke Kinder sprechen gut darauf an.

Man könnte dies und die Bachblütentherapie als „subtile Desensibilisierung" bezeichnen.

Wer in Verbindung mit Gott und der Natur *sein* oder *seine* Mittel sucht, der wird sie finden, solange er sie noch braucht.

In diesem Zusammenhang weise ich auf die noch weitgehend unbekannten Sonnenheilmittel hin (siehe das entsprechende Kapitel in meinem Buch „Ganzheitliche Therapie"). Einer der Pioniere und derzeitiger „Hersteller" der Sonnenheilmittel ist mein Freund Yves Kraushaar (siehe Anzeigenteil).

Über allen Mitteln steht der Liebesbalsam, mit dem Gott alle Kranken heilt, insofern sie sich Ihm GANZ zuwenden.

> *Strebet zuerst nach dem Reich Gottes,*
> *so wird Euch alles andere dazu GEGEBEN.*
>
> Jesus Christus

> *Was Heilmittel mittelbar heilen,*
> *heilt die Kraft des Geistes unmittelbar.*
> *Das Genesen kommt aus dem Wesen.*
>
> K. O. Schmidt

Lindernde und heilsame Hautbehandlungen

Haut-*ausschläge* sollten keineswegs durch Cortisonsalben zurückgedrängt werden, damit die Oberfläche wieder schnell „glatt" und „ansehnlich" wird. Welche Gifte auch immer die Seele-Körper-"Organisation" über die Haut hinaus-"schlagen" bzw. -tragen will, wir sollten diese gesundheitsfördernden Ausscheidungsmaßnahmen mit allen uns bekannten Mitteln unterstützen, auf keinen Fall verhindern.

Entlasten wir die Haut durch gezielte Anregung der Nierenfunktion. Gleichzeitig unterstützen wir die Hautfunktion in ihren Ausscheidungsbemühungen und versuchen, die dadurch entstehenden Hautschäden und den oft quälenden Juckreiz zu lindern.

Innere Mittel für Hautausschläge

Neben der entsprechenden Ernährung (siehe dazu mein Buch „Mittel zum Leben – Mittel zum Heilwerden"), sollten Sie als erstes die Eigenharntherapie versuchen.

Die im Kapitel „Heuschnupfen" beschriebenen Eigenblutmischinjektionen haben sich ebenfalls bei Psoriasis und Neurodermitis bewährt.

Spenglersan Kolloide T und K im täglichen Wechsel in die Armbeuge einreiben. Mit einem Tropfen beginnen und täglich um einen Tropfen steigern bis ca. 25 Tropfen. Bei starken Reaktionen auf 5 Tropfen zurückgehen und erneut steigern. Bei akuten allergischen Hautreaktionen haben oft mehrmals täglich 25 Tropfen im Wechsel geholfen.

Hochdosierte Öl-Therapie mit Sirmia Linolkapseln 3 x täglich 2 Stück; auch mit Glandol-Borretsch-Ölkapseln und mit reinen Nachtkerzenölkapseln (Efamol) habe ich Erfolge gesehen. Dazu Coriosta und Sirmia Sarsaparrilla-Hautkur im Wechsel.

Bei Übersäuerung, was meistens der Fall ist, empfehle ich, tagsüber schluckweise Basica zu trinken. Bei Bedarf durch weitere Spurenelemente ergänzen, falls nötig auch gezielte Vitamingaben.

Zusätzlich Möhrensaft in kleinen Schlückchen über den Tag verteilt trinken, dazu 6 x täglich 1 Eßlöffel Artischockensaft.

Folgende Teemischung hat sich bei vielen Hilfesuchenden, die zu mir kamen bewährt:

20 g Stiefmütterchenkraut
30 g Ehrenpreis
20 g Schafgarbe
40 g Wiesengeißbart
20 g Walnußblätter
30 g Ringelblume
50 g Brennessel
20 g Erdrauch
10 g Bittersüßstengel
10 g Fenchel

Einen Teelöffel pro Tasse mit kochendem Wasser überbrühen, ca. 10 Minuten ziehen lassen. Ein bis zwei Liter schluckweise über den Tag verteilt trinken. In Thermosflaschen warmhalten.

Mit homöopathischen Einzelmitteln zwischen D2 und D24, maximal D30 sowie Komplexmitteln folgender Firmen habe ich schon vielen Hautkranken helfen können: Kattwiga, Elha, Wala, Phönix, Cefak, Pascoe, Steierl, Iso und einige andere.

Auch mit Ermsech-Kapseln, eine Kombination von Calcium-lactat und Echinacea (Sonnenhut), habe ich oft schon gute Wirkungen erlebt.

Bei akuten Situationen sollte man immer an erhöhte Calcium-gaben denken. Bei Nesselsucht (Urticaria) Ameisensäure D6 bis D15, bei starkem Juckreiz Brennessel (Urtica) in gleicher Potenz dazu, bei Schwellungen Apis D20 bis D30.

Rechtsdrehende Milchsäure (Gelum-Oral oder Stropheupas forte) hat sich ebenfalls bewährt: langsam einspeicheln, mit 2 x täglich 5 Tropfen beginnen, steigern bis ca. 3 x täglich 20 – 30 Tropfen.

Auch der Einsatz von Schüssler-Salzen (Biochemie), besonders als Konstitutionsmittel nach Joachim Broy, ist ratsam.

Die medikamentöse Therapie sollte nur von einem Heilprakti-ker bzw. Arzt durchgeführt werden. Diese Anregungen habe ich auch nur für ihn geschrieben.

Äußere Anwendungen bei Hautausschlägen

Bei den äußerlichen Anwendungen steht die Heilkraft der dosierten Sonnenbestrahlung an erster Stelle. Am höchsten ist ihre Heilwirkung, wenn wir uns der Sonne liebevoll öffnen und jeden Sonnenstrahl dankbar mit der Haut „trinken".

Die ausgewogene Kombination von Wasser-, Luft- und Son-nenbad ist, neben dem liebevollen Streicheln und Handauflegen, die beste Hauttherapie – eine Liebkosung der Naturwesen.

Ein Aufenthalt am Meer, das tägliche Eintauchen in die salzige „Erden-Seele" ist auch besonders heilsam. Viele machen gute Erfahrungen am Toten Meer in Israel. Vermeiden Sie das Schwimmen in gechlortem Wasser.

Steigen wir hinauf in die sonnigen Gebirgshöhen, kurze Bäder mit kräftigen Bewegungen in den kalten Bächen, Wasserfällen, Gumpen und Seen erwecken unsere Haut zu neuem Leben – herrlich wie das prickelt! Dabei atmen wir in vollen, tiefen, langsamen, genußvollen Zügen über Haut und Lungen die fri-sche, klare Höhenluft, während die Höhensonne uns mit Licht und Wärme durchflutet. Alles wohldosiert.

Auch in den Tälern und Ebenen gibt es noch Bäche, Flüsse, Tümpel, Weiher und Seen mit lebendigem, heilsamen Wasser. Wer die Natur wirklich liebt, wird von ihr zu solchen Orten geführt. Die Natur ist in ihrem *Wesen* nach wie vor heil, nur der Mensch hat sein Ganz-Sein nicht und projiziert sein Un-Heil auf die Natur.

Schlamm-, Lehm- und Moorbäder im Freien – vor Ort eintau-chen in Mutter Erde – sollte jeder Hautkranke einmal erleben.

Lindernde und heilsame Waschungen, Teilbäder und Wannenbäder

Viele Heilmittel können Sie als Waschungen und in Teil- oder Wannenbädern anwenden, folgende haben sich in meiner Praxis bewährt: Heilerde, Lehm, Moor, Schwefel, Meersalz (ungereinigt),

Tyroler Steinöl-Bad aus schwarzem Ölschiefer (Fa. Sabona), Steinöl (Steinkohlenteeröl), Teer-Kleie, Haferstroh, Heublumen, Kleie, Zinnkraut, Kamille, Melisse, Lavendel, Ringelblume, Käsepappel, Tannolact-Bad (Produktname), Bagnisan – med. Heilbad (Produktname), Töpfer Ölbad, Milchserumbad, Molke, Honig. Das einfachste ist das Eigenharnbad: Man braucht sich nur in die Badewanne legen und das eigene Wasser einfach in das warme Badewasser hineinfließen lassen – ein herrliches Gefühl. Kinder machen dies besonders gern. Den eigenen Harn kann man zu allen angeführten Badezusätzen dazugeben bzw. dazufließen lassen.

Bei Bädern, die kein Öl enthalten, achten Sie auf die sogenannte Rückfettung der Haut. Das heißt, daß Sie ihrer Haut das Fett wieder zuführen, das ihr durch das Baden entzogen wurde. Suchen Sie sich dazu ein Öl, das Ihrer Haut gut tut, z.B. Mandel-, Oliven- oder Erdnußöl.

Salben, Öle und Puder

Ich zähle nur die Salben, Öle und Puder auf, mit denen ich bei Hautkranken in meiner Praxis gute Erfahrungen gemacht habe. Damit möchte ich aber nicht sagen, daß alle Mittel jedem helfen. „Probieren geht über Studieren". Diese alte Weisheit sollte man bei der Anwendung aller Mittel befolgen. Wenn Sie bei der folgenden Aufzählung nicht Ihr Mittel durch Probieren oder Intuition herausfinden, dann suchen Sie weiter, es gibt noch sehr viele mehr, die ebenso gut sind wie die aufgezählten. Außerdem können Sie sich von einem Salbenkundigen individuelle Mischungen zusammenstellen lassen. Hierbei ist die Variationsmöglichkeit unendlich.

Bei der Lokalbehandlung sollten Sie sich immer bewußt sein, daß die Haut keine Fläche ist, die man einfach „zukleistert", wie dies leider viele Frauen mit ihrem Gesicht machen, sondern ein höchst lebendiges Organ, dessen Durchlässigkeit und Geschmeidigkeit für eine gesunde Funktion besonders wichtig ist. Die Geschmeidigkeit der Haut hängt überwiegend vom Wassergehalt, nicht so sehr vom Fettgehalt des Hautgewebes ab. Daher ist für eine trockene Haut die Feuchtigkeit in erster Linie wichtiger als

eine Fettsalbe. Nur milde Fette sollten sparsam auf die Haut auf-
getragen werden. Auch hier gilt der alte Leitsatz „Weniger ist oft
mehr."

Bei lederartiger, alter Haut kann aber auch starkes Einfetten
sehr hilfreich sein. Hier ist die individuelle Erfahrung des einzelnen ausschlaggebend!

„Trocken auf trocken und feucht auf feucht" ist ebenfalls ein
alter Leitsatz, den man aber meistens nur zur Hälfte befolgen
sollte: Das heißt, ein nässendes Ekzem sollte man feucht behandeln, aber eine trockene, rissige Haut schreit geradezu nach
Feuchtigkeit wie die ausgetrocknete Erde nach Regen. Es gibt allerdings Fälle, in denen „trocken auf trocken" angezeigt ist, aber
in meiner jahrzehntelangen Erfahrung waren dies bisher wenige.

So wie wir mit der entsprechenden Einstellung jeden Menschen
als einen individuellen Mikrokosmos erleben, können wir
dementsprechend auch sein individuelles Haut-Organ erleben,
sogar mit deutlichen Unterschieden von einer Körperregion zur
anderen. Deshalb sollte eine kranke Haut stufenweise „aufgebaut"
werden. Am besten mit Hilfe einer einfühlsamen, erfahrenen Heil-
Kosmetikerin. Seit Jahren mache ich auf diesem Gebiet mit einer
Wala-Kosmetikerin erstaunliche Erfahrungen. Wie auf allen Gebieten ist auch hier der Geist der Kosmetikerin das Wichtigste.

Nun folgt die angekündigte Aufzählung ohne Kommentar:

- Salben und Gel: elha dermidyn, Sensicutan, Cefabene, Flo-
  ria-Vitamin-F-Salbe, pH5-Eucerin, Linola fett, Ekzevowen,
  Retterspitz-Gelee, Nettiderma, Certaria, Calendula, Psori-
  gerb, Cardiospermum, Dermatodoron, Calmurid, Silicea
  colloidalis comp., Gelatum (Wala)

- Öle: Befelka-Oel, Equisetum ex herba W 5% Oleum (Wala),
  Calendula (Weleda), Leinöl, Olivenöl, Tyroler Steinöl

- Puder: Kattwilon N, Luvos Heilerde-Puder

  Es gibt auch gute Hautlotionen, mit denen ich jedoch bisher keine Erfahrung gemacht habe.

Juckkrisen

Möglichst nicht kratzen, tief und langsam durchatmen, entspannen, von *innen* her an die juckenden Stellen gehen und schauen, was dort im seelischen Bereich reizt, juckt (siehe Kapitel „Die Haut").

Wo bin ich aufgeregt?, Was ärgert mich?, Was muß (will) ich gerade wieder einmal „schlucken"? und vieles mehr.

Bei Juckkrisen von Kindern sollten die Eltern erst einmal bei sich selbst forschen, ob sie sich gerade in einem der angedeuteten emotionalen Zustände befinden und sich diese Gereiztheit auf das Kind überträgt.

Bei verzweifelten, kratzenden, weinenden, schreienden Säuglingen und Kleinkindern ist es besonders wichtig, daß die Mutter bzw. der Vater sich nicht emotional mitreißen läßt, sondern innerlich ruhig bleibt/wird.

Neuerdings gibt es von der Firma Lohmann einen Overall aus 100%iger, ungefärbter und ungebleichter Baumwolle mit integrierten Fäustlingen und Füßlingen, die jegliches Kratzen verhindern (erhältlich in Apotheken und Sanitätsfachgeschäften unter dem Namen Curaderm Neurodermitis Overall).

Das wahre Gebet – ohne Vor-stellungen -, bei dem wir spüren, wie Gott uns und jenen, für den wir beten, mit Liebe und Frieden umhüllt, ist der beste Balsam für alles, was juckt, reizt oder schmerzt.

Handauflegen wirkt beruhigend, wenn wir dabei durch die entsprechende innere Ausrichtung zum „Kanal" der Liebe Gottes werden. Dann dürfen wir die Heilkräfte spüren, die durch unsere Hände fließen.

Reizstoffe und Gifte in der Haut auf Nieren und Darm ableiten mit Nierentee und F.X. Passagesalz. Achten Sie auch darauf, ob sie etwas gegessen oder getrunken haben, das den Juckreiz ausgelöst haben könnte; auf milde, reizlose Kost umstellen.

Besonders juckreizstillend wirken kalte Duschen, Bäder, Waschungen, feuchte Auflagen mit Heilerde, Zinnkraut- oder Stiefmütterchensud, reine Wasserumschläge, Meersalzwasserumschläge bzw. -auflagen oder auch ein Wasser- bzw. Meersalz-wasserhemd: Ein langes Baumwollhemd in Wasser tauchen, danach gut auswringen und anziehen. Heilerde im Wasser erhöht meistens die Wirkung. Eine ausführliche Beschreibung der genannten Anwendungen finden Sie in meinem Buch „Ganzheitliche Therapie".

Kieselgel kühlt und beruhigt die Haut; möglichst lückenlos auf der Haut verteilen. Gurkensaft hat schon vielen geholfen, ebenso Eigenharnwickel mit Wasser verdünnt. Leinölwickel über Nacht haben sich bei vielen Säuglingen und Kleinkindern als besonders gut erwiesen; bei einigen wirkt das Olivenöl besser. Gute Erfahrungen mache ich seit ca. 20 Jahren mit dem Befelka-Oel (Firmenname), besonders im Kopfbereich. Die Sensicutan-Salbe, das Retterspitz-Gelee und die Cefabene-Salbe (alles Firmennamen) sind, neben anderen Salben, zur Linderung bei Juckkrisen empfehlenswert; ebenso Kattwilon-N-Puder und Luvos Heiler-de-Puder (beides Firmennamen).

Innerlich haben sich bei fast allen Juckkrisen Brennessel in homöopathischer Form, z.B. Urtica urens ex herba D20 von Wala (vier Kügelchen mehrmals täglich unter der Zunge einnehmen), auch Urtica comp. von Wala (mehrmals täglich 5 – 12 Globuli unter der Zunge zergehen lassen), Magnesium phos. D6 von Schüssler (7 – 12 Tabletten in heißem Wasser langsam trinken) und Calciumgaben bewährt. Lesen Sie auch die Mittelempfehlungen im Kapitel „Heilmittel für Hautausschläge" nach.
Luft- und Sonnenbäder nicht vergessen.

Wie auf allen Lebensgebieten, muß man auch hier unter dem großen Angebot der Heil-Mittel aus der Natur und aus der Apotheke das Richtige für sich selbst bzw. für seine Kinder herausfinden. Dabei bewahrheitet sich immer wieder die alte Erkenntnis: „Was dem einen hilft, kann dem anderen schaden."
Wenn durch die angegebenen Mittel keine Linderung erreicht wird, kann man alle Bäder und weiteren Anwendungen, die im vorherigen Kapitel beschrieben sind, ausprobieren. Findet man dort auch nicht das *Seine*, muß man eben weitersuchen. Wer wirklich sucht, der findet immer. Mit der richtigen Einstellung

läßt sich das Gesuchte finden, ja es kommt uns förmlich entgegen. In der Gegen-wart *wartet* uns alles entgegen, was wir in diesem Augenblick wirklich brauchen.

Eine Juckkrise ist eine gute Gelegenheit, um das absolute Gegenwarts-Bewußtsein zu erlangen. Gelingt es Ihnen auch nur für einige Augenblicke, dann erfahren sie selbst, daß Sie in Gedanken meistens in der Vergangenheit oder in der Zukunft leben. Der Gedanke an den letzten bzw. nächsten Augen-blick läßt *Gegenwart*, läßt bewußtes Sein nicht zu.

BEWUSSTES Sein ist ein Zustand un-mittel-barer Erfahrung jenseits des Denkens, bei dem Vergangenheit, Gegenwart und Zukunft zu einem ewigen NUN verschmelzen und uns die „Tür" zur Ewigkeit geöffnet wird. – Dann juckt uns nichts mehr!

Heuschnupfen

Neben oralen Präparaten von Firmen wie Kattwiga, Elha, DHU und anderen, verwende ich in meiner Praxis Eigenblutinjektionen, je nach Patient, gemischt mit Ameisensäure (homöopathisch, D12 und D6 als Einzelmittel), Quittensäure (Gencydo von Weleda) oder dem Komplexmittel elhallergin. Diese Injektionen haben sich bei den meisten Allergieformen bewährt. Zum Abschwellen der Schleimhäute Apis D20 bis D30 (Wala) als Globuli.

Täglich Morgenurin, ca. 5 ml oral oder rektal. Wasser- und Tautreten, dabei auch Zunge und Augen mit Tau benetzen und sich nackt in die Tauwiese legen. Mit der entsprechenden geistigen Einstellung Verbindung zur Natur und zu Gott suchen.

Nach einem provozierten Anfall haben sich Eigenharninjektionen bewährt.

Im Akutfall sind neben Komplexpräparaten der oben genannten Firmen und anderer, auch Propolistropfen (stündlich 2 – 5 Tropfen) und Spenglersan-Kolloide G und K (mehrmals täglich 10 – 25 Tropfen) im Wechsel in die Armbeugen einzureiben, hilfreich. Dazu hohe Calciumgaben, am besten Trinkampullen, Inhalt etwas im Mund behalten.

Täglich Nasenspülungen mit Meersalzwasser und Zinnkrauttee im Wechsel. Danach die Nasenschleimhaut mittels eines Wattestäbchens mit Sonnenblumen- oder Olivenöl benetzen. Probieren Sie auch einmal, je ein Butterkügelchen in die Nasenlöcher einzumassieren; die Butter dabei innerlich hochziehen.

„Neti" hat auch schon manchem Heu- und Fließschnupfen-Patienten geholfen. „Neti" ist eine jahrtausendealte Yoga-Reinigungsübung, besonders für den gesamten Kopfbereich: Augen, Nase, Ohren, Neben- und Stirnhöhlen und Rachen. Dabei wird eine Gummi"schnur" in die Nase hochgeschoben und aus dem Mund herausgezogen. An beiden Enden festhaltend zieht man das Neti-"Schläuchlein" hin und her. Durch diesen Reiz wird eine Menge, zum Teil übelriechender, zäher Schleim, oft mit Eiter vermischt, aus den oben genannten Bereichen „gezogen". (Neti-"Schläuchlein" mit Anleitung erhalten Sie im Nassall-Verlag.)

Farbbestrahlung des Gesichtes, blau, 3 x täglich 30 Minuten. Erden mit Erde, innerlich und äußerlich. Auch gezielte ableitende Güsse helfen (siehe dazu das entsprechende Kapitel in meinem Buch „Ganzheitliche Therapie").

Besonders in akuten Situationen ist es wichtig, nach innen zu schauen und zu lauschen: Welche Seelen-Not bricht da aus mir hervor? – *Wer* möchte sich *warum* in mir bemerkbar machen? Wo habe ich die Verbindung zur Natur, zu Gott verloren?

Insektenstiche

können bei Allergikern oft heftige Reaktionen bis hin zum Schock hervorrufen. Dazu einige Tips aus meiner Erfahrung:

Bei jedem Insektenstich (Bienen, Wespen, Hornissen u.a.) sofort den eigenen unverdünnten Harn als Kompresse auf die Einstichstelle geben und stets mit frischem Harn feucht halten; dazu gleich Eigenharn trinken. Darüber hinaus kann man 7 Kügelchen Apis D30 im Mund zergehen lassen, bei Bedarf auch Calcium einnehmen (Calcium-Frubiase-Trinkampullen, Calcium Sandoz forte bis fortissimo als Brausetabletten).

Äußerlich helfen auch kalte Lehm- bzw. Heilerdekompressen (eventuell mit Eigenharn vermischt) sowie Spitz- und Breitwegerichblätter, die gekaut und mit Speichel vermengt auf die Stichstelle gelegt werden. Auch das Wund- und Brandgel von Wala hat sich dafür besonders gut bewährt.

Falls Sie stärkere Sofort-Mittel brauchen, wenden Sie sich an einen Arzt. Bei Schock sofort den Notarzt rufen.

Asthma-Anfall

Seelisch beruhigen, den Akutzustand von innen betrachten. Beten. Falls jemand vorhanden ist, der als Kanal der Heilkraft Gottes dienen kann, indem er ganz einfach an Gott glaubt, dann lege er dem Asthmatiker die Hände auf Brust und Rücken.

Für frische Luft und den nötigen Freiraum um den Betroffenen sorgen. Vorsicht mit zuviel Betriebsamkeit und bedrängender Fürsorge. Beengende Kleidung lockern oder ausziehen, Oberkörper freimachen.

Heiße Hand- und Fußbäder oder ansteigende Unterarmbäder (besonders wirksam mit einer Schiele-Wanne) anwenden, dabei mit einem nassen, heißen Handtuch auf Brust und Rücken klatschen; wenn nötig, Unterarme aufstützen zur Unterstützung der Atemhilfsmuskulatur im Zwischenrippenbereich.

Gezielte Reflexzonenbehandlung, Akupressur und Akupunktur können ebenfalls Linderung verschaffen und bei dem einen oder anderen einen Anfall beheben. Auch Schröpfen kann helfen, oft auch ein kleiner Aderlaß.

Salinische Darmberieselung mit einem gehäuften Teelöffel F.X. Passagesalz auf ein Glas Wasser. Eventuell auch Calciumgaben. Bei Bedarf weitere Medikamente von einem Heilpraktiker oder Arzt.

Erkennen Sie rechtzeitig lebensbedrohliche Zustände, bei denen keine natürlichen Mittel und Maßnahmen mehr helfen und rufen Sie den Notarzt.

Heilung einer Hausstaub-Allergie

In aller Kürze beschreibe ich hier den Heilungsweg jener Frau mit Hausstaub-Allergie, die ich im Kapitel „Allergie-Ursachen" als Beispiel angeführt habe. Lesen Sie diesen Teil nochmal, damit Sie die folgende Fortsetzung besser verstehen.

Schon bei der ersten Betrachtung ihrer bis dahin unbewußten Seelenräume begegnete sie jenen hilfeschreienden Wesen, die sich über die allergische Reaktion auf Hausstaub bemerkbar gemacht haben. Sie waren in tiefen, schwer zugänglichen Verliesen eingesperrt.

Die Freilassung und Entfaltung dieser verdrängten und unterdrückten Wesen-s-züge bzw. Eigenschaften erweckte große Widerstandskräfte: Ehemann, Mutter, Schwiegermutter, ja sogar die drei erwachsenen Kinder gerieten in Aufruhr. Die brave Hausfrau, Ehefrau und Mutter tritt plötzlich aus dem („schützenden") Schatten ihres Mannes hervor, befreit sich von den fürsorglichen Domänen ihrer Mütter. Alles wurde unternommen, um zu verhindern, daß sie aus der vorgegebenen Bahn ihres wohlgeordneten Lebens ausbricht. Ein Schuldiger für diese gefährliche, krankhafte Veränderung war schnell gefunden: „Dieser g'spinnerte Heilpraktiker ist an allem schuld, und jetzt rennt sie noch auf seine Vorträge und fängt gar an zu meditieren! Du hast einen treuen, braven Mann, der für dich sorgt und drei wohlerzogene, brave Kinder, was willst du noch mehr vom Leben? Du hast doch alles, was man sich wünschen kann."

Die tägliche Wiederholung ähnlicher, wohlgemeinter Ratschläge ihrer besorgten Mutter konnte sie nicht mehr ertragen. Allmählich entstand eine verzweifelte Abneigung (mitunter sogar Haß) gegen alle, die sie daran hindern wollten, ihr eigenes Wesen kennenzulernen und ihre Lebensweise dementsprechend zu ändern.

Aber sie begriff, daß das erwachende neue Leben nicht mit Abneigung oder gar Haß *gegen* andere erkämpft werden darf. Sie lernte, jeden so anzunehmen und zu lieben, wie er gegenwärtig ist. Keine Kraft kann sich auf Dauer *gegen* die Liebe behaupten.

Langsam wurde der Widerstand, besonders des gekränkten Ehemannes, durch Liebe verwandelt. Sie konnte ungehindert ihren neuen Interessen nachgehen, ungehindert Vorträge und Seminare besuchen, sogar einige Tage *alleine* verreisen, was früher undenkbar gewesen wäre.

Die unterdrückte Quelle ihres Geistes fing langsam an zu sprudeln. Ungeahnte Kräfte und Fähigkeiten traten aus ihr hervor. Sie fand ihre persönliche Beziehung zu Gott und wurde an eine Aufgabe im Dienst für ihre Mitmenschen und die Natur herangeführt.

Bald war jegliche Allergieform (sie hatte vor allem eine Hausstaub-Allergie) verschwunden. Nach fast zweijähriger, teils heftiger Auseinandersetzung erlangte die Beziehung zwischen Frau und Mann eine völlig NEUE Dimension in einem gleichwertigen Miteinander. So konnten sie dem tiefen Sinn der Ehe ein Stück näher kommen. Die ganze Familie war stolz auf sie.

Geist und Seele können sich nun frei entfalten und haben keinen Grund mehr, über eine allergische Reaktion auf sich aufmerksam zu machen und um Hilfe zu rufen!

KALEIDOSKOP

Jeder sieht die Welt
durch seine „Brille"

Gott ist unendlich vielfältig. Der Mensch als Ebenbild Gottes ist ebenso vielfältig; daher nicht festlegbar. So ist auch jede Betrachtung oder Beurteilung eines anderen Menschen relativ, vom momentanen eigenen Standpunkt und den eigenen Erfahrungen abhängig. Jeder sieht die Welt durch seine eigene Aura wie durch eine ständig wechselnde Farbbrille. Ist sie hell, sehen wir auch den „dunkelsten" Zeitgenossen im besten Licht. Ist unsere „Brille" dunkel, sehen wir auch in einem Heiligen den „schwarzen Peter". Die allergieauslösenden Faktoren sind unendlich vielfältig. Die wahren Ursachen sind, nach meiner Erkenntnis, jedoch immer ungelöste und unerlöste seelische Konflikte.

Wenn auch alle menschlichen Probleme ähnlich sind, so sind sie doch nie gleich.

Das Böse ist nur ein Schein
Im Spiegel Deiner Moralen
Zerstörung ist nur ein Schein
Im Spiegel Deines Formens
Verlieren ist nur ein Schein
Im Spiegel Deines Ergreifens
Dein Weilen ist nur ein Schein
Im Fluß der ewigen Bewegung.

Weisheit eines Landstreichers

Verlust des Ur-Vertrauens –
Verlust der Geborgenheit

Der Mensch als Teil des GANZEN gerät in zunehmendem Maße in die Isolierung seiner selbstgeschaffenen künstlichen Techno-Welt. Der Mensch hat sich der Natur entfremdet – er *gebraucht* sie als Nahrung, als Wirtschaftspotential und zur Erholung. Er ist von den Geistern der Natur und vom Geist Gottes „fort-geschritten" – der Fort-schritt ist Lebensziel und -inhalt des Homo technokratikus. Umgeben von materiellem Komfort, abgesichert, ver-sichert, ver-sorgt, vor-versorgt und nach-versorgt auf Schritt und Tritt von der Wiege bis zur Bahre, „schläft" der systematisierte Zeitgenosse fern von Gott im Grabe der Materie.

Der Mensch, der „in" ist, ist in Wirklichkeit „out". Er findet keine innere Ruhe, weder Frieden noch Geborgenheit – er hat seine MITTE verloren. Da er keine bewußte Verbindung zum eigenen seelisch-geistigen Sein hat, fehlt ihm auch die innere Verbindung zu seinen Mitmenschen. Wenn er diese nur in ihrer Äußerlichkeit erlebt, kann er ihr Anderssein weder begreifen noch annehmen. Alles, was nicht seinen Vorstellungen entspricht, reizt ihn – regt ihn auf. Gefangen in gesellschaftlichen Verhaltensnormen und aus Angst, seinen „sicheren" Arbeitsplatz zu verlieren, wagt er es nicht, oder nur selten, seine Antipathie zu äußern. Unbewußt wächst der innere Druck über Jahre, oft bis an die äußerste Grenze der seelischen Belastbarkeit. Die Seele rettet das Leben durch ein allergisches Reaktions-Ventil – gleichzeitig ist es ihr verzweifelter Hilfeschrei.

Bei manchen Menschen weiten sich die allergischen Reaktionen zu einem „Rundumschlag" des Organismus aus, der sich mit einer Überproduktion von Antikörpern gegen fast alles wehrt.

Wer auf GOTT vertraut hat das UR-VERTRAUEN, fühlt sich IN Gott GEBORGEN. Er hat keine Angst, weder vor seinen Mitmenschen noch vor seinem Schicksal. Er kann andere Meinungen annehmen und solche, die seiner völlig entgegengesetzt sind, kritiklos bestehen lassen und respektieren ohne inneren Widerstand.

Wer sich in Gott geborgen fühlt, sucht weder Sicherheit noch Geborgenheit in der Welt der Materie. Er lebt frei von weltlichen Zwängen – nicht erpreßbar, nicht manipulierbar.

Wer sich selbst gefunden, ist an Gott gebunden und von allem befreit.

So ist das Leben

Ein Mensch lebt friedlich auf der Welt,
Weil fest und sicher angestellt.
Jedoch so Jahr um Jahr, wenns lenzt,
Fühlt er sich sklavenhaft begrenzt
Und rasselt wild mit seinen Ketten,
Als könnt er so die Seele retten
Und sich der Freiheit und dem Leben
Mit edlem Opfermut ergeben.
Jedoch bei näherer Betrachtung
Spielt er nur tragische Verachtung
Und schluckt, kraft höherer Gewalt,
Die Sklaverei und das Gehalt.
Auf seinem kleinen Welttheater
Mimt schließlich er den Heldenvater
Und denkt nur manchmal noch zurück
An das einst oft geprobte Stück,
Das niemals kam zur Uraufführung.
Und er empfindet tiefe Rührung,
Wenn er die alte Rolle spricht
Vom Mann, der seine Ketten bricht.

Eugen Roth

Ist der Mensch das „Produkt" einer allergischen Reaktion?

Als göttlicher „Keim", aus der geistigen Welt kommend, haben wir in der Lichtwelt Erfahrungen gesammelt, wodurch unser Erfahrungs„leib" entstanden ist, den wir Seele nennen. In diesem reinen Seinsbewußtsein haben wir eine Erfahrung an die andere gereiht und alle wertfrei betrachtet. Hier ist Betrachtung, ist Kontemplation gleich Kommunikation. Alle Wesen sind miteinander verbunden. Die Grenzen des Ich existieren noch nicht. Ebensowenig gibt es die Grenzen (Beschränkungen) von Raum und Zeit. Ein WIR-Bewußtsein im ewigen NUN.

Im Zuge einer „Weiter"-Entwicklung „verfielen" wir dem Geist (Prinzip) der Trennung (Adam aß vom Baum der Erkenntnis). Trennung schafft Härte, Dichte, schafft Trennungsschmerz, schafft Schuldgefühle. Aus der Unendlichkeit des WIR-Bewußtseins haben wir uns abgespalten und sind in den engen Kerker des ICH-Bewußtseins gefallen. Aus der Harmonie der göttlichen, selbstlosen Liebe, mit Gott gleich einer Zentralsonne im „Zentrum", sind wir in einen gottesfernen Individual-Egozentrismus verfallen. Aus dem ewig Betrachtenden sind wir in das denkende, dialektische, dualistische Sein „gefallen".

Adam und Eva erkannten, daß sie „nackt" waren. Um ihre Absonderung (Sünde) von der Ganzheit, von Gott zu verbergen, „schufen" sie sich eine stoffliche Hülle. Aus dieser Sicht kann man unseren Stoffleib (Körper) als eine konstante, allergische Schutzreaktion gegen Gott bezeichnen.

Wir egoistischen Menschen sind allergisch gegen die Vollkommenheit Gottes.

Durch diesen Fall aus der Einheit in die Gegensätze entstand eine Innen- und eine Außenwelt. In der Dichte dieser stofflich-sinnlichen Außenwelt können sich derzeit nur wenige an ihre geistige Herkunft *er-innern*. Durch zwei Weltzeiten hindurch konnte „Adam" seine Blöße, seine Sünden, seine Sonderung durch sein irdisches Kleid (den Körper) „verbergen".

Der Mensch ist völlig frei in seinen Ent-scheidungen. Aber das große „Räderwerk" der göttlichen Gesetze arbeitet unaufhaltsam. Die Erde dreht sich, die Gestirne ziehen dahin auf ihren Bahnen, unabhängig davon, wie und für was sich der Mensch entscheidet. So rückt auch der Tag immer näher, an dem er sich vor Gott nicht mehr verbergen kann. Wir leben am Beginn des Dritten Zeitalters – der Offenbarungszeit -, nichts wird mehr vor Gott und vor den Menschen „verborgen" bleiben.

Was wir innerlich nicht in die Harmonie mit Gott bringen, wird uns zunehmend äußerlich begegnen (unsere Allergie gegen die Synthese der Gegensätze, gegen Gott). Wir „äußern" unsere Lieblosigkeiten, damit sie endlich „aus" uns herausgelangen.

Wenn wir unser kompliziertes Abwehrsystem endlich fallenlassen, aus dem Wahn der Stofflichkeit erwachen, dann kann sich Gott in uns offenbaren. Es liegt an jedem einzelnen Erdbewohner, in welchem Maße wir die apokalyptischen Plagen und Katastrophen brauchen, um endlich zum wahren Sinn unseres Daseins zu erwachen. Es ist an der Zeit, den allgegenwärtigen, allbewußten und allmächtigen Gott in seiner unendlichen Liebe zu allen Geschöpfen des Kosmos zu erkennen und die langwährende allergische Reaktion auf IHN zu beenden.

Apokalypse

Schon oft haben mir Patienten berichtet, daß sie als Kind das Vertrauen und die Liebe ihrer Eltern mißbrauchten, indem sie heimlich Dinge taten, die sich nicht mit der Liebe vereinbaren lassen.

An einen erinnere ich mich besonders: Er hatte einen außergewöhnlich liebevollen und weisen Vater. Mit der zunehmenden Verdichtung bzw. „Festigung" seines ICHs im Laufe seines siebten Lebensjahres, wurde es in seiner Seele etwas dunkler, und es entwickelte sich daraus ein Widerstand gegen die Liebe des Vaters. Als er acht Jahre alt war stahl er zwanzig Mark aus Vaters Geldbeutel. Von diesem Tag an konnte er nicht mehr in die liebenden Augen seines Vaters schauen. Seine Nähe bereitete ihm zunehmend Unbehagen. Im Laufe der nächsten zwei Jahre stahl er wiederholt Vaters Geld und verschiedene andere Gegenstände, die er an Freunde verkaufte.

Sein Verhalten zum Vater gestaltete sich zunehmend aggressiv und provozierend. Der Vater hingegen empfand stets die gleiche Liebe für seinen Sohn, unabhängig davon, wieviel Übles ihm dieser zufügte. Allmählich „bildeten" die dunklen „Seelenwesen" des Sohnes einen Schutzpanzer gegen die Lichtwesen und die Liebe des Vaters, d.h. seine Haut bildete Schuppenflechte.

Mit zwölf begann er, mit anderen Jungs heimlich zu rauchen. Obwohl er ausreichend Taschengeld bekam, stahl er weiterhin Geld aus Vaters Brieftasche, die der Vater keineswegs vor ihm versteckte.

Von Anfang an litt er unter seinem Widerstand gegen die Liebe des Vaters. Seinen Seelenschmerz bekämpfte er mit immer mehr Härte gegen seinen Vater. Dadurch erzeugte er ein immer größeres und dunkleres Energiepotential (ein wachsendes Heer dunkler Wesen) in seiner Seele. Sein Leidensdruck wuchs von Tag zu Tag.

Endlich! Nach sieben Jahren kam der Tag, an dem die innere Ferne vom Vater unerträglich wurde: der Tag der Enthüllung, der Tag der Öffnung, der Tag der Offenbarung – auf griechisch Apokalypse. Es war just sein vierzehnter Geburtstag. Von Schmerz und Scham gebeugt beichtete er alles. Der Vater umarmte ihn und sagte ohne den geringsten Vorwurf: „Jahrelang habe ich mit Sehnsucht auf diesen Tag gewartet – laß uns feiern!"

Ähnlich wie dieser Junge von seinem Vater, haben wir Menschen uns, durch den Mißbrauch unseres freien Willens von Gott – von der Liebe unseres himmlischen Vaters – entfernt. Seit Jahrtausenden – von Inkarnation zu Inkarnation – frönen wir unserem Egoismus, anstatt den Sinn unseres Daseins zu erkennen und erfüllen.

In keiner Schule kann man ewig sitzenbleiben, auch nicht in der Schule Gottes. Man kann auch nirgendwo unendlich Schulden machen. Wer nicht freiwillig für den gerechten Ausgleich von Geben und Nehmen sorgt, wird irgendwann dazu gezwungen. JEDE Saat muß geerntet werden, die gute wollen wir meistens sofort ernten, die schlechte schieben wir lange vor uns her – von einem Dasein in das andere. Irgendwann kommt für jeden SEIN Erntetag, ob wir wollen oder nicht.

Nach meiner Erkenntnis ist unser göttlicher Lehrplan in drei große Zeiträume eingeteilt Diese wiederum sind in sieben Etappen unterteilt, deren Entsprechung in den sieben Siegeln des Lebensbuches enthalten ist, das Johannes in der göttlichen Offenbarung auf Patmos schauen durfte.

In der Ersten Zeit offenbarte Gott seine Gesetze und seine Gerechtigkeit durch Moses und die Propheten. Darüber hinaus zeigte er uns durch einige Propheten eine Vorschau auf die nächste Lehrzeit und hin und wieder sogar auf alle drei Zeiten.

In der Zweiten Zeit wurde CHRISTUS Mensch. Gottes Geist wurde Mensch in JESUS von Nazareth. Mit seinen Lehren und dem Beispiel seines Lebens, bis zu seinem Höhepunkt durch den Opfertod am Kreuz, hat er uns das Vorbild des VOLLKOMMENEN Menschen gegeben. Das Gesetz – die Zehn Gebote -, die wir Menschen in unserem Egoismus nicht erfüllen wollten und deren Konsequenzen wir ablehnten und bekämpften, hat der göttliche Meister ANGENOMMEN und mit LIEBE erfüllt.

Die Dritte Zeit ist angebrochen. Wir leben in der Offenbarungszeit – in der Apokalypse -, die Hüllen fallen in JEDER Hinsicht und auf ALLEN Gebieten.

Es ist Erntezeit, die letzte in diesem Zeitbegriff – es ist Spätlese. Aber der Wein im Kelch ist nicht mehr süß, und je länger wir die Annahme UNSERES Kelches verweigern, desto bitterer wird er.

Man könnte auch sagen es ist „Heimholungszeit". Aus kindlicher Sicht sind Gott und die göttliche Mutter (die in Maria Mensch wurde) zutiefst darüber traurig, daß sich die meisten ihrer Kinder, geleitet durch allerlei Untugenden, in einem verhängnisvollen Schicksalsnetz über Jahrtausende hindurch verstrickt haben. Ihre bedingungslos liebenden Mutter- und Vater-„Herzen" können die leidvollen Irrwege ihrer Kinder nicht auf „ewig" ertragen. Die göttlichen „Eltern" wollen endlich mit ALLEN ihren Kindern in bewußter Verbindung und Harmonie leben.

Damit wir in bewußter Verbindung mit Gott und allen reinen Geistern leben können, damit Gott in UNS Mensch werden kann, damit Christus IN uns geboren werden kann, müssen wir ALLES bereinigen, was uns von IHM trennt. Das bedeutet, daß wir ALLES annehmen müssen, was wir durch unsere Gedanken, Worte und Handlungen jemals verursacht haben, sowohl im „Guten" wie im „Bösen". Die gute Saat haben wir meist sofort geerntet – *jetzt* muß auch die andere geerntet werden. Aufschub ist nicht mehr möglich: Alles, was von uns ausgegangen ist, kommt nach dem unbestechlichen Gesetz der absoluten Gerechtigkeit (Gesetz von Ursache und Wirkung) auf uns zurück. Dabei trifft JEDEN „nur" das, was er SELBST verursacht hat, sei es gerade eben, vor einigen Tagen, Monaten, Jahren oder Jahrtausenden.

Goethe sagte einmal: „Wer seine Bestie nicht kennt, der kennt sich nicht". Ich sage: Wer seine Untugenden, die vielen dunklen Wesen – die selbstgeschaffenen Dämonen – in seinem Inneren nicht erkennt und durch die Liebe Gottes nicht annimmt, damit sie durch IHN erlöst und VERWANDELT werden, dem werden sie in der Außenwelt begegnen. Wobei alles, was uns umgibt Außenwelt ist: Natur und Mensch, somit auch unser eigener Körper.

JEDES Ereignis in unserem Leben wurde von uns SELBST verursacht, unsere Krankheiten sind da keine Ausnahmen.

Weltweit wehren sich die Menschen gegen die meist unangenehmen Enthüllungen ihrer wohlbehüteten Privat"sphäre" – jedoch vergebens! In dieser Dritten Zeit wird alles transparent, ob wir wollen oder nicht. Der weltweit zunehmende Hilfeschrei der Seelen mittels allergischer Reaktionen ist ein Ruf nach WAHRHEIT und KLARHEIT – ein Schrei nach Offenbarung.

Krankheiten in bisher unbekannter Vielfalt und unbekannten Ausmaßen, Selbstmord, Mord, Ermordung von Ungeborenen (Abtreibung), Massenmord bzw. Holocaust an der Natur, Vergewaltigung, sexuelle Abarten, Scheidungen, Trennungen, Sucht, Verbrechen, Lüge, Betrug, Korruption, Terrorismus, Fanatismus (besonders religiöser), Verrohung und vieles mehr breiten sich derzeit weltweit aus. Die Kaltblütigkeit und kaum noch zu überbietende Brutalität und Perversität, mit der vieles geschieht, ist erschreckend. Es sind alles Spiegelbilder menschlicher Seelen, wir haben ALLE unseren Anteil daran.

Wer frei ist von Schuld, der werfe den Stein auf seinen Nächsten!

Gott gab uns ein Paradies in dem Natur und Mensch im Einklang lebten. Wir Menschen begannen die Natur für unsere egoistischen Zwecke zu mißbrauchen. Heute sind wir dabei, unseren kleinen, ehemals paradiesischen Planeten zu zerstören. Die Natur wird dies NICHT zulassen. Schon immer hat die Natur auf das eigennützige Verhalten des Menschen mit Überschwemmungen, Blitz, Hagel, Stürmen, Frost, Dürreperioden, Heuschreckenplagen, Vulkanausbrüchen, Erdbeben und manchem mehr „allergisch" reagiert. Heute steigern sich die „allergischen" Reaktionen der Natur auf den Menschen von Tag zu Tag. Die Elemente werden immer heftiger, bis zu ihrer Reinigung wird die Erde nicht mehr zur Ruhe kommen.

Mensch, ERWACHE endlich zu dem SINN deines Daseins! Was muß denn noch alles geschehen damit du einsiehst, daß es *so* nicht mehr lange geht!

Das sechste Siegel vom Buch des Lebens ist eröffnet. Das Licht dieses Siegels strahlt über uns. Elia der große Wegbereiter, hilft uns bei unserer Reinigung, damit wir Gott IN uns erleben können von Geist zu Geist.

Man nennt diese Zeit auch End-Zeit, weil es am Ende dieser Zeit, die Zeit, wie wir sie bisher kennen nicht mehr geben wird. Eine völlig NEUE „Zeit", ein spirituelles „Zeitalter" steht bevor. Es wird wohl noch einige Generationen dauern, bis das siebte Siegel eröffnet wird, damit die Vollendung dieser drei menschlichen Entwicklungs-Zeiten das neue „Zeitalter" einläuten kann.

Zuvor müssen wir noch alles restlos ernten, was wir gesät haben. Keiner kann seinem Karfreitag entrinnen. Jeder muß SEINEN Kelch bis zur bitteren Neige leeren. Wer sein Kreuz freiwillig annimmt, dem hilft Gott beim Tragen, und er wird staunen, wie leicht es wird mit Gottes Hilfe und Gnade.

Wenn Sie dieses Thema interessiert, dann lesen Sie die Bibel und das „Buch des Wahren Lebens" sowie „Die Dritte Zeit". Durch dieses göttliche Lehrwerk können Sie Gottes Worte in der Bibel besser verstehen lernen.

In Deinem Leibe entwickelt das Lebendige Härte
Um, zerbrechend, heimzukehren in die Verwandlung
In Deinen Ideen entwickelt das Lebendige Verirrung
Um, zerbrechend, heimzukehren in die Wahrheit
In der Menschheit entwickelt das Lebendige Brutalität
Um, zerbrechend, heimzukehren in die Schönheit.

Weisheit eines Landstreichers

Die Strahlen der Welt durchdringen Dich
Die Schwingungen der Welt erschüttern Dich
Die Kräfte der Welt bewegen Dich -
Dein Reden von Freiheit betrügt Dich.

Weisheit eines Landstreichers

Störfelder

Wir sprechen immer von sogenannten „Störfeldern" oder „Störzonen" und behaupten sie würden uns Menschen schaden, ja sogar allerlei Krankheiten, besonders Krebs und Allergien, verursachen. Aus einer bestimmten Perspektive mag dies stimmen. Aber im Grunde genommen ist es der Mensch, der die Energiefelder der Natur und der gesamten Erde stört. Wie alles was von uns ausgeht, kommen auch diese Störungen, nach dem Gesetz von Ursache und Wirkung, auf uns zurück.

Jede Strahlung geht von einem Wesen aus. Dies erkannte auch der große Physiker Max Planck. Wir sollten die durch uns in Not geratenen Wesen in Liebe annehmen, damit auch sie erlöst werden, anstatt sie aufs neue zu bekämpfen oder uns vor ihnen zu schützen bzw. abzuschirmen.

Die stärkste Strahlung auf Erden ist jene, die durch einen Menschen strahlt, der auf Gott ausgerichtet ist. Mehr dazu können Sie im Kapitel „Strahlen" in meinem Buch „Ganzheitliche Therapie" nachlesen.

Allergie-Tests

Bei allen mir bekannten klinischen und alternativen Testmethoden sollte man sich immer fragen: Welcher Teilaspekt des vielschichtigen Mikrokosmos Mensch im Augenblick des Tests angesprochen wird und darauf reagiert?

Ich kenne keinen Test und sei er noch so sensibel, auf den der GANZE Mensch reagiert. Deshalb ist mir auch kein Test bekannt, der eine Aussage über den GANZEN Menschen machen kann.

Besonders bei energetischen Testmethoden sind oft Kräfte mit am Werk, die zwar ein überzeugendes, jedoch ein völlig falsches Ergebnis bewirken. Zunehmend erlebe ich sowohl Patienten als auch Behandler, die durch Testergebnisse irregeführt werden; selbst wenn durch die auf Grund des Ergebnisses eingeleitete Therapie, die Krankheitssymptome bald verschwinden.

Heilkundige sollten ihre Therapien nicht auf Testergebnisse aufbauen, sondern auf die ERFASSUNG des GANZEN Menschen.

»Ich bin gekommen, daß ich
ein Feuer anzünde auf Erden;
was wollte ich lieber,
als es brennete schon!«

Jesus Christus
Lukas 12,49

Ozonlöcher

Wir sehnen uns danach, GOTT zu erfahren, zu erleben, IHN von Angesicht zu Angesicht zu schauen. Wenn Gott der Schöpfer dieses Universums ist, dann ist seine Kraft stärker und sein LICHT heller als die Kraft und das Licht aller von ihm ausgegangenen Sonnen des Universums. Wie können wir IHN erleben, wenn wir vor den Strahlen der kleinsten seiner Sonnen Angst haben?

Die Ozonlöcher sind durch unsere rücksichtslose Ausbeutung der Erde entstanden. Ich möchte die dadurch entstandene Gefahr keineswegs verharmlosen, denn ich weiß, daß auch dieser Schaden auf uns zurückfällt. Da es aber in dieser Welt der Erscheinungen nichts gibt, was nicht mindestens zwei entgegengesetzte Seiten hat, versuche ich, auch bei diesem lebensbedrohlichen Geschehen die andere Seite zu beleuchten.

Es gibt nichts, das so schlecht ist, daß nichts Gutes mehr darin ist. In allen, selbst in den „schlimmsten" Ereignissen, ist ein Aspekt Gottes, sonst könnte dies nicht sein. Es gibt auch nichts, und sei es noch so klein, was nicht in Zusammenhang und in einer Wechselbeziehung mit dem GANZEN steht.

Die Strahlen Gottes aus der Sonne können in uns Kindern Gottes nur das beschädigen bzw. verbrennen, was sich Seinem Licht, seiner Liebe widersetzt: Das heißt unseren Egoismus und all unsere Untugenden. Dies können wir bei jedem Sonnenbad selbst testen. Lesen Sie dazu das Kapitel „Sonnenallergie".

Über die Menschen am Ende der Zeit des sechsten Siegels, an deren Anfang wir uns befinden, steht in der Offenbarung, die Johannes auf Patmos erlebte, unter anderem: *Sie (die Menschen) wird nicht mehr hungern noch dürsten; es wird auch nicht auf sie fallen die Sonne oder irgend eine Hitze; . . .*

So kann man die Zerstörung der Ozonschicht auch als eine Vorbereitung zur Reinigung und Vergeistigung der Menschheit sehen, oder als eine „Hautkrankheit" der Erde, verursacht durch den Virus Mensch.

Licht zu Licht

In den sechziger Jahren habe ich in der renommierten Zeitschrift „Life-International" eine interessante Dokumentation gelesen. Viele Jahre danach, anläßlich des Papstbesuches in Hiroshima erschien diese Dokumentation wieder in der Weltpresse. Den wesentlichen Inhalt schreibe ich hier frei nieder:

Gegen Ende Juli 1945 empfing eine Ordensschwester in Hiroshima eine innere Botschaft, in der ihr verkündet wurde, daß diese Stadt zerstört würde, und sie dieselbe verlassen solle. Sie befolgte den Rat nicht, sondern zog sich in eine Kapelle zurück und begann für die Stadt und ihre Bewohner zu fasten und zu beten. Fastend und betend verbrachte sie zehn bis vierzehn Tage, dabei schlief sie nur wenige Stunden pro Nacht.

Am sechsten August 1945 geschah das Grauenhafte: der Abwurf der ersten Atombombe auf Menschen.

Die Schwester war im Gebet versunken. Als sie aus ihrer Verinnerlichung wieder „auftauchte", kniete sie im Freien, die Steine um sie herum waren geschmolzen. Laut Bericht befand sie sich mitten im Abwurfzentrum der Bombe.

Sie erhob sich völlig unversehrt und mußte sehr lange durch ein Szenario des Grauens gehen, bis sie Verwundete fand, denen sie noch helfen konnte. 260 000 Menschen (Zivilbevölkerung) wurden getötet, zigtausende verletzt und lebenslänglich geschädigt. Auch Jahre danach stellten sich bei der Schwester keinerlei Schäden ein.

Für die meisten Menschen, besonders für Naturwissenschaftler ist diese Geschichte einfach nicht möglich. Für mich ist sie mit einem Satz erklärbar: Licht kann Licht nicht schaden.

Im Grunde genommen sind wir alle Lichtwesen, die für eine bestimmte Zeit von einer Stoffhülle, die wir Körper nennen, umgeben sind. Die Physiker sagen, daß es an sich keinen „festen" Stoff gibt. Alle Stoffe, die wir Materie nennen, sind Energiefelder mit unterschiedlichen Schwingungsarten und -frequenzen. Max Planck sagte: „Der Geist ist der Urgrund aller Materie."

Wenn es uns gelingt, JEDE Faser unseres Körpers vom Geist Gottes durchdringen zu lassen, d.h. uns GANZ Gott hinzugeben, dann wird unser Strahlungsfeld (Aura) licht und rein, selbst der Körper erscheint leicht transparent. Dann können wir wie Jesus auf dem Wasser gehen oder inmitten der größten Feuersbrunst umherspazieren, so wie Schadrach, Meschach und Abed-Nego im Feuer des glühenden Ofens von König Nebukadnezar, in dem sie verbrennen sollten, umhergingen. Als sie aus der Glut des Ofens kamen: *Und die Fürsten, Würdenträger, Statthalter und Räte des Königs kamen zusammen und sahen, daß das Feuer den Leibern dieser Männer nichts hatte anhaben können und ihr Haupthaar nicht versehrt waren; ja, man konnte keinen Brand an ihnen riechen* (Aus der Bibel, Daniel 3.27).

Nebenbei bemerkt, bin ich überzeugt, daß nicht nur alle Planeten, sondern auch alle Sonnen des Universums bewohnt sind. Allerdings sind deren Bewohner *noch* unsichtbar für die Wahrnehmungsfähigkeiten der meisten Erdbewohner; ebenso für die derzeitige Technologie.

Das Feuer wird nur von unserer Schattenseite als lebensfeindliches Element empfunden. Feuer ist das höchste reinigende Element, und Reinigung kann je nach dem Grad der Verunreinigung sehr schmerzhaft sein.

Der Geist des Wegbereiters Elia, der in der Zweiten Zeit als Johannes der Täufer inkarniert war, reinigte die reumütigen Sünder noch mit Wasser – Jesus hingegen reinigte mit dem Feuer seiner Liebe. *Ich taufe euch mit Wasser zur Buße; der aber nach mir kommt, ist stärker als ich, der wird euch mit dem heiligen Geist und mit Feuer taufen.* Dies sagte Johannes zu denen, die zu ihm an den Jordan kamen (aus der Bibel, Matthäus 3.11).

Anstatt auf den göttlichen Rat zu hören und die Stadt zu verlassen, war jene Schwester in Hiroshima bereit ihr Leben für die Bewohner der Stadt zu opfern. Sie hatte die Anziehungskraft der Materie überwunden, indem sie sich fastend und betend der Liebe und Gnade Gottes als Kanal für die anderen zur Verfügung stellte. Dazu sagt Jesus: *Wer sein Leben erhalten will, der wird's verlieren, wer es aber dahingibt in meinem Namen, der wird's erhalten.*

Der Name JESUS steht für unentwegt praktizierte, vollkommene Nächstenliebe zu allen Wesen der Schöpfung, bis hin zum Opfer des eigenen Lebens.

Werdet vollkommen wie euer Vater im Himmel!

Mach mein Herz dem Wasser gleich:
erfrischend, klar und herrlich weich.
Laß es weit so wie der Himmel sein,
erfüllt von warmem Sonnenschein.
Wie eine Quelle sei mein Herz,
um Trost zu spenden jedem Schmerz.
Wie eine Blume laß es duftend sein,
freudebringend Groß und Klein.
Laß DEINE Liebe strömend in mir
fließen
und segnend alle Dürstenden
begießen.

Ernst Vill

Chronische Müdigkeit
die NEUE Krankheit

Die Menschheit lernt gerade mit der AIDS-"Bedrohung" zu leben, und schon malen amerikanische Wissenschaftler einen neuen „Teufel" an die Wand: einen rätselhaft zunehmenden Erschöpfungszustand, ausgelöst durch den Epstein-Barr-Virus (EBV), der, laut den Forschern, Leber, Augen, Lungen und Gehirn befällt. Zunächst bezeichnete man diesen Zustand als „Epstein-Barr-Virus-Syndrom". Durch intensives Forschen an der schnellwachsenden Anzahl von Betroffenen entdeckte man einen weiteren Virus: den Cytomegalovirus (CMV). Beide Viren gehören zur Familie der Herpes-Viren (Pocken, Gürtelrose, Lippen- und Genital-Herpes).

Damit noch mehr Viren und eventuell auch andere Ursachen in dieser neuen Krankheit „Platz" haben, ist man von der ersten Bezeichnung abgekommen und hat sich auf den Namen „Chronic Fatigue Syndrom" (CFS) geeinigt. Unter dieser Bezeichnung ist CFS als Krankheit vom Gesundheitsministerium der USA offiziell anerkannt worden.

Laut einer US-Studie haben 90% aller Erwachsenen irgendwann in ihrem Leben eine „stumme" EBV-Infektion durchgemacht. Die chronische Müdigkeit breitet sich durch ein Reaktivierung des EBV seuchenartig aus. Betroffen sind davon hauptsächlich die reichen Weißen. Es ist klar und deutlich ein Zivilisationskrankheit. Manche Forscher meinen, CFS würde AIDS bald ein- und überholen.

Wieder einmal beschuldigt man die Kleinsten – die Viren –, die keinen Anwalt haben. Wie bei *jedem* Virus- oder Bakterienbefall, sehe ich die Ursache nur beim Wirt, also beim Menschen. Das Überhandnehmen von Mikroben (griechisch und bedeutet Kleinlebewesen: Bakterien, Viren, Protozoen, Myzeten und andere) ist eine Folge der Störung der natürlichen und göttlichen Ordnung durch uns Menschen. Die Art der Mikroben und die von ihnen bevorzugten Körperregionen zeigen dem ganzheitlichen Betrachter den Weg zu den eigentlichen Ursachen, die im Fehlverhalten jedes einzelnen Menschen liegen.

Ich bin dabei, meine Erfahrungen mit CFS-Patienten niederzuschreiben und werde bald eine Broschüre darüber herausgeben. Deshalb beschränke ich mich hier auf einige Hinweise und Anregungen:

Ich sehe mehrere Kollektiv-Aspekte der chronischen Müdigkeits- Seuche. Einer davon ist die allergische Reaktion auf die lebensbedrohliche Selbstvergewaltigung durch einen nicht mehr zu überbietenden Leistungszwang. Der hyperaktive Mensch hat seinen krankhaften, aggressiven Behauptungs- und materiellen Erfolgs-WAHN bis ins unerträgliche gesteigert. Damit er nicht „verloren" gehe, reagiert seine Seele GEGEN sein bisheriges Verhalten. Aus dieser Sicht ist CFS sogar eine autoaggressive Krankheit.

Ein weiterer Aspekt ist das Gesetz von Ursache und Wirkung in bezug auf Energie: Wir, die Bewohner der reichen Industrieländer, betreiben einen perversen Energiemißbrauch, dessen Konsequenz eine Bedrohung des Lebens auf der Erde darstellt. Der zahlenmäßig geringste Anteil der Erdbewohner beansprucht für seine egoistischen Zwecke und Ziele den größten Energieanteil. Zur Aufrechterhaltung unseres „Lebens-Standarts" plündern wir den ganzen Planeten, ohne Rücksicht auf unsere Schwestern und Brüder in der „untergeordneten" Dritten Welt (Menschen 3. Klasse?) zu nehmen.

Wer anderen die Kraft RAUBT, ist eines Tages kraftlos! Wer sein Leben auf materielle Erfolge aufbaut, verliert die Verbindung zur wahren Quelle des Lebens in seinem Inneren.

Vielleicht sind alle Drachen unseres Lebens Prinzessinnen,
die nur darauf warten, uns einmal schön und mutig zu sehen.
Vielleicht ist alles Schreckliche im tiefsten Grunde das Hilflose,
das von uns Hilfe will.
                                                    Rainer Maria Rilke

Mord und Krieg – Allergie gegen andersdenkende Mitmenschen?

Überall begegnen wir unseren Gegensätzen. Jene Kräfte, besser gesagt Wesen, die anscheinend genau das Gegenteil von uns sind. Sie begegnen uns in unseren Mitmenschen, die dann alles genau gegenteilig wie wir sehen, stets eine entgegengesetzte Meinung wie wir haben, dementsprechend auch gegen unsere Vorstellungen handeln. Dem größten Gegensatz begegnen wir in jenen Menschen, die uns gedanklich oder auch irgendwann tätlich töten wollen.

Diese Gegensätze haben wir alle *selbst* geschaffen. Es sind *unsere* Geist-Seelen-Kinder, die uns in den Mitmenschen begegnen. Sie zeigen uns den Auftrag, den wir ihnen *gegen* unsere Mitmenschen, bewußt oder unbewußt, erteilt haben, als wir sie als Gedanken(-Wesen) zu jenen Menschen schickten, die nicht in unsere Vorstellungswelt passen.

Erkennen wir sie nicht als unsere *eigenen* Geschöpfe, dann fühlen wir uns durch jene Mitmenschen bedroht, in denen sie uns begegnen und bekämpfen sie mit neuen „negativen" Gedanken-Wesen. Da sie von uns nicht angenommen, sondern im Gegenteil bekämpft werden, geraten sie immer mehr unter Leidensdruck, „rüsten" immer mehr gegen uns auf und bekämpfen uns dementsprechend immer härter.

Unsere Mitmenschen, die wir mit unseren Gedankenwesen bekämpfen, fühlen sich ebenfalls zunehmend bedroht. Sie geraten in ihrer eigenen Seele unter Druck, dazu kommt der wachsende Druck der „ungebetenen Gäste". Eines Tages liest man dann in der Zeitung, daß ein „braver", unbescholtener Bürger seinen ebenso „braven" Nachbarn aus „heiterem Himmel" grausam umgebracht hat. Alle sind ratlos: „Wie konnte so etwas passieren?"

Was im einzelnen täglich passiert, geschieht auch im Kollektiv: Dann wird das Morden gesellschaftsfähig gemacht, und man nennt es vornehm Krieg.

So betrachtet, gehört der Krieg auch zu den allergischen Erkrankungen. Krieg ist die Folge eines kollektiven Hilfeschreis in Not geratener Seelen, den keiner wahrnahm. Krieg ist der Ausbruch unterdrückter Aggressionen, die keiner annehmen wollte.

Die Schuldfrage

Im allgemeinen sieht sich der Mensch als Schöpfer bzw. Verursacher seiner Erfolge und seiner schönen, angenehmen Lebenserfahrungen. Für die Schattenseiten seines Daseins fühlt er sich selten verantwortlich, geschweige denn als Verursacher. Dies entbehrt für ihn jeder Logik: Wie könnte er sich so etwas selbst antun? Dafür sucht er meistens einen oder gleich mehrere Schuldige. Fast immer werden vermeintliche Verursacher fürs eigene Mißgeschick gefunden. Auf diese entladen sich seine Aggressionen, da er sich vom Schicksal und von Gott ungerecht behandelt fühlt. Die Schuldigen werden zum Feind erklärt und oft leidenschaftlich und mit allen Mitteln bekämpft.

Aggressionen und Ängste sind eng verbunden – der Mensch bekämpft das, wovor er Angst hat. Er bekämpft sich selbst in der Außenwelt – ist allergisch auf sich selbst. Er kämpft stets mit seinem Spiegelbild. Er versucht, sich selbst zu töten, indem er den selbsterschaffenen Feind tötet, der in Wirklichkeit sein Bruder ist.

Im Großen wie im Kleinen sind die Menschen immer auf der Suche nach Feinden ihres Daseins: Innerhalb der eigenen Familie und Verwandtschaft, unter den Nachbarn, den Andersdenkenden und Andersgläubigen, ganze Völker und Rassen werden zu Feinden erklärt. Wie mit den Menschen verfährt man mit der Natur: Nachdem wir mit unserer Habgier das ausgewogene Gleichgewicht unseres kleinen, schönen Planeten gestört und zum Teil zerstört haben, erklären wir alle sich daraus ergebenden Konsequenzen als feindlich, sei es die zunehmende Heftigkeit der Elemente, das Wuchern bestimmter Algen, Pilze und Pflanzen sowie die explosionsartige Vermehrung von Insekten, Schnecken, Mäusen, Ratten und anderen Tierarten.

Ebenso sucht der homo egozentricus zunehmend seine Feinde in sich selbst unter den Viren und Bakterien. Sogar diese kleinen, unschuldigen Wesen belegt er mit seinen Eigenschaften und bezeichnet sie als aggressiv und böse. Deshalb liest man immer häufiger von aggressiven Allergenen.

Wir Menschen projizieren unsere Aggressionen auf alles, was uns umgibt. Durch unser Denken sind wir zum großen Teil mit Urteilen und Verurteilen beschäftigt. Wir ur-teilen – teilen das UR. Es ist sicherlich kein „Zufall", daß Gentechnologie bzw. -manipulation und zum größten Teil auch die Pervertierung der Ur-Teile der stofflichen Schöpfung und die explosionsartige, weltweite Zunahme bestimmter Krankheitsformen wie Allergien im gleichen Zeitraum stattfinden.

„Endsieg" der Kleinsten?

Seit Koch und Pasteur sehen die meisten Menschen in den Mikroben (Bakterien, Viren, Protozoen und Myzeten) ihre gefährlichsten Feinde. Bisher gab es keine größeren Feldzüge und Kämpfe auf diesem Planeten als die des „großen Goliath Mensch" gegen den „kleinen David Mikrobe". Noch nie sind so viele „Waffen" entwickelt worden wie gegen die mittlerweile allgegenwärtigen „Bösewichte". Für eine kurze Zeit wähnte sich der Mensch als Sieger.

Was wir BEKÄMPFEN, das STÄRKEN wir, laut dem Gesetz von Ursache und Wirkung.

Heutiges Fazit: Zunehmend tödliche Bakterienstämme in „absolut" sterilen klinischen Bereichen, gegen die der Mensch keine „Waffen" mehr hat. Obwohl die Antibiotikadosen heute bis zur „Atombomben"-Stärke gesteigert worden sind, gibt es immer mehr Viren, Bakterien und Pilze, die für diese menschlichen Bemühungen nur noch „ein müdes Lächeln" übrig haben.

Mit der Vielzahl der chemischen „Waffen", mit denen der Mensch GEGEN seine eigentlichen kleinen Helfer – die Mikroben – kämpft, hat er weltweit sein EIGENES Abwehrsystem zerstört.

Die Folgen davon sind moderne Seuchen wie AIDS, Krebs, Allergien, CFS, Pilzbefall und vieles mehr. Es werden wahrscheinlich noch andere Krankheitsformen in Erscheinung treten, die heute schon latent unter der Oberfläche auf ihren Auftritt warten.

Das ENDE der Antibiotika-Ära ist eingeläutet. Siegt am Ende doch noch David?

Wenn mancher Mann wüßte,
wer mancher Mann wär -
gäb mancher gar manchmal
gar manchem mehr Ehr.

Der Mensch und seine Masken

Wir tragen alle Masken

Bitte, höre, was ich nicht sage! Laß Dich nicht von mir narren. Laß Dich nicht durch mein Gesicht täuschen. Denn ich trage tausend Masken -, Masken, die ich fürchte abzulegen. Und keine davon bin ich. So zu tun als ob, ist eine Kunst, die mir zur zweiten Natur wurde. Aber laß Dich um Gottes willen dadurch nicht täuschen.

Ich mache den Eindruck, als sei ich umgänglich, als sei alles sonnig und heiter in mir, innen wie außen. Als sei mein Wesen Vertrauen und Kühle, so als könne ich über alles bestimmen und brauchte niemanden. – Aber glaubt mir nicht. Mein Äußeres mag sicher erscheinen, aber es ist meine Maske. Darunter ist nichts Entsprechendes. Darunter bin ich, wie ich wirklich bin:

verwirrt, in Angst und alleine. Aber ich verberge das, weil ich nicht möchte, daß es irgend jemand merkt. Beim bloßen Gedanken an meine Schwächen bekomme ich Panik und fürchte mich davor, mich anderen überhaupt auszusetzen. Gerade deshalb erfinde ich verzweifelte Masken, hinter denen ich mich verbergen kann: eine lässige, kluge Fassade, die mir hilft, etwas vorzutäuschen – die mich vor dem wissenden Blick sichert, der mich erkennen würde. Dabei wäre gerade dieser Blick meine Rettung. Und ich weiß es. Wenn er verbunden wäre mit Angenommen-werden, mit Liebe – das würde mir die Sicherheit geben, die ich mir selbst nicht geben kann -, die Sicherheit, daß ich etwas wert bin.

Aber das sage ich Dir nicht. Ich wage es nicht. Ich habe Angst davor. Ich habe Angst, daß Dein Blick nicht von Annahme und

Liebe begleitet wird. Ich fürchte, Du wirst gering von mir denken und über mich lachen – , und Dein Lachen würde mich umbringen. Ich habe Angst, daß ich tief drinnen in mir selbst nichts bin und daß Du das siehst und mich abweisen wirst. So spiele ich mein verzweifeltes Spiel: eine sichere Fassade außen und ein zitterndes Kind innen. Ich rede daher im gängigen Ton oberflächlichen Geschwätzes. Ich erzähle Dir alles, das in Wirklichkeit nichtssagend ist und nichts von alledem, was wirklich ist, was in mir schreit. Deshalb laß Dich nicht täuschen von dem, was ich aus Gewohnheit daherrede. Höre sorgfältig hin und versuche zu hören, was ich nicht sage, – was ich gerne sagen möchte, was ich um des Überlebens willen rede und was ich nicht sagen kann.

Tobias Brocher

Wie viele Menschen mag es gegeben haben, die ihr wahres Gesicht nicht gezeigt haben, die sich früh genug Masken zulegten, sie ihr ganzes Leben lang ihrer Frau, ihren Kindern gegenüber aufbehielten: die Maske des strengen, die Maske des langweiligen Vaters und Ehemanns; Menschen, die ihr eigentliches Gesicht mit ins Grab genommen haben. Wir kennen den Ausdruck „sein wahres Gesicht zeigen", sind zu sehr gewohnt, diese Phase negativ zu deuten und uns einzureden, daß das wahre Gesicht, das jemand zeigen mag in plötzlicher Erregung, ein schlechtes, ein böses Gesicht ist. Aber wie viele Menschen mag es gegeben haben, mag es geben, die ihr wahres gutes Gesicht nie gezeigt haben ...   *Heinrich Böll, 1980*

Die Welt ist eine Maskerade; das Gesicht, die Kleidung, die Sprache, alles ist vorgespielt. Alle wollen so erscheinen, wie sie nicht sind, alle täuschen und niemand kennt sich.   *Goya, 18. Jhrd.*

Es herrscht Maskenzwang, nicht nur im Karneval. Die Bereitschaft, ein anderer zu werden, als der, der man ist, hat sich in einen Zwang verwandelt, immer ein anderer sein zu müssen.

Bazon Broch, 1968

Selbstgespräch eines Maskierten

Seit wann ich eine Maske trage? Genau kann ich es eigentlich nicht sagen; jedenfalls schon lange; ich vermute, seit ich angefangen habe, bewußt zu leben. Ich habe inzwischen gemerkt, daß mir das Maskentragen bereits Gewohnheit ist.

Überhaupt, man kommt ja gar nicht umhin, sich eine Maske anzulegen! Da ist es einem z.B. zum Heulen zumute – geht nicht, weil man darüber doch nicht weint. Wäre ja sentimental! Ein andermal könnte ich zerspringen vor Lachen, aber es schickt sich nicht, wäre kindisch und unpassend!

Oder ich möchte meinem Vater vor Wut eine runterschlagen, stattdessen lege ich höflich mein Gesicht in Falten. Ich warte ja auf eine Erlaubnis. Dann wieder bin ich zuvorkommend, nett zu meinem Chef (Lehrer), den ich liebend gerne auf den Mond schießen möchte. Aber das könnte doch Nachteile bringen! Oder ich würde zwischendurch ohne weiteres in einem Streit nachgeben, einfach so, aber ich bin es meiner Stellung in der Gruppe schuldig, „das Gesicht zu wahren". Im großen und ganzen ist es einfach besser, eine Maske zu haben, hinter der man sich verstecken kann. Da kommt einem der andere nicht so schnell dahinter, wie unsicher man oft ist. Und wenn ich mir immer anmerken ließe, wie ich wirklich denke und wie es mir wirklich gerade zumute ist, dann könnte ich mich kaum halten. Wie schnell wäre man blamiert! Wenn ich micht nicht verstecken könnte – einfach gräßlich. Ich wäre ja jedem ausgeliefert.

Und noch einen Vorteil hat die Maske: Man kann sie schnell wechseln. Wenn die eine Maske nicht paßt, setze ich eben die andere auf. Ich kann mir schön zurechtlegen, wie ich wirken will, kann die einzelnen Reaktionen der Leute gut mitberechnen und komme bei anderen dann viel besser an.

Wie gesagt, das mit dem eigenen Gesicht ist viel zu riskant. Es ist auch anstrengend, pausenlos zur Wahrhaftigkeit verpflichtet zu sein. Da trage ich lieber Masken!!!

Benedikta Hintersberger

Das Ferngespräch

Ein Mensch spricht fern, geraume Zeit,
Mit ausgesuchter Höflichkeit,
Legt endlich dann, mit vielen süßen
Empfehlungen und besten Grüßen
Den Hörer wieder auf die Gabel -
Doch tut er nochmal auf den Schnabel
(Nach all dem freundlichen Gestammel)
Um dumpf zu murmeln : Blöder Hammel!
Der drüben öffnet auch den Mund
zu der Bemerkung : Falscher Hund!
So einfach wird oft auf der Welt
Die Wahrheit wieder hergestellt.

Eugen Roth

Vulkanausbruch

Allergie ist oft wie ein Vulkanausbruch. Unter der Oberfläche (im Unterbewußtsein) geraten Kräfte (Wesen) zunehmend unter gewaltigen Druck. Eines Tages durchbrechen sie, Feuer, Ruß und Lava speiend, die „friedliche" Oberfläche.

Besonders die Haut-Eruptionen der Neurodermitis, der Nesselsucht und anderer allergischer Haut-Ausschläge erinnern mich immer wieder an Vulkanausbrüche. Deshalb habe ich dieses Titelbild gewählt.

„Wie kann Gott das zulassen?"

ist eine Frage, die in Notzeiten oft zu hören ist. Ob es nun die persönliche Not eines einzelnen ist oder die gemeinsame Not vieler spielt dabei keine Rolle. Wenn in einer jungen Familie die Mutter stirbt, wenn ein „unschuldiges" Kind unheilbar krank wird, wenn eine Naturkatastrophe ganze Landstriche verwüstet oder wenn Bombenterror oder Krieg das Leben radikal verändern, dann drängt sich vielen diese Frage auf: „Wie kann Gott so etwas zulassen?"

Situationen, in denen diese Frage auftaucht, gibt es viele. Und die Zukunft wird sehr erfinderisch sein im Schaffen neuer, heute noch unbekannter Gründe für diese Frage. Aber ich kenne nur eine befriedigende und zugleich wahre Antwort. Und ich glaube, diese Antwort sollte nicht unbekannt bleiben wie ein Mauerblümchen, das nur im Verborgenen blüht. Sie kann viel innere Not lindern und verhindern. Deshalb schreibe ich diese Zeilen. Und deshalb möchte ich diese Antwort allen meinen Freunden weitersagen. Sie ist es mir wert.

Ich glaube derjenige, dem sich eine solche Frage aufdrängt, lebt mit einem fundamentalen Mißverständnis oder Irrtum. Er hat das Leben noch nicht begriffen, und vor allem: Er hat Gott noch nicht begriffen. Und das kann nur leidvoll werden. Die innere Auflehnung „Wie kann Gott ..." ist dann sehr natürlich. Ohne das klare Wissen der Zusammenhänge würde auch ich rebellieren und diese Frage in die Welt hinausschreien.

Und dann? Was kommt dann? Wer gibt Antwort? Gott scheint zu schweigen. „Gibt es ihn denn überhaupt?" ist dann oft die nächste Frage.

Ich möchte jetzt sein Anwalt sein, seine Stimme. Ich möchte für ihn sprechen und ihn verteidigen. Denn das „Wie kann Gott ..." ist immer eine Anklage oder ein Vorwurf. Gewiß, dieser Vorwurf ist aus der Not geboren und schreit diese Not hinaus. Aber er trifft den Falschen. Er trifft den, der diese Not am allerwenigsten verursacht hat. Er trifft einen, der sogar bis zum letzten gekämpft und alles getan hat, um diese Not zu verhindern, der gewarnt hat, der hundertmal gesagt hat, was zu tun ist, – und der nie gehört wurde. Dieser Vorwurf trifft einen, der sich selbst krumm und schief gelegt hat, um das zu verhindern, was uns quälen könnte, und der sich lieber selbst umbringen läßt, ehe uns ein Haar gekrümmt wird, – aber der einfach ignoriert, übergangen und in die Ecke gespielt wird. Den, der unser teuerster und bester Freund ist, unser größter Helfer und Verteidiger, den würden wir wieder mal zum Sündenbock machen. Ist das vielleicht recht? – Es ist dumm, maßlos dumm.

Und genau dieser unserer eigenen Dummheit verdanken wir auch die Not, die diese unsere Frage heraufbeschworen hat: „Wie kann Gott so etwas zulassen?"

Jener selbstherrliche „Gott", der uns das eingebrockt und zugelassen hat, der waren wir selbst. Der wollten wir selber sein. Mit aller Macht. Und sogar gegen ihn, den wahren Gott, den Urgeist aller selbstlosen Liebe. Und erst dann, wenn auch seine sicher unendliche Liebe, Geduld und schöpferische Kraft kein anderes Mittel mehr findet, dann läßt er uns die Folgen unserer eigenen Dummheit spüren und mit dem Kopf gegen die Wand rennen. Damit wir wenigstens aus unseren Schmerzen lernen, wenn wir anders schon nicht lernen wollen, was er uns zu sagen hat, was er uns zeigen will und was er mit uns und für uns im Sinn hat.

Wenn ich ihn nicht von früh bis spät im Auge habe und auf jeden zarten Wink von ihm achte, dann bin ich doch mein eigener Feind. Und zwar viel schlimmer noch, als wenn ich meine eigene Vernunft, meinen Verstand oder meine Erfahrung ignoriere. Er, Gott, ist die Liebe, Quelle und Ziel meines Lebens. Kann man denn ungestraft die Quelle und des eigenen Lebens ignorieren oder mißachten? Das muß doch katastrophale Folgen haben!

Und wenn wir wirklich ehrlich wären, hätten wir längst bemerkt: Wir sind einfach anderen Göttern nachgerannt oder haben unser eigenes Ego auf seinen Thron, an seine Stelle gesetzt. Geld, Gesundheit, Sicherheit, Prestige, Sex und viele andere, eigene Bedürfnisse waren uns viel wichtiger als Er, als die selbstlose Liebe. Und wenn wir diese Dinge zu Motiven in uns werden lassen, dann laufen wir eben anderen Göttern nach: Götzen, – leblosen Wunschbildern. Sie haben kein Leben in sich, sondern müssen von uns erst belebt werden und zehren dann an unserem Lebensnerv, an unseren inneren Kraft. Das ist lebensbedrohend! Und das muß früher oder später einfach bewußt werden. Es muß zur Wahrnehmung und Erfahrung für uns werden, zu der uns umgebenden Realität; zu lebensbedrohender Realität. Zu schreiender Not. Zur Katastrophe.

Denn es ist längst eine Katastrophe – in uns. Wir haben das nur viel zu lange zu ignorieren und zu verdrängen versucht. Wir waren auf der Flucht vor der Wahrheit und vor der Liebe, vor Gott. Und so etwas geht nicht gut. Unsere heutige, notvolle oder katastrophale Realität in der äußeren Welt ist die innere Realität und Situation von gestern. Alles entwickelt sich von innen nach außen. „Es kommt heraus", sagt der Volksmund.

Also: Die innere Armut von gestern wird zur äußeren Armut von Morgen. Die innere Unlebendigkeit wird zur äußeren. Die innere Krankheit, die innere Einsamkeit, die innere Not, die innere Katastrophe... und so fort. Unser Inneres „kommt heraus". Das ist der Gang der Welt. Und wer klug ist, achtet sorgsam auf alles, was jetzt, hier und heute in seinem Inneren vorgeht. Es ist der Same für seine Zukunft. Leben, Freude, Frieden, Glück, Sicherheit, Gesundheit, das alles kann nur aus der Liebe, aus selbstlosem Dasein für ein Du hervorgehen. Das schafft nur die Liebe – Gott. Er ist die Liebe in Person. Das wollte uns die Bibel lehren – schon lange. Haben wir das gelesen? Und haben wir damit gelebt, – konsequent und unter allen Umständen? Oder haben wir nur und zuerst mal an uns selbst gedacht? So etwas schafft eine lebensbedrohende Situation im Inneren. Unser Innenleben verarmt oder ist sogar tödlich bedroht, wenn wir so denken und leben. Und das kommt heraus, – wenig später.

Also: „Wie kann Gott so etwas zulassen?" – das müßte heißen: „Wie konnte ich so etwas zulassen?" – denn ich war mein eigener Gott. Nach einem Höheren habe ich mein Leben nicht ausgerichtet. Allenfalls Lippenbekenntnisse hatte ich für ihn übrig. Wer sein Leben in selbstlosem Dienst der Liebe an andere verschenkt und ganz für ein Du lebt, der hat nichts zu fürchten. Sein Motiv, sein innerster Antrieb, sein Lebensinhalt ist Gott, der wahre Gott und Vater aller Wesen Welten: die Liebe. Sein Schicksal wird Liebe sein – und alles das, was die Liebe zu schenken hat: Freude, Friede, Glück, Gesundheit, Sicherheit und so weiter. Aus dem Samen der Liebe können nicht Früchte werden, die bitter oder giftig und lebensbedrohend sind. Aber umgekehrt können auch aus lieblosen, egoistischen Motiven nicht gute Zeiten als Früchte oder Folgen hervorgehen. Für das Innere, für die Seele des Menschen war das Gift. Unsere vergiftete Umwelt heute ist Folge der vergifteten Innenwelt von gestern.

Und wenn wir aktiv an einer besseren Zukunft mitgestalten wollen, dann müssen wir uns wieder auf unser Innenleben besinnen, auf die Seele und auf alles das, was sie zum Leben braucht: auf die schöpferische, belebende Liebe.

Wir müssen sie heute weitergeben, damit wir sie morgen empfangen und uns an ihr freuen können. Leben ist Kreislauf; und was von uns ausgeht, das kehrt zu uns zurück. Gott hat seine Schöpfung so eingerichtet. Wir leben in ihr. Es gibt kein Aussteigen, keine Fluchtmöglichkeit. Auch der Tod ist nur Durchgang in ein anderes Leben, das schöner oder auch grauenhafter sein kann. Wir selbst entscheiden. Denn wir Menschen sind geschaffen als Ebenbild, als „Du" Gottes. Er hat uns seine Schöpferkraft in die Wiege gelegt. Wir erschaffen unser Schicksal und unsere Welt selbst, durch unsere Motive und Gedanken, durch das, was wir wollen und anstreben. „Alles Lebendige ist ein Gedanke Gottes" – ja. Aber so, wie er schöpferisch ist, so sind auch wir, seine Geschöpfe. Erdbeben, Stürme, Seuchen, Katastrophen, Hunger, Krieg, Krankheiten, das alles erschaffen wir; wir selbst. Aber nur dann, wenn wir der Liebe unsere Herzen und Ohren versperrt haben. Wenn wir ohne Gott, wenn wir lieblos gelebt haben.

Weil Gott uns so unerhört große Macht und hohen Adel verliehen hat, deshalb müssen wir auch die Konsequenzen unseres eigenen Innenlebens tragen und ertragen: unser eigenes Schicksal. Für sein Innenleben aber ist jeder selbst verantwortlich. Kein anderer redet ihm drein. Deshalb ist jeder „seines eigen Glückes Schmied". Aber auch seines Unglücks Schmied.

Gott will immerzu unser Glück, unsere Seligkeit und grenzenlose Freude. Alles, was dazu nötig ist, wirklich alles, das gibt er uns. Vielleicht auch mit diesem einfachen Blatt. Seine Wahrheit und Seine Liebe macht um keinen von uns einen Bogen. Nehmen wir ihn aber auch ernst?

Eberhard Kohler

*Es gibt tief in uns
eine Sehnsucht
nach Geborgenheit,
die bleibt ohne Gott
ungestillt.
Es gibt ein Verlassensein
tief in uns,
das macht uns kaputt.
Das füllt kein Mensch
mit seiner Liebe.
Nur Gott.
Es gibt einen Durst,
den stillt kein Wasser,
kein Saft und kein Bier.
Wir hungern und dürsten
nach Lebenssinn.*

Jörg Swoboda

Marginalien

Mehr noch als durch die Last unserer Leidenschaften und Leistungszwänge, sind wir gebeugt durch den Reichtum und die Kraft unseres mächtigen Geistes, der nach Offenbarung strebt und endlich die Fesseln seiner Materie SPRENGEN möchte.

Theorien, die nicht verwirklicht werden, haben keinen Wert. Dies können wir besonders an der Liebe erleben: Wir können die schönsten Liebestheorien aufbauen, im kleinen wie im großen, wir können uns hundertmal vornehmen, einen „garstigen" Menschen zu lieben, aber solange wir ihn innerlich nicht GANZ annehmen können, bleibt Liebe für uns graue Theorie.

Es ist offenkundig geworden, daß ein Prozeß allgemeiner Schwächung der Immunität von Mensch, Tier und Pflanze im Gange ist. Dabei liegt das breite Baumsterben mit seinen immunologischen Ursachen gar nicht so weit entfernt von der zu beobachtenden Immunschwächung beim Menschen, wie es oberflächliche Beobachtung meint. So gibt es exogene Einflüsse, die in dem einen Fall den Chlorophyll-Haushalt der Pflanzen und im anderen Fall den Hämoglobin-Haushalt des Blutes nachhaltig und empfindlich belasten und schwächen

Rainer Fischer, Umweltforscher

Kürzlich las ich in einer Zeitung, daß bei uns jährlich 4 000 Menschen an Asthma sterben, 200 000 Menschen haben allergische Reaktionen auf Medikamente und weitere 50 000 werden ins Krankenhaus eingeliefert weil sie auf Medikamente allergisch reagieren. Wie sie sehen sind „Heilmittel" viel gefährlicher als Krankheiten.

Dr. Susan Hazard
Leiterin eines Gesunheitszentrums in Florida, USA

Bald schon wird es „normal" sein, Heuschnupfen, Asthma, Neurodermitis oder eine Berufsallergie zu haben.

Professor Dr. Dietrich Reinhardt
Toxikologe und Pharmakologe

Allergie ist als Gegenpol von Toleranz zu verstehen.

Dr. Klaus Mohr

Wer andere beschuldigt, kann sich immer irren, wer sie entschuldigt, irrt sich nie. *Karl Heinrich Wackerl*
Bayerischer Mundart-Humorist

Immer mehr Frauen entwickeln allergische Reaktionen auf den männlichen Samen. *Ernst Bornemann, Sexualforscher*

Es gibt keinen anderen Weg, ganz zu sich selbst zu kommen, als den, daß man einmal ganz von sich losgekommen ist.

Eduard Spranger

Da sagte einer zu den Steinen: „Werdet Menschen!" Die Steine antworteten: „Wir sind noch nicht hart genug."

Der größte Teil unserer Ängste entspringt den Erfahrungen und Wahrnehmungen, die unter der Schwelle unseres Bewußtseins liegen.

Das Chaos will als solches erkannt und erfahren werden bevor es sich in eine neue Ordnung umwandeln läßt. *Hermann Hesse*

Unsere Wirrnisse sind seit je ein Teil unserer Reichtümer gewesen, und wo wir vor ihrer Gewalt uns entsetzen, erschrecken wir doch nur vor ungeahnten Möglichkeiten und Spannungen unserer Kraft –; und das Chaos, wenn wir nur ein wenig Abstand davon gewinnen, erregt in uns sofort die Ahnung neuer Ordnungen und, sowie unser Mut als solchen Ahnungen nur im mindesten sich beteiligen mag, auch schon die Neugierde und die Lust, jenes noch unvorsehliche künftige Ordnen zu leisten!

Rainer Maria Rilke

Niemand soll sich der Täuschung hingeben, sein Wissen um den richtigen Weg erspare es ihm, einen Schritt vor den anderen zu setzen. *M. C. Richards*

Abschließend

Jedes Geschehen in dieser Welt der Erscheinungen ist polar, d.h. es hat mindestens zwei entgegengesetzte Seiten, meistens jedoch viel mehr. So auch die Krankheiten. Sie haben viele Aspekte, Dimensionen und Zusammenhänge. Wenn wir nicht auf einem Standpunkt beharren, sondern bereit sind, das Krankheitsgeschehen zu „umkreisen", um es *von* allen Seiten zu betrachten, dann entdecken wir unterschiedliche bis gegensätzliche Aspekte. Viele können es nicht fassen, daß eine Krankheit so voller Widersprüche sein kann und ziehen es vor, das Geschehen nur aus *einer* Perspektive zu beurteilen. Meistens beschreiben wir mit unseren Worten nur einen kleinen Aspekt des Objekts unserer Aussage und zum großen Teil unseren eigenen Standpunkt.

Es ist relativ einfach und zum Teil auch *ein*deutig, Dinge, Menschen, Ereignisse und Krankheiten von *einem* Standpunkt sowie aus *einer* Daseinsebene zu betrachten und zu beschreiben. Sie von allen erreichbaren Seiten und Ebenen bzw. Dimensionen zu beschreiben, ist ein schwieriges Vorhaben. Die Kommunikationsmittel der Sprache und des geschriebenen Wortes reichen nicht aus, um alles zu beschreiben, was wir mit dem großen Spektrum unserer geistigen, seelischen und körperlichen Wahrnehmungsfähigkeiten betrachten und erfahren können.

Da ich stets bemüht bin, alles aus ganzheitlicher Sicht wertfrei zu betrachten, erscheint vieles widersprüchlich. Im Spannungsfeld der Gegensätze können wir am meisten lernen. Wenn es uns gelingt, die Gegensätze *gleichwertig* zu betrachten und sie anzunehmen, dann vereinen sich These und Antithese zur Synthese. Die Gegensätze verschmelzen zur Einheit der vollkommenen Liebe.

> *An der Türe zum Reich der Liebe*
> *mußt Du die Schuhe von Gut und Böse ausziehen.*
> Ernst Vill

Jesus Christus sagt, der Himmel sei *in* uns. Es ist also kein Ort sondern ein Zustand. Wir können diesen Zustand „Himmel" nur in der absoluten Gegenwart erfahren. Wenn wir alle Gegensätze annehmen, dann verschmelzen sie mit den gegensätzlichen

Zeiträumen Vergangenheit und Zukunft zum Ewigen NUN in Gott.

Auf dem Weg dahin erleben wir auch jene alte Weisheit die besagt: *Die Paradoxie, nicht die Logik, ist der Weisheit letzter Schluß.*

Ebenso wie Widersprüche in einer ganzheitlichen Betrachtung nicht vermeidbar sind, lassen sich auch Wiederholungen nicht vermeiden. Es erscheint mir wichtig unter den verschiedenen Gesichtspunkten und Zusammenhängen immer wieder aufs neue die Beziehung zum Wesentlichen herzustellen. Deshalb habe ich die Erfahrungen, die ich durch dieses Buch weitergeben möchte nicht in den Rahmen einer strengen Gliederung gezwängt, sondern so lebendig wie möglich geschildert.

Was ich hier niedergeschrieben habe ist ein Teil meiner heutigen Betrachtung der Allergie, vielleicht sehe ich schon morgen manches wieder anders. Mit allem was ich sage und schreibe, erhebe ich keinerlei Wahrheits- oder gar Vollkommenheitsansprüche.

Ich habe keine fertigen Konzepte oder Therapien. Auch meine Bücher, die ich zwischen Praxistätigkeit und Vortragsreisen durch Europa und Südamerika schreibe, sind nie fertig. Obwohl ich sie bei jeder Neuauflage ergänze, bleiben sie unvollendet. Ich folge einfach nur dem inneren Impuls, meine Erfahrungen und Betrachtungsweisen meinen Mitmenschen anzubieten. Ich freue mich, wenn ich damit dem einen oder anderen einen neuen Impuls für SEINEN Lebensweg geben bzw. vermitteln darf.

Ich danke Gott, daß er mich die Kranken, die zu mir kommen, von so vielen Seiten sehen läßt; ich danke allen, durch deren Leid ich lernen darf.

Ich danke Birgitt, die meine handschriftlichen Manuskripte getippt und sich bis zum letzten Tag ihrer Schwangerschaft sowie unmittelbar nach Anna Theresas Geburt unermüdlich der Erarbeitung dieses Buches gewidmet hat. Danke Jürgen fürs lektorieren, danke Angelika für die schöne Gestaltung des Einbandes; und danke meiner Familie für ihr Verständnis, daß ich diesem Buch so viele Wochenenden geopfert habe.

Klaus-Dieter Nassall · Im winterlichen Frühjahr 1995

Bücherempfehlungen

Die Bibel

Das lebendige Buch
Neue Übersetzung des Neuen Testaments in einem leicht verständlichen Deutsch, International Bible Society Deutschland e.V., am Holzplatz 2, 46284 Dorsten

Das Jesus-Evangelium
Zusammengestellt und übersetzt aus griechischen und altsyrischen Vorlagen und aus außerbiblischen Quellen, von Pfarrer Günther Schwarz, Ukham-Verlag, Josef-Zintl-Str. 6a, 80995 München

Kindheit und Jugend Jesu
Lorber-Verlag, Bietigheim

Buch des wahren Lebens und Die Dritte Zeit
Ein göttliches Lehrwerk aus Mexiko, erhältlich im Nassall Verlag, in spanischer und in deutscher Sprache

Das bittere Leiden unseres Herrn Jesu Christi
Anna Katharina Emmerich, Paul-Pattloch-Verlag

Einsichten eines Geliebten
Eberhard Kohler, Rosensteinstr. 5, 89551 Königsbronn

Sterben im Zeichen der Wandlung
Reinhard Lier, Lier-Verlag (erhältlich im Nassall-Verlag)

Mittel zum Leben – Mittel zum Heil-Werden

Fasten und Heilfasten aus ganzheitlicher Sicht

Ganzheitliche Therapie

Krebs aus einer neuen Sicht

Lofi das federnde Klopfmassage-System
Klaus-Dieter Nassall, Nassall-Verlag

Krankheit als Sprache der Seele
Rüdiger Dahlke, C. Bertelsmann

Krankheit als Weg
Thorwald Dethlefsen, Rüdiger Dahlke, Goldmann-Verlag

Ganzheits-Therapie
Bekenntnisse und Erkenntnisse eines Naturheilarztes, Ulrich Abele, Jungjohann-Verlagsgesellschaft

Heile dich selbst mit den Bachblüten
Edward Bach, Jens-Erik R.Petersen, Knaur Taschenbuch

Impfen – Das Geschäft mit der Angst
Gerhard Buchwald, emu-Verlag

Impfen – Ja oder Nein
Cynthia Cournoyer, Waldthausen-Verlag

Impfungen – der unglaubliche Irrtum
F. und S. Delarue, Hirthammer-Verlag, Frankfurter Ring 247, 80807 München

Impfungen – der Großangriff auf Gehirn und Seele
Harris L. Coulter, Hirthammer-Verlag, Frankfurter Ring 247, 80807 München

Sind Impfungen sinnvoll?
Ein Ratgeber aus der homöopatischen Praxis, Joachim-F. Grätz
Hirthammer-Verlag, Frankfurter Ring 247, 80807 München

Die Pharma Story – der Große Schwindel
Hans Ruesch, Hirthammer-Verlag, Frankfurter Ring 247, 80807 München

Impfschutz – Irrtum oder Lüge ?
Simone Delaure, Hirthammer-Verlag, Frankfurter Ring 247, 80807 München

Dreifach-Impfung – Ein Schuß ins Dunkle
Coulter, H./B. Fischer Borthel & Borthel Verlag

Mein kleines Wunderbuch
Ein Kinderbuch für Neurodermitis-Kinder, Ortrun Brodt-Weinlich, Access
Verlag

Empfehlenswerte Bücher für Eltern und Lehrer

Erziehung zum sein
und
Sein zum Erziehen
Rebeca Wild, Arbor Verlag

Laßt mir zeit
Emmi Pikler, Pflaum verlag

Informationen zu Ursachen-Diagnosen, Therapie und Beratungen, Vorträgen und Seminaren:
Klaus-Dieter und Stephanie Nassall, Pipinstr. 20, D-86932 Pürgen,
Tel. 08196/1333, Fax. 08196/7891

Göttliche Mitteilungen und Lehren

Als erstes haben wir die Bücher des Alten bzw. Ersten Testaments und jene des Neuen bzw. Zweiten Testaments, zusammengefaßt in dem berühmtesten aller Bücher – der Bibel. Ihr göttlicher Inhalt ist leider relativ wenigen bekannt. Unter all den deutschen Bibelausgaben, die ich kenne, lese ich am liebsten die „Elberfelder Übersetzung" sowie „Das Jesus-Evangelium" – eine Zusammenstellung aus griechischen und altsyrischen Vorlagen von Pfarrer Günther Schwarz.

Allen, die noch keinen Zugang zur Bibel durch die bisherigen Ausgaben gefunden haben, empfehle ich das „Lebendige Buch". Dies ist eine aktuelle Übersetzung des Neuen Testaments in einem zeitgemäßen, leicht verständlichen Deutsch.

Besonders empfehle ich jedoch das weitgehend noch unbekannte „Dritte Testament". Hierbei handelt es sich um ein göttliches Lehrwerk, daß von 1866 bis 1950 demütigen, einfachen, gläubigen Menschen in Mexiko offenbart worden ist. Diese Lehre aus dem Geist Gottes wurde in zwölf Bänden mit dem Titel „Libro de la vida verdadera", zu deutsch „Buch des wahren Lebens", zusammengefaßt. Drei dieser Bände sind bisher in deutscher Sprache erschienen, dazu ein weiterer Band aus diesem Lehrwerk mit dem Titel „Tercer Tiempo", zu deutsch „Dritte Zeit". Sowohl die mexikanische Originalausgabe als auch die deutsche Übersetzung erhalten Sie im Nassall-Verlag.

Ich weiß, es gibt viele sogenannte göttliche Neuoffenbarungen; ich kenne einige der bekanntesten. Gott will sich immer durch uns Menschen – seine Kinder – offenbaren. Wie rein eine Offenbarung Gottes durch den Menschen ist, liegt nur an der Reinheit, der Demut und Selbstlosigkeit des Empfängers; sozusagen an der Reinheit des „Kanals" oder „Sprachrohrs". Alle Neuoffenbarungen, die ich kenne, sind unbewußt vom menschlichen Verstand und von Verhaltensmustern geprägt – die Offenbarung aus Mexiko ist weitgehend frei davon. Vielleicht liegt es u.a. auch daran, daß diese Offenbarung über einen langen Zeitraum und durch verschiedene demütige, einfache Menschen, deren Namen zum größten Teil keiner mehr weiß, stattgefunden hat.

Meine Erfahrung mit diesem göttlichen Lehrwerk in Lateinamerika und in Deutschland ist einfach wunderbar: Fast jeder, der einmal eines dieser Bücher in die Hand genommen hat, wurde vom göttlichen Geist berührt. Sie führen zur unmittelbaren Verbindung des Geistes Gottes mit dem göttlichen Geist des Menschen.

Lesen Sie sowohl die Bibel als auch dieses „Dritte Testament" mit den „Augen Ihres Geistes bzw. Ihres Herzens". Lesen Sie nur kurze Abschnitte und meditieren bzw. beten Sie darüber. Bitten Sie Jesus Christus, bitten Sie Gott um seine Führung und Erläuterung beim Lesen.

Selbsthilfe-Organisationen

Medizinisches Informations- und Kommunikationszentrum – Arbeitskreis Allergie
Frau Erika Lorenz, Auenstraße 31, 80469 München, Telefon 02161/ 772565

Allergiker- und Asthmatikerbund e.V.
Bundesverband, Hindenburgstraße 110, 41061 Mönchengladbach, Telefon 02161/183024

Arbeitsgemeinschaft allergiekrankes Kind
Hilfen für Kinder mit Asthma, Ekzem und Heuschnupfen e.V., Hauptstraße 29, 55768 Herborn, Telefon 02772/41273

Deutsche Asthma- und Allergiehilfe
Herman-Balk-Straße 137, 22147 Hamburg, Telefon 040/4604947

Deutscher Neurodermitiker-Bund e.V.
Mozartstraße 11, 22083 Hamburg, Telefon 040/2205757

Deutscher Psoriasis Bund (DPB) e.V.
Oberaltenallee 20a, 22081 Hamburg, Telefon 040/2270985

Deutsche Zöliakie Gesellschaft e.V.
Filderhauptstraße 61, 70599 Stuttgart

Bethanien e. V.

Gemeinnütziger Verein

Verein zur Förderung ganzheitlicher Heilkunde und naturgemäßer Lebensweise

Pipinstraße 20, 86932 Pürgen bei Landsberg/Lech, Telefon: 08196/1333

Eingetragener Verein,
Vereinsregister beim Amtsgericht Landsberg a. Lech Nr. 248

Vorstandsmitglieder: Reinhard Zellhuber, Klaus-Dieter Nassall

Spendenkonto:

Raiffeisenbank Lech-Ammersee e. G. Pürgen (BLZ 701 695 41) Nr. 885 010

Postscheckamt München (BLZ 701 100 80) Nr. 249 989-807

Der Bethanien e. V. ist durch Steuerbescheid des Finanzamtes Kaufbeuren vom 22.11.1983 als gemeinnützig anerkannt.

Auf Überweisungen, Daueraufträgen und Abbuchungsaufträgen bitten wir um den Vermerk, ob eine Spendenbescheinigung für das Finanzamt erwünscht ist.

Vereinszweck und -ziele:

Die Ganzheitsheilkunde sieht den Menschen als eine Einheit von Körper, Seele und Geist und versucht, ihn gleichzeitig auf allen drei Ebenen zu behandeln. Die Mittel und Behandlungsmethoden, die dabei zur Anwendung kommen, müssen den individuellen Bedürfnissen des jeweiligen Menschen und der jeweiligen Ebene entsprechen, ohne einer anderen Ebene zu schaden.

Forschungen auf der Grundlage dieser Erkenntnis unter Wahrung der Menschenwürde als göttliches Wesen und der Achtung vor allem Leben und dessen Kreisläufen im großen Zusammenleben auf dieser Erde. Demnach werden in den Forschungsarbeiten keinerlei Tierversuche unternommen.

Besondere Forschungsschwerpunkte liegen auf den Gebieten: Allergien, Krebs, AIDS und den vermehrt auftretenden seelischen Störungen unklarer Genese.

Ausübung der Ganzheitsheilkunde in den einzelnen Arzt- und Heilpraktikerpraxen der Mitglieder.

Lehren und Verbreiten der Ganzheitsheilkunde und naturgemäßer Lebensweise durch Vorträge und Seminare für Heilkundige aber auch für ein breites Publikum als prophylaktische Aufklärung, um Krankheiten durch eine entsprechende Ernährungs-, Lebens-, Denk- und Handlungsweise zu verhindern.

Bau oder Einrichtung einer Lehrstätte ganzheitlicher Heilkunde für Ärzte, Heilpraktiker, andere Therapeuten, Krankenschwestern/-pfleger, Altenpfleger/innen und Laien.

Bau oder Einrichtung eines oder mehrerer Kurheime, Kliniken oder Therapiezentren für Ganzheitsheilkunde.

Bau oder Einrichtung eines oder mehrerer Altersheime nach den Grundlagen der Vereinsrichtlinien.

Die geplanten Einrichtungen sowie unsere Dienstleistungen stehen auf der Grundlage der Nächstenliebe gemäß der Lehre Jesu Christi.

251

Initiative
„Nueva Vida para América Latina"
(„Neues Leben für Lateinamerika")

Ein neuer Weg, jenseits von
Kapitalismus
Kommunismus
Dogmatismus
Sektarismus und allen Ismen

Praktische Hilfe zur Selbsthilfe, ohne neue Auslandsverschuldung
STOPP dem Industrie-Kolonialismus!!!
Verwirklichung des 12-Punkte-Programmes
zur lateinamerikanischen Selbsthilfe.

Informieren Sie sich darüber in dem Buch:
„America Latina – Verlorene Wurzeln –
Völker in Chaos auf der Suche nach ihrer Identität"
104 Seiten DM 16,50, zu beziehen direkt vom Nassall-Verlag.
Der Reinerlös dieses Buches dient den Zielen der Initiative.

Anschrift der Initiative für Lateinamerika und des Nassall-Verlages:
Pipinstraße 20, 86932 Pürgen bei Landsberg am Lech,
Telefon 0 81 96 / 13 33
Telefax 0 81 96 / 78 91

Spendenkonto.
Initiative „Neues Leben für Lateinamerika"
Raiffeisenbank Lech-Ammersee eG, BLZ 701 695 41, Konto Nr. 888451

———————————

Viele kleine Leute an vielen kleinen Orten,
die viele kleine Schritte tun, können die Welt **verändern.**
Wenn sie es darüber hinaus wagen,
mit Gott einen neuen Anfang zu machen,
können sie die Welt **erneuern.**
Selbstverständlich rufen wir auch die großen Leute dazu auf!!!

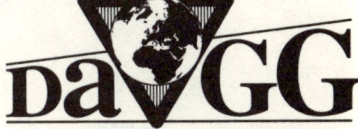
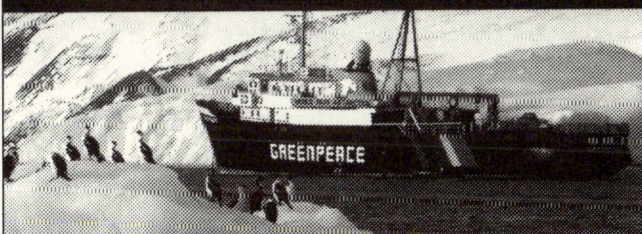

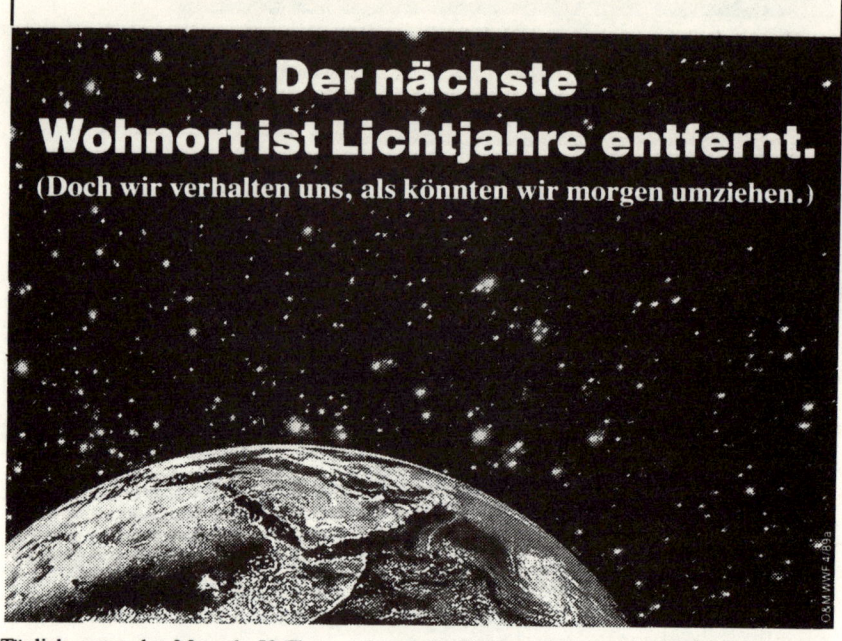 

Was ist Lofi

Lofi bedeutet locker und fit. Lofi ist ein federndes Klopfmassage-System, zu dessen Ausführung ein Gerät gehört, das auch Lofi heißt. Beide – Massage-System und Gerät – habe ich in meiner Praxis entwickelt und sie „Lofi" benannt.

Lofi ist, wie die meisten guten Dinge, ein sehr einfaches Gerät.

Die Klopfmassage, mit der Hand ausgeführt, ist ja nichts Neues; jeder Masseur lernt sie während seiner Ausbildung. Sie ist wahrscheinlich so alt wie die Menschheit selbst – ein Teil der Urheilbehandlung, die man auch heute noch bei primitiven Völkern beobachten kann: Auf die schmerzende Stelle wird die Hand aufgelegt, und je nach Art des Schmerzes wird gedrückt, gerieben oder leicht geklopft. Dies hat keiner je gelernt; es war einfach da mit dem ersten Menschen und seinem ersten Schmerz.

Mein System entspringt zwar der Klopfmassage mit der Hand, ist aber in sich etwas Neues, besonders das Gerät mit dem Ball.

Jeder kann Lofi nach eigenem Gefühl wirkungsvoll einsetzen.

58 Lofi-Behandlungs-Punkte

Durch jahrelange Erfahrung in meiner Praxis habe ich 58 Punkte am Körper gefunden, die auf eine Selbstbehandlung mit Lofi besonders wirksam reagieren. Dadurch werden Muskeln, Gelenke und Organe gezielt erreicht und behandelt. Eine genaue graphische Darstellung dieser 58 Punkte, Lagebeschreibung und Behandlungsindikationen sowie ausführliche Informationen und Anwendungsanleitungen finden Sie in der Broschüre „Lofi, das federnde Klopfmassage-System zur idealen Selbstbehandlung". Mit vielen praktischen Tips für die Gesundheit aus der Naturheilpraxis.

Wissenschaftliche Begründung der federnden Klopfmassage

Durch die kurzen, federnden Schläge werden die Blutgefäße an der betreffenden Stelle erweitert. Dies hat eine bessere Durchblutung der behandelten Körperstelle zur Folge. Bessere Sauerstoffversorgung und Ernährung für die einzelnen Zellen werden dadurch erreicht. Gleichzeitig aber werden vermehrt Stoffwechselschlacken und -gifte abtransportiert. Eine Anhäufung dieser Stoffe beeinträchtigt die Zellfunktion und kann sich sehr schmerzhaft auswirken.

Die sogenannte „Sauerstoffschuld" an die Muskelzellen nach großen Anstrengungen wird durch das leichte Abklopfen schneller beglichen.

Das bisher Beschriebene vollzieht sich nicht nur in den oberen Muskelschichten der behandelten Körperstellen, sondern dringt bis in tiefliegenden Organe. Durch die elastischen Schläge entstehen Schwingungen, die in Form einer Mikrovibration den ganzen Körper durchdringen.

Somit wirkt die Klopfmassage auf die dem Willen unterstellte, quergestreifte Skelettmuskulatur und auf die unwillkürliche glatte Muskulatur von Magen und Darm.

Die Vibration dringt auch in die Gelenke ein. Bei Behandlungen über längere Zeit ist es durchaus möglich, daß auch hier Ablagerungen mobilisiert werden. In der Praxis wurden Gelenkversteifungen günstig beeinflußt, besonders auch in der Wirbelsäule.

In den Muskelfasern entstehen durch die federnde Klopfmassage kurze Zuckungen, die sich von Faser zu Faser fortsetzen. Dies ist mit einem Training der Muskelfasern vergleichbar. Träge und erschlaffte Muskeln werden gefestigt und in Form gebracht. Ähnliches wird auch durch Induktionsstrom erreicht. Diese Wirkung ist besonders wichtig für Menschen, die über längere Zeit im Bett liegen müssen oder auf den Rollstuhl angewiesen sind.

Energieblockaden werden durch die entstehenden Mikrovibrationen rasch gelöst. Diese Wirkung wird verstärkt, wenn man die Meridiane entlang klopft.

Die Klopfmassage gliedert sich in die klassische Massage ein und wurde bisher, wie schon erwähnt, mit der Hand in verschiedenen Variationen ausgeführt: mit den Fingerspitzen, mit der flachen Hand, mit der Kante und mit der Faust.

Der Speck ist mit Lofi schneller weg!

Die hartnäckigen Fettdepots werden durch zweimal tägliche Lofi-Klopfmassage mit anschließendem Trockenbürsten schneller abgebaut. Selbstverständlich begleitet von entsprechenden Ernährungs-maßnahmen (siehe dazu mein Buch „Mittel zum Leben – Mittel zum Heil-Werden", Kapitel „Fettsucht"). Während des Fastens sind Klopfmassage und Trockenbürsten besonders wirksam in bezug auf Fett- und Schlackenabbau.

Klaus-Dieter Nassall

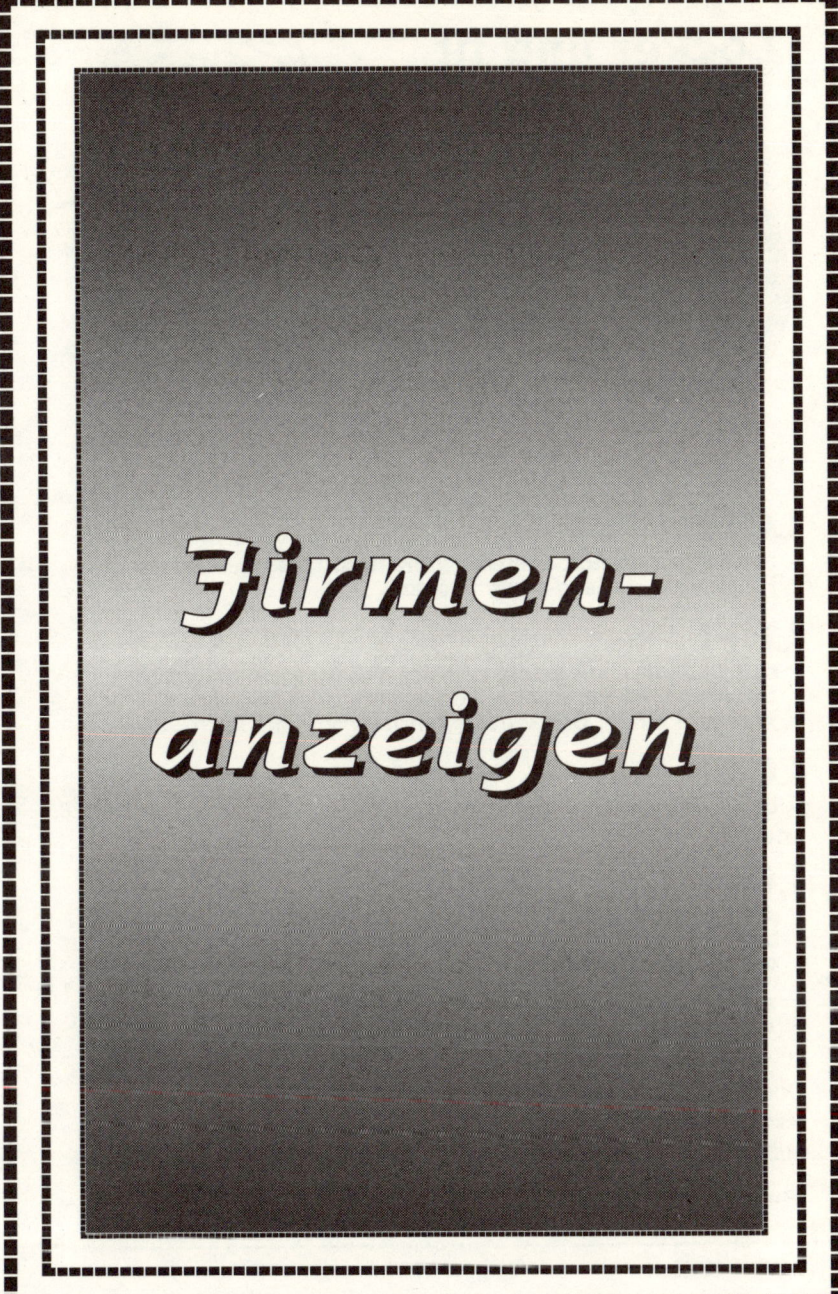

Firmen-
anzeigen

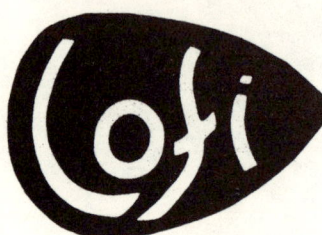
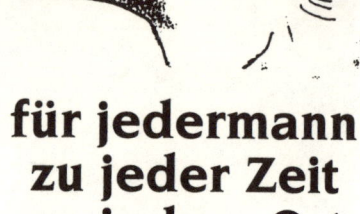

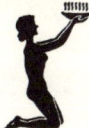

Schiele-Bäder

Seit über 50 Jahren erfolgreich im Dienst des Heilwesens

Therapie mit ansteigenden Fußbädern

Bei diesem Verfahren nutzen Sie die Hautrezeptoren und die Wirkung der Wärme auf die Fußreflexzonen. Der ganze Körper wird über diese Fernsteuerung in die wohltuende Wirkung einbezogen.

Aktivieren Sie Ihre Mikrokreisläufe durch Wasser, Wärme, Mineralien, Pflanzen und Salze.

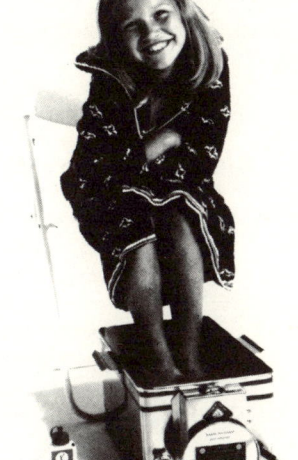

Wohlbefinden

Wasser
Wärme

Unser Badesystem:

- ● ätherische Vorweichöle – zur Vorbehandlung der Fußsohlen
- ● Badezusätze wie „Solectron", „Placenta"-, „Frauenbad" und „Solectron" mit Blütenölen
- ● „Kavitham" – für die pflegende und enstpannende Nachbehandlung
- ● Schiele-Kreislaufgeräte für ansteigende Überwärmungsfußbäder – von denen wir verschiedene Typen für die unterschiedlichen Ansprüche fertigen.

Fritz Schiele Arzneibäder-Fabrik GmbH · Industriestr. 16 b · 25462 Rellingen (bei Hamburg)
Telefon 0 41 01 / 3 42 39 und 37 15 95 · Telefax 0 41 01 / 3 34 68
Informationsmaterial senden wir Ihnen gern zu.

NEU
Schiele Darmspülgeräte für die medizinische Praxis
Schiele Sauerstofftherapiegeräte
Umkehr-Osmose-Trinkwasserfilter

Kacinokatt® N

... für den Kalkstoffwechsel

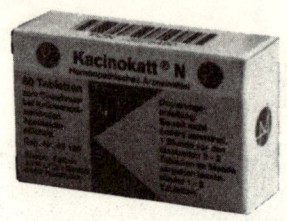

Indikation:

- Aufbau - Präparat für den Kalkstoffwechsel
- Adjuvans bei Allergien

Substanz		1 Tablette enthält Wirkung
Calcium carbonicum Hahnemanni	D 6	Kalkstoffwechselstörungen
Calcium fluoratum	D 8	degenerative Veränderungen am Stütz- und Bindegewebe
Calcium phosphoricum	D 6	Kalkmangelzustände
Ferrum phosphoricum	D 8	Anaemien unterschiedlicher Ursache
Kalium jodatum	D 6	entzündliche Prozesse
Silicea	D 8	Gewebsschwäche im Bandapparat der Knochen und Gelenke
Sulfur	D 6	langsames Knochenwachstum, spätes Laufenlernen
	aa ad 0,03 g	

Indikation: Kalkstoffwechselstörungen, Adjuvans bei Allergien.

Gegenanzeigen, Nebenwirkungen, Wechselwirkungen: keine bekannt.

Dosierung: 1 - 3 mal täglich 1 Tablette,

Handelsformen und Preise:
60 Tabletten 7,75 DM (Stand 7/93)
über 80 Jahre Homöopathie-Erfahrung

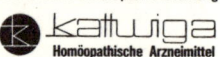

kattwiga
Homöopathische Arzneimittel

48514 Nordhorn · Postfach 25 67
Telefon 0 59 21/78 02 - 0
Telefax 0 59 21/78 02 - 20

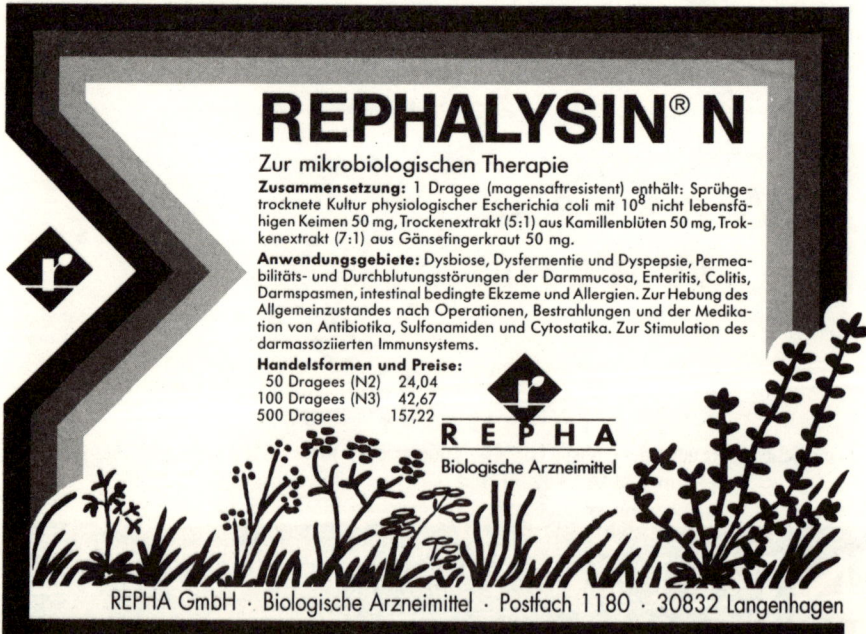

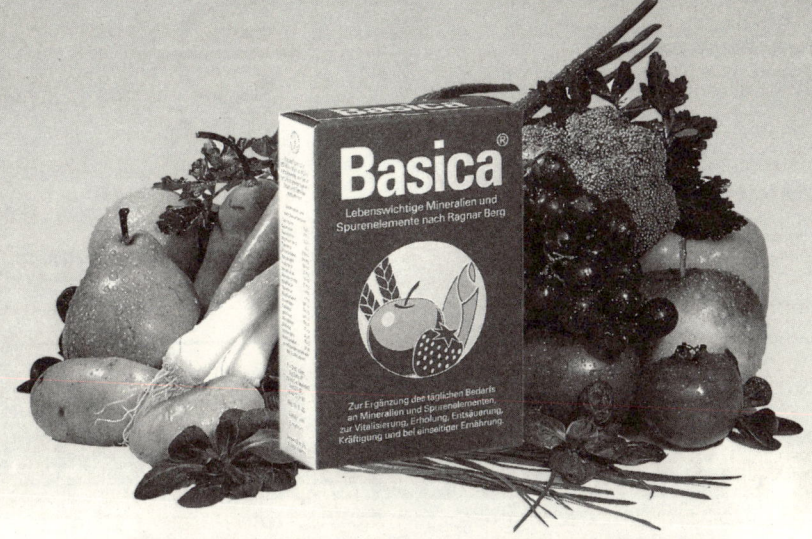

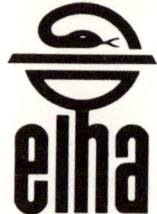

Durch *Heilfasten* wie neugeboren

Das Gefühl „wie neugeboren" nach einer erfolgreichen Heil- oder Fastenkur kommt nicht von ungefähr. Alles, was den Körper - und damit auch die Seele - belastet, wird bei dieser inneren Reinigung weggespült. Körper und Geist sind befreit von Ballast- und Giftstoffen.

Ihr Heilfasten bedarf einer Unterstützung:

Täglich ein Glas F.X. Passage®. Ganz sanft.

Nur in Ihrer Apotheke

F.X. Passage

WÖRWAG PHARMA

Für alle Ihre Patienten, die eine natürliche Therapie bevorzugen...

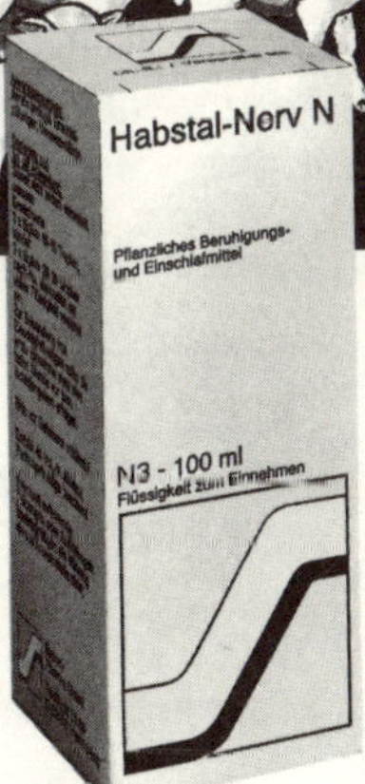

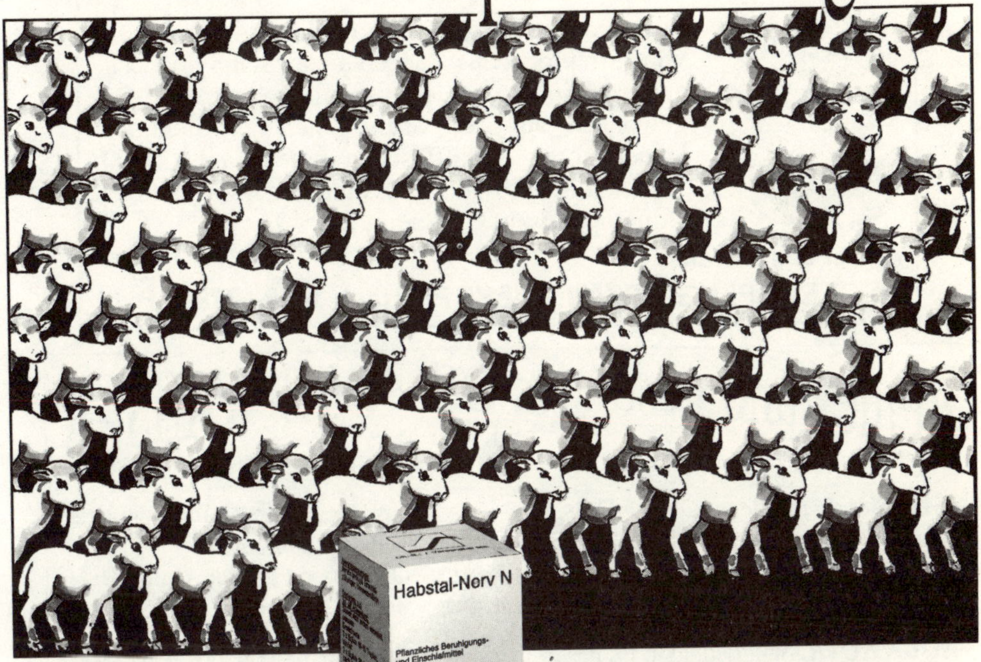

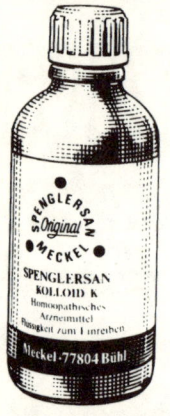

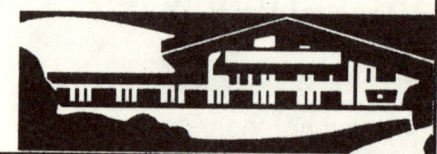

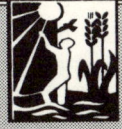
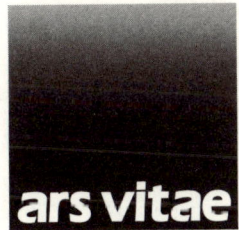

Der holt sie alle und läßt sie nicht mehr raus.

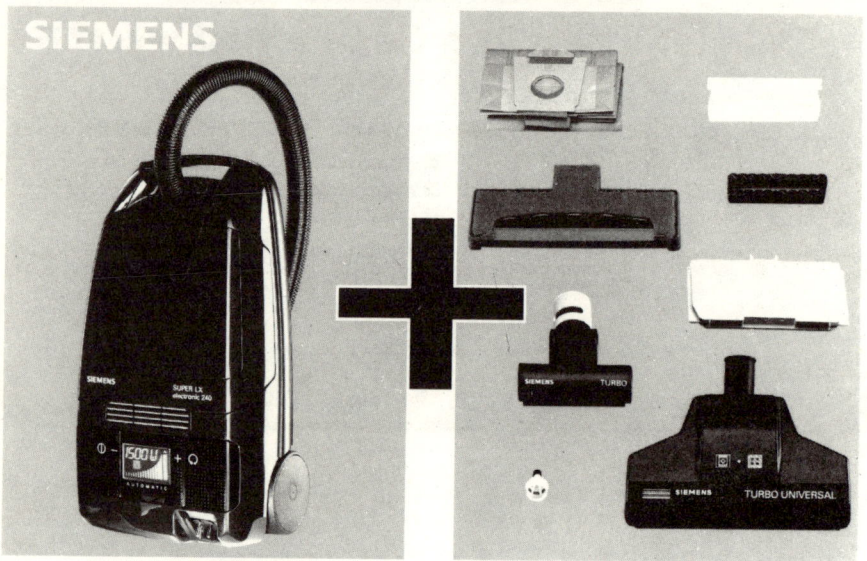

Der Hygiene-Staubsauger SUPER LX mit dem extra Allergiker-Set saugt Hausstaub, Pollen und andere Allergene besonders gründlich auf und filtert die Ausblasluft zu 99,997 %.

Der Hygiene-Staubsauger SUPER LX

- 300 bis 1500 Watt
- 7 Plus-Hygienefilterung inkl. Schwebstofffilter der S-Klasse
- LCD-Multifunktionsanzeige
- 6stufige automatische Saugkraftregulierung
- TÜV-Auszeichnung: Ergonomie Sehr gut

Das Allergiker-Set

- Verschiedene Spezialbürsten und Aufsätze für Polster- und Bodenreinigung
- Mikroausblasfilter und 20 Papier-Austauschfilter
- Ersatz-Schwebstofffilter der S-Klasse
- Testfilter für Hausstaubanalysen

Den SUPER LX VS 24 B 34 mit dem extra Allergiker-Set VZ 55001 erhalten Sie im Elektro-Fachhandel.

Schlafkombinationen
aus edlen Natur-Materialien auch für Allergiker

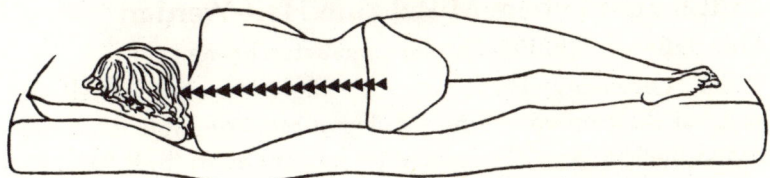

Die wohltuenden Eigenschaften natürlicher Materialien kommen bei unserem Allergiker-Programm in idealer Weise zur Geltung.

☞ **Anatomisch richtiges Liegen durch die Natur-Latexmataratze, die sich flexibel Ihrem Körper anpaßt und somit die Wirbelsäule unterstützt und entlastet.**

☞ **Ein angenehmes Bettklima durch unser Naturfaser-Bett.**
Wohlig wärmend im Winter und kühl im Sommer. Kein unnötiges Schwitzen.

All unsere Produkte werden individuell für Ihren Bedarf gefertigt und sind trotzdem preisgünstig, denn Natur-Materialien müssen nicht immer teuer sein.

Rufen Sie uns an
oder schreiben Sie uns.

Wir informieren Sie gerne
unverbindlich.

Medi-Vital

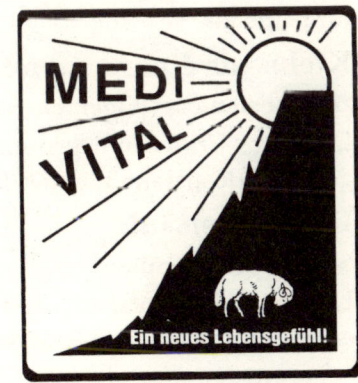

MEDI VITAL

Ein neues Lebensgefühl!

Haubenschloßstraße 4
87435 – Kempten
Tel. 08 31 / 2 30 38

Weitere Bücher von Klaus Dieter Nassall

im Nassall-Verlag

Ganzheitliche Therapie

Ein Informations- und Therapiebegleitbuch

Mittel zum Leben, Mittel zum Heil-Werden

Eine außergewöhnliche Ernährungsbetrachtung

Welche Lebensmittel brauchen wir – allgemein – individuell – in welcher Zusammensetzung – Zubereitung. Wie finde ich meine individuelle Kost – Wie verarbeitet sie der Organismus. Wie, wo und wann sollten wir essen.

Alltagskost – Heilnahrung – Spezialkost für Krebs- und Aids-kranke – Lebensmittel als Ergänzungsmittel – Mittel zum Leben – Träger irdischer und kosmischer Energien – Die Eßbedürfnisse der Seele – Lebensmittel, Trägersubstanzen des Bewußtseins – Der Darm als Schranke zwischen Innen- und Außenwelt – Ernährung durch die Augen, die Ohren und die Nase – Was nützt und was schadet uns? .... und weitere interessante Kapitel.

Empfehlungen zu einer gezielten Heilkost für die häufigsten Erkrankungen unserer Zeit, machen dieses Buch zu einem wertvollen Nachschlagewerk.

Lofi

Das federnde Klopfmassage-System zur idealen Selbstbehandlung mit vielen praktischen Tips für die Gesundheit aus der Naturheilpraxis

Krebs aus einer neuen Sicht

Das „seelenlose" Eigenleben der Körperzellen

Die Krebs-Ursachen liegen in der Seele, werden sie aufgedeckt, gelöst – erlöst, dann hört das Krebswachstum auf.

Die Wirbelsäule

Säule der Gesundheit

Lockerungs-, Entspannungs-, Atem-, Bewußtseins- und eigenchiropraktische Übungen.

Fasten und Heilfasten
aus ganzheitlicher Sicht

Dazu acht milde, altbewährte Fastenkuren aus der Naturheilpraxis – Reinigung von Körper und Seele – das Wesen der Verschlackung

América Latina – Verlorene Wurzeln
Völker im Chaos auf der Suche nach ihrer Identität

Der Autor, in Lateinamerika aufgewachsen, versucht seit vielen
Jahren durch Schriften, Vortragsreisen, Rundfunk- und
Fernsehinterviews sowie durch praktische Tätigkeit auf vielen
Gebieten, den krisengebeutelten Völkern Lateinamerikas auf
seine persönliche Art und Weise zu helfen. Seine langjährigen
Lateinamerika-Erfahrungen hat er in diesem Buch kurz und
prägnant zusammengefaßt.

Er schildert die aktuelle Lage auf allen Gebieten: Mensch,
Religion, Politik, Umwelt, Landwirtschaft, Handwerk, Industrie, Handel, Auslandsschulden. Kurz und einfühlsam behandelt der Autor diese Themen aus ungewöhnlichen Perspektiven.

Darüber hinaus zeigt er mögliche Lösungen, um die anscheinend ausweglose Krise zu überwinden. Am Ende des Buches
sind seine Vorschläge in einem 12-Punkte-Programm für Lateinamerika zusammengefaßt.

Auch die schmerzhafte Geschichte dieses Kontinents ist sehr
eindrucksvoll geschildert. Die Darstellung der geistigen Hinter-
gründe der grausamen Conquista (Eroberung) und Christiani-
sierung der Ureinwohner des Kontinents, den wir Amerika
nennen, bildet den Höhepunkt dieses außergewöhnlichen Buches.

Libertád sin odio y venganza

un camino mas allá del capitalismo, socialismo, comunismo,
nacionalismo, dogmatismo, sectarismo, y de todos los ismos
(ein erfolgreiches Buch in Lateinamerika)

Kurzgeschichten aus Venezuela

Über Menschen – Sitten und Unsitten – Stärken und Schwächen
– Lustiges und Trauriges – Begegnungen mit Sonderlingen

Die Wirksamkeit des Unsichtbaren
im Sichtbaren

Dreißig Speichen enden in einer Nabe;
doch erst das Loch in der Nabe
wirkt des Rades Brauchbarkeit.
Ton knetend bildet man Gefäße;
doch erst ihr Hohlraum
gibt ihnen Brauchbarkeit.
Mauern, von Fenstern und Türen durchbrochen,
bilden Räume;
doch erst die Leere des Raums
gibt ihnen Brauchbarkeit.

So gibt das Stoffliche zwar Eignung,
das Unstoffliche aber erst den Wert.

Lao Tse